W0259391

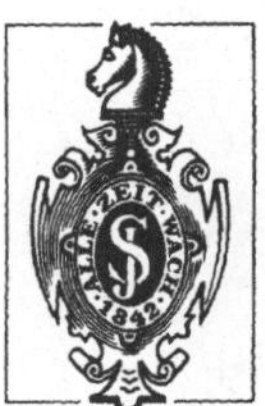
ALLE ZEIT WACH
1842

Therapeutische Wirksamkeitsnachweise bei nootropen und vasoaktiven Substanzen

Fortschritte in der klinischen und experimentellen Nicergolin-Forschung

Herausgegeben von Heinz Heidrich

Mit 81 Abbildungen

Springer-Verlag Berlin Heidelberg GmbH

Prof. Dr. med. HEINZ HEIDRICH,
Franziskus-Krankenhaus, Innere Abteilung
Burggrafenstraße 1
1000 Berlin 30

ISBN 978-3-540-15448-8

CIP-Kurztitelaufnahme der Deutschen Bibliothek:
Therapeutische Wirksamkeitsnachweise bei nootropen und vasoaktiven Substanzen: Fortschritte in d. klin. u. experimentellen Nicergolin-Forschung / hrsg. von Heinz Heidrich.

ISBN 978-3-540-15448-8 ISBN 978-3-662-10458-3 (erBook)
DOI 10.1007/978-3-662-10458-3

NE Heidrich, Heinz [Hrsg.]

Ursprünglich erschienen bei Springer-Verlag Berlin Heidelberg New York Tokyo 1985

2127/3130-543210

Probleme der therapeutischen Wirksamkeitsbeurteilung vasoaktiver und nootroper Substanzen bei zerebralen und peripheren arteriellen Durchblutungsstörungen

Obgleich vasoaktive bzw. nootrope Pharmaka seit langem in der Therapie zerebrovaskulärer Erkrankungen verwendet werden, ist es zur Zeit noch immer außerordentlich schwierig, ihren Stellenwert sachlich, das heißt kritisch und emotionsfrei zu beurteilen. Das liegt im wesentlichen daran, daß

1. häufig aus Hirndurchblutungsmessungen im Akutversuch auf die Wirksamkeit und Unwirksamkeit vasoaktiver bzw. nootroper Substanzen geschlossen wird, solche Untersuchungsansätze aus methodischen Gründen aber lediglich Aussagen über den Wirkungsmechanismus, nicht aber die therapeutische Wirksamkeit zulassen,

2. hämodynamische Untersuchungen selbst bei Longitudinalmesssungen und unter kontrollierten Studienbedingungen nicht in der Lage sind, intellektuelle und affektive Störungen zu erfassen, die häufig Leit- und therapeutisches Zielsymptom einer zerebrovaskulären Insuffizienz sind,

3. die therapeutische Wirksamkeit nootroper und vasoaktiver Substanzen teilweise lediglich aus tierexperimentellen bzw. in vitro-Versuchen postuliert wird, ein solches Konstrukt aber in der Regel nicht möglich ist,

4. zahlreiche Therapiestudien der letzten 20 Jahre nicht als kontrollierte, das heißt randomisierte und doppelblind angelegte Studien durchgeführt wurden und damit Placebo-Effekte und Spontanverläufe nicht ausschließen können. Sie sind weiter in der Mehrzahl der Fälle in den Patientengruppen nach Alter, Geschlecht, Ätiologie und Schweregrad der Erkrankung inhomogen, nicht stratifizierbar, lassen definierte Prüfziele, Angaben zu Begleiterkrankungen und Begleittherapien vermissen, weisen inadäquate, nicht standardisierte Prüfparameter auf und werden in den Beurteilungen oft von subjektiven Kriterien getragen, die nicht quantifizierbar sind,

5. bislang zu wenig kontrollierte Studien vorliegen und die Validität der Prüfparameter immer dann in Frage gestellt wird, wenn eine klinisch-therapeutische Wirksamkeit für vasoaktive bzw. nootrope Substanzen belegt wird.

Dennoch besteht bei kritischer Analyse nach klinischen Erfahrungen und ersten kontrollierten therapeutischen Studien kein Zweifel, daß zumindest einige vasoaktive bzw. nootrope Substanzen zu einer gegenüber Placebo statistisch signifikanten und klinisch relevanten Verbesserung zerebrovaskulärer Erkrankungen führen können. Eine solche therapeutische Wirksamkeit ist aber nur dann anzunehmen, wenn sie durch kontrollierte therapeutische Studien gegen Placebo oder eine mentale Trainingstherapie zweifelsfrei belegt wird. Es muß daher die Aufgabe der nächsten Jahre sein,

1. die Zahl stringenter, kontrollierter Studien mit primär klinischem Zielparameter zu erhöhen, um die Wirksamkeit oder Unwirksamkeit dieser Substanzgruppen zu belegen und

2. durch Stratifikation zu lernen, unter welchen Bedingungen mit einer therapeutischen Relevanz im Individualfall zu rechnen ist.

Unter diesen Aspekten soll deshalb jetzt mit den folgenden Beiträgen und Diskussionen versucht werden:

1. die Prinzipien, Möglichkeiten und Grenzen eines therapeutischen Wirksamkeitsnachweises vasoaktiver bzw. nootroper Substanzen bei zerebrovaskulären Erkrankungen zu diskutieren,

2. den Stellenwert tierexperimenteller und hämorheologischer Untersuchungsbefunde für die Therapie vaskulärer Hirnleistungsstörungen zu erörtern und

3. die Praktikabilität therapeutischer Wirksamkeitsnachweise und die therapeutische Relevanz vasoaktiver bzw. nootroper Pharmaka im zerebralen Bereich am Beispiel des Nicergolins zu skizzieren.

H. Heidrich

Inhaltsverzeichnis

D. Ergebnisse aus der kardiovaskulären Forschung

E. Hämorheologie/Hämostasiologie

F. Nicergolin in der HNO- und Augenheilkunde

G. Nicergolin bei Patienten mit TIA und bei Patienten mit postapoplektischen Zuständen

Mitarbeiterverzeichnis

Die angegebenen Seitenzahlen verweisen auf den jeweiligen Beitragsbeginn.

A. Prinzipien kontrollierter klinischer Studien

Prinzipien kontrollierter klinischer Studien in der Psychogeriatrie

J. Wertheimer*

Das therapeutische Vorgehen in der Psychogeriatrie und Geriatrie sollte die multiplen Aspekte der Gesamtsituation des alten Menschen berücksichtigen. Die Parameter eines Menschen, der alt und krank zugleich ist, sind sowohl biologischer als auch psychologischer und sozialer Art.

Entsprechend der Bandbreite dieser Bestimmungsfaktoren bietet sich ein weites Feld an Handlungsmöglichkeiten, in dem der Therapeut mit Flexibilität und Phantasie agieren kann, indem er soziale Initiativen, das psychotherapeutische Verhältnis und die medikamentöse Behandlung miteinander verbindet. Solch eine erweiterte Sichtweise eines Patienten, mit dem wir konfrontiert werden, bietet einen entsprechend erweiterten potentiellen Handlungsraum, in welchem der Therapeut mit Flexibilität und Imagination frei manövrieren kann, da er soziale Initiativen, das psychotherapeutische Verhältnis und die medikamentöse Therapie miteinander verbindet.

Medizinische Therapieverordnungen werden so in einen relativ breiten Kontext eingebettet: die medikamentöse Behandlung mag in einem Fall das vorherrschende Element und in einem anderen eher Adjuvans zu anderen therapeutischen Maßnahmen sein. Bei einer umfassenden Betrachtungsweise des geriatrischen Patienten ist ein Medikament eines der Elemente der Readaptation, die man als Aggregat von medizinischen, psychologischen und sozialen Maßnahmen definieren kann, die zur Wiederherstellung bzw. Bewahrung der optimalen Autonomie angewandt werden. An dieses fundamentale Konzept sollten wir uns erinnern, bevor wir spezifischer in diesen Menschen vor uns eindringen. Die Wirkstoffe, die wir in der psychogeriatrischen klinischen Pharmakologie untersuchen, werden die Notwendigkeit einer pluridimensionalen Betrachtungsweise niemals eliminieren. Mehr noch, eine kontrollierte Studie würde eine ernste Verletzung der Ethik darstellen, wenn sie, wenn auch nur zeitweise, die Einstellungen anderer therapeutischer Maßnahmen erforderte, um die Wirksamkeit eines Medikaments getrennt zu überprüfen.

Cerebrales Altern

Einige der allgemein typischen Merkmale der Bevölkerungsgruppe über 65 Jahre sollten erwähnt werden: Erst einmal ist diese Altersgruppe sehr *heterogen*. Es ist offensichtlich, daß ein 90jähriger physisch, psychisch und sozial nicht identisch

* Hôpital Psychogériatric, CH-1008 Prilly

mit einem gerade in den Ruhestand getretenen ist. Wir müssen erkennen, daß der Alterungsprozeß bei jedem Individuum zum einen von genetischen Parametern abhängt und zum anderen von krankmachenden Faktoren und Lebensgewohnheiten beeinflußt wird – z.B. Adipositas.

Cerebrales Altern scheint u.a. durch neuronale Verluste charakterisiert zu sein, welche einige Hirngebiete stärker als andere betreffen [24]. Obwohl wir beim normalen Altern eine Tendenz zur Rarefizierung der dendritischen Verzweigungen erkennen und wissen, daß dieses Phänomen dramatisch verstärkt ist bei der senilen Demenz vom Alzheimer Typ (SDAT), ist bislang nicht bewiesen worden, daß eine Beziehung zwischen den selten vorkommenden senilen Plaques bei älteren Menschen mit normaler geistiger Aktivität und ihrer Häufigkeit bei senilen Dementen besteht. Mit anderen Worten, es scheint zur Zeit zweifelhaft, daß cerebrales Altern mit dem Morbus Alzheimer synonym ist. Einerseits werden wir mit physiologischen und andererseits mit neuropathologischen Veränderungen konfrontiert. Es ist dennoch durchaus möglich, daß sich die Folgen der SDAT klinisch früher manifestieren, wenn sich die Krankheit in Hirngewebe entwickelt, das sich in einem fortgeschrittenen Stadium physiologischen Alterns befindet.

Chronologisches und biologisches Altern

Chronologisches und biologisches Altern in einem Individuum sind keine Synonyma. Wir möchten sogar so weit gehen und sagen, daß, um so höher das Alter einer bestimmten Gruppe ist, um so größer ist die biologische und physiologische Variabilität unter seinen Mitgliedern [6]. Eine interessante Methode, diese Unterschiede zu objektivieren, wurde von G. A. Borkan u. A. H. Norris [1] ausgearbeitet. Indem sie eine multivariante Technik auf die Daten einer Population von 1 086 Erwachsenen, die 20 Jahre lang in einer Longitudinalstudie verfolgt wurden, anwandten, wurden 24 statistisch signifikante Parameter ausdifferenziert. Profilunterschiede wurden beobachtet zwischen Probanden, die älter und solchen, die jünger als ihr tatsächliches Lebensalter erschienen, sowie zwischen Probanden, die verstorben waren, und solchen, die überlebt hatten. Die Anwendung derartiger Kriterien vermag eine bessere Auswahl von Untersuchungsgruppen zu gewährleisten bezüglich dessen, was wir ihr „wirkliches Alter“ nennen.

Je älter die Population, mit der wir uns befassen, desto größer ist die *Polymorbidität,* die den bereits erwähnten physiologischen Profilen weitere Variationen hinzufügt. Sie vergrößert auch das Dispersionsrisiko der Probanden, dem man durch extreme Ein- und Ausschlußkriterien entgegenwirken könnte. Dieser Prozeß führt zur Selektion von „Superprobanden“, deren Ergebnisse den Einfluß direkt altersbedingter Veränderungen [22] nicht widerspiegeln und die eine Gruppe bilden, die nicht signifikant der ursprünglichen entspricht. Die gleichzeitige Existenz mehrerer Erkrankungen, die z. B. Kreislauf, Verdauung und Ausscheidung betreffen, wird mit der Pharmakokinetik interferieren, die bereits durch das Alter modifiziert ist.

Polymorbidität bedeutet auch die Gabe solch unerläßlicher Medikamente wie Cardiotonica, Antihypertonica, Antibiotica oder Diuretica. In der Praxis ist es schier unmöglich, solch konkurrierende Medikamente zu eliminieren, und wir haben sie bis zu einem gewissen Ausmaß zu tolerieren. Das Problem wird besonders groß, wenn die Testsubstanz ein psychotropes Medikament ist und der Patient gleichzeitig unbedingt ein anxiolytisches oder hypnotisches Medikament braucht.

Altern macht uns verwundbarer. Eine Möglichkeit, die *Vulnerabilität* zu definieren, ist, unsere progressiv wachsende Fragilität angesichts Stress zu betrachten, als ob unsere Widerstandsbreite zusammenschrumpfe. Dieses Phänomen setzt den alten Menschen dem Risiko wiederkehrender Krankheiten aus, die in den meisten Fällen die Unterbrechung des klinischen Versuchs erfordern. Das Nebenwirkungsrisiko ist ebenfalls erhöht.

Ein beträchtlicher Teil der geriatrischen Medizin befaßt sich mit *chronischen Erkrankungen*. Folglich müssen viele Substanzen, die zur Behandlung älterer Menschen benutzt werden, über lange Zeit hinweg verschrieben werden. Deshalb sollten wir uns, zusätzlich zum fundamentalen Problem der Toleranz, während des experimentellen Stadiums auch Gedanken über die Dauer einer geplanten Untersuchung machen. Die Vollendung der Studie bedarf der Gruppenstabilität, mit einem Minimum an Ausfällen und einer maximalen Compliance. Letztere ist äußerst gering bei alten ambulanten Patienten [3].

Schwierigkeiten

Die Schwierigkeiten, die es bei der Durchführung klinischer pharmakologischer Studien in der Psychogeriatrie zu bewältigen gilt, können wie folgt zusammengefaßt werden: Die ideale Situation wäre gekennzeichnet durch eine homogene Gruppe, definiert durch eine bestimmte Variable, die mit dem Testmedikament therapiert werden soll, unter Ausschluß anderer Variablen, die mit dem Therapieablauf interferieren könnten. Die psychogeriatrische Realität sieht jedoch so aus, daß sich die Zielgruppe, für welche das Medikament bestimmt ist, durch ihre chronologische und biologische Heterogenität, Polymorbidität und Vulnerabilität unterscheidet. Und schließlich verlangt die Chronizität vieler altersbedingter Leiden häufig Langzeitstudien. Die Frage, der sich jeder Forscher in diesem Gebiet gegenübersieht, ist, ob er eine sehr strenge Auswahl treffen soll, wobei er Gefahr läuft, eine für die Zielpopulation nicht repräsentative Untersuchungsgruppe zu schaffen, oder ob er bezüglich der Einschlußkriterien ein gewisses Maß an Toleranz erlauben soll, wodurch Schwierigkeiten bei der Ergebnisanalyse entstehen. Wir werden weiter unten zu der Frage der Gruppenzusammenstellung zurückkehren.

Psychogeriatrische Nosologie

Hinsichtlich klinischer, psychologischer und pharmakologischer Charakteristika unterscheiden sich ältere Patienten von Erwachsenen. Diese Variationen entwikkeln sich progressiv mit dem Alter, mit fließenden Übergängen, die chronologisch auftreten, aber in einer individuellen Art und Weise. Einige psychopathische Muster sind mehr oder weniger identisch in diesen zwei Altersgruppen und semiologische Variationen sind von geringerer Bedeutung – endogene Depression, paranoide Schizophrenie, etc. Andere Krankheitsbilder sind pathognomischer für das hohe Alter: SDAT, psychoorganische vaskuläre Syndrome, etc. Noch andere klinische Muster manifestieren sich durch Symptome, die qualitativ oder quantitativ verschieden von denen bei Erwachsenen beobachtbaren sind. Dies ist z.B. der Fall bei der „depressiven Pseudodemenz", deren markanteste Symptome Gedächtnis- und Wachsamkeitsschwierigkeiten infolge Hemmung sind. Dies gilt auch für Hypomanie, die bei alten Patienten in milderen Formen als bei jungen Patienten auftritt [15]. Weiterhin beinhaltet Polymorbidität auch gewisse psychiatrische Zustände. Typisch für das psychoorganische Syndrom ist, daß es in ein und demselben Patienten mit einer Depression gemischt reaktiven und neurotischen Ursprungs coexistiert. Diese Komplexität hilft, das Fehlen eines internationalen Konsensus über die psychogeriatrische Krankheitslehre zu erklären. Experimentelle klinische Studien sollten sich deswegen mehr mit Symptomen befassen als mit klinischen Entitäten. Falls letztere als Ziele für den gewünschten klinischen Effekt gewählt werden, ist es wichtig, die Diagnosekriterien präzise zu beschreiben.

Psychologische und soziale Faktoren

Wenn wir eine Studie an älteren Menschen durchführen, können verschiedene psychologische Probleme auftreten, die die Kooperation behindern können. Eines dieser Probleme ist eine mögliche Verschwiegenheit beim Gespräch mit einem jungen Untersucher. Ein anderes ist die mehr oder weniger bewußte Furcht des Probanden, daß – in seinen eigenen Augen oder in denen anderer – sein Selbstbild durch ein Versagen in den psychologischen Tests gestört werden könnte. Auch können wir kulturelle Unterschiede zwischen der älteren und jüngeren Generation anführen, die die Form einiger psychometrischer Tests als für ältere Menschen ungeeignet erscheinen lassen [20]. Bezüglich des Gedächtnisses z.B. unterscheiden sich die Erinnerungstechniken alter Leute, die wahrscheinlich gelehrt wurden, durch Auswendiglernen zu erinnern, von denen jüngerer Menschen, die eher geneigt sind, mit organisierten Konzepten zu arbeiten. Dies muß bei der Erstellung der Tests berücksichtigt werden.

Soziale Einflüsse haben, vielleicht in größerem Ausmaß als bei jungen Leuten, eine sehr große Wirkung auf das psychologische Handeln und die Affektivität älterer Menschen. In einem medizinischen Versuch können solche Einflüsse unspezifische Wirkungen verstärken, die sich auf die Medikamenteneinnahme und die vis-a-vis-Situation von Arzt und Patient beziehen [10]. Die Wirkung eines Medikaments kann entsprechend unterschiedlich in einer Krankenhausumgebung sein, wo es nur eines der vielen Bestandteile der täglichen Routine ist, im Vergleich zu seiner Wirkung im ambulanten Bereich, wo die Medikamenteneinnahme durch häufige Kontrolluntersuchungen überwacht wird, wodurch sie zu einem bedeutenden Ereignis im Leben eines isoliert lebenden Menschen werden kann. In Multicenterstudien konnte gezeigt werden, daß Menschen, die in einer stimulationsarmen Umgebung leben und nicht aktiv an der Behandlung teilnehmen, langsamer auf die Therapie ansprechen als jene, die sich günstigerer Lebensbedingungen erfreuen [6]. Es sind Skalen zur Evaluierung der psychischen Umgebung entwickelt worden, der Charakteristika von Institutionen und des therapeutischen Teams, sowie auch des sozialen Klimas und der Interaktionen zwischen diesen Faktoren [14].

Pharmakokinetik

Dies hier ist nicht der Ort, ausführlich die Eigenheiten der geriatrischen Pharmakokinetik zu diskutieren. Mögen wir uns nur daran erinnern, daß die Metabolisierung von pharmazeutischen Wirkstoffen bei älteren Patienten durch Änderungen in der Absorption, Distribution, hepatischen Metabolisierung und renalen Ausscheidung modifiziert werden kann. Durch einfaches Extrapolieren aus initialen Sicherheitsstudien, die an Erwachsenen durchgeführt wurden, können wir deshalb keine Schlußfolgerungen bezüglich der guten Verträglichkeit eines Produktes bei alten Menschen wagen. Jene Studien müssen durch initiale geriatrische Sicherheitsstudien ergänzt werden [4].

Das pharmakologisch Objektive

Das pharmakologisch Objektive muß offensichtlich klar benannt werden. Es wird in einen Bereich von vier Möglichkeiten eingebettet werden.

Die erste dieser Möglichkeiten ist die der *Wirkung auf den ätiologischen Faktor*. Es gibt sehr wenige psychogeriatrische Situationen, in denen die Ursache isoliert und medikamentös behandelt werden kann. Dies ist der Fall bei akuten Verwirrtheitszuständen infolge verschiedener Gründe, z.B. metabolischer Art, wie Dehydrationsfieber oder infolge Infektionen wie Bronchopneumonie oder Harnwegsinfektionen. Auf jeden Fall resultieren diese akuten Situationen oft aus einem Überlappen an Ursachen und Konsequenzen, die zusammen ihren Beginn triggern – z.B. eine infektiöse Krankheit, die von Fieber und Dehydration begleitet wird. Kein kausales Element biologischer Natur konnte bislang für die SDAT, Depression oder späte delirante Psychose identifiziert werden.

Ein anderer pharmakologisch-therapeutischer Zugang ist die *Wirkung auf ein identifiziertes physiopathologisches Stadium* der Erkrankung. Ein Beispiel ist die cholinerge Hypothese für Gedächtnisfehlleistungen in der SDAT. Eine Erniedrigung der Cholinacetyltransferase (CAT) wird in Gehirnen von Patienten, die an dieser Krankheit leiden, beobachtet; diese Erniedrigung resultiert aus der Abnahme der Anzahl acetylcholinergischer Neuronenenden, deren Zellkörper die Meynert'schen Basalganglien [19] bilden. Die neuronale Depopulation jener Struktur ist für die SDAT bewiesen worden [18]. Der Abfall von CAT ist besonders deutlich im Hippocampus, wodurch die mnestischen Störungen erklärt werden können. Auf der Basis dieser Hypothese können wir therapeutische Strategien begreifen, die Vorläufersubstanzen von Acetylcholin benutzen, wie Lezithin oder Cholin, oder CAT-Inhibitoren wie Physostigmin oder Agonisten der postsynaptischen Rezeptoren wie Arecolin [2].

Eine dritte Zugangsmöglichkeit ist die *Wirkung auf ein Symptom*, welches z.B. Angst, Schlaflosigkeit oder Appetitmangel sein könnte. Das Objektive ist in diesen Fällen leicht zu definieren. Das Problem wird jedoch bedeutend komplizierter, wenn die getestete Substanz zur Kategorie der sog. „geriatrischen" Medikamente gehört. Diese beanspruchen für sich, eine Wirkung auf die Folgen des normalen Alterns auszuüben. Man spricht dann von solchen Dingen wie Konzentrationsmangel, Erschöpfung, Gedächtnisstörungen und Verdrießlichkeit, alles Symptome mit Mangel an Spezifität. Wollen wir die Wirkung eines Medikaments objektivieren, müssen wir auf die Faktoranalyse von zahlreichen psychologischen Testbatterien zurückgreifen, um die beteiligten Funktionen klarer zu identifizieren [8]. Das pharmakologisch Objektive nimmt somit seine vierte Form an: *Wirkung auf die Funktionen*, welche die Symptome entstehen lassen.

Aktivität und Wirksamkeit

Es ist wichtig, zwischen Aktivität und Wirksamkeit eines Medikaments zu unterscheiden. Wenn wir z.B. durch Messen des cerebralen Blutflusses zeigen, daß eine Substanz die Blutgefäße eines komatösen Patienten zu dilatieren vermag, haben wir noch lange nicht bewiesen, daß dies von irgendeinem Nutzen für den Patienten ist. Wenn wir Medikamente betrachten, deren Ziel die Verbesserung geistiger Funktionen ist, erhebt sich die Frage, wie man eine Korrelation zwischen psychometrischen Messungen und Bewährung im alltäglichen Leben findet [8]. Einige Autoren glauben, daß die realitätsnächste Evaluation diejenige ist, die auf individuellen klinischen Beschreibungen basiert [7]. Andere argumentieren, daß die Evaluationsskala, die wir in solchen Fällen verwenden sollten, an dem Verhalten und Umgang der verschiedenen Patienten orientiert sein sollte [11]. Deshalb sollten Testbatterien entwickelt werden, die die selbstevaluierende Beobachtung durch das therapeutische Team, die Familie oder andere dem Patienten nahestehende Personen zulassen [12]. Das Verhältnis zwischen Aktivität und Wirksamkeit wird umgekehrt, wenn wir die unspezifischen Wirkungen eines Medikaments betrachten. Eine Substanz mag theoretisch keinen wissenschaftlich bewiesenen Effekt haben, aber dennoch in bestimmten Fällen wirksam sein. Nur kontrollierte vergleichende Studien werden uns befähigen, dieses Rätsel zu lösen.

Strategie

Die Vorgehensweise für experimentelle pharmakologische Forschung in der Psychogeriatrie muß sukzessive Stadien durchlaufen [4, 5]. Erst einmal ermöglichen *vorklinische Tierexperimente*, die Pharmakokinetik, akute und chronische Toxizität, mögliche Interaktionen mit anderen Medikamenten und Unterschiede in der letalen Dosis für junge und alte Tiere zu evaluieren. Da die Applikation dieser Substanzen monate- und sogar jahrelang andauern kann, empfehlen einige Autoren, daß Untersuchungen an zwei oder mehr Tierarten durchgeführt werden. Sodann werden klinische Studien durchgeführt, wo ebenfalls mehrere Stadien durchlaufen werden müssen. *Initiale Sicherheitsstudien* werden gewöhnlich an Erwachsenen durchgeführt. Selbst wenn ein Medikament ausschließlich für ältere Patienten beabsichtigt ist, sollte es zuerst gesunden Erwachsenen in einmaliger oder mehrmaliger Dosis über einen kurzen Zeitraum hinweg gegeben werden, um seine pharmakologischen und toxikologischen Effekte zu evaluieren. Dieser ersten Einführung folgen initiale Sicherheitsstudien an kleinen, maximal 10 Probanden umfassenden Gruppen älterer Personen. Diese Untersuchungen sollten von multidisziplinären Teams einschließlich Kliniker und Psychopharmakologen in Einheiten durchgeführt werden, die über die nötige Ausrüstung verfügen, pharmakokinetische und bioverfügbare Parameter zu messen. Ihr Ziel sollte sein, die zuvor an Erwachsenen gewonnenen pharmakologischen und toxikologischen Informationen auf ältere Menschen auszuweiten.

Die nächste Stufe ist die der *Pilotstudie*. Bevor sie begonnen wird, muß das therapeutische Ziel in sehr präzisen Worten definiert und sein Erfolg oder Mißerfolg klar demonstriert sein [10]. Die experimentellen Parameter, die Versuchsdauer und die Charakteristika der ausgewählten Population müssen beschrieben werden, was impliziert, daß die Ein- und Ausschlußkriterien spezifiziert werden müssen. Dies gilt auch für konkurrierende Therapien. Der Versuch sollte nach einer „Ausschwemmperiode“ für verwandte oder andere Medikamente begonnen werden, die positiv oder negativ mit der therapeutischen Wirkung, die Gegenstand der Untersuchung ist, interferieren können. Die ausgewählte Versuchsgruppe sollte für die Zielgruppe, für welche das Medikament bestimmt ist, repräsentativ sein. Die ausgewählten Probanden sollten verfügbar und zuverlässig sein. Die Zuverlässigkeit hängt zum großen Teil von der Aufmerksamkeit ab, die der Untersucher darauf verwendet, die Probanden über Ziele und Risiken der Studie zu informieren. Ältere Leute achten ganz besonders darauf, was in ihrem Körper vorgeht, und könnten fälschlicherweise kleinere Unpäßlichkeiten anderen Ursprungs dem Testmedikament zuschreiben. Entsprechend könnten einige aus der Studie ausscheiden oder übertriebene Eindrücke bezüglich der Nebenwirkungen schildern [10]. Die zu messenden Parameter sollten so ausgewählt werden, daß man sicher davon ausgehen kann, daß das Testmedikament tatsächlich eingenommen worden ist, die vorgeschriebene Dosis der Grund für beobachtete Verhaltensweisen ist, und daß die Zielsymptome durch das Testmedikament und nicht durch eine konkurrierende Therapie beeinflußt werden. Wir müssen nicht nur die Zielsymptome, sondern auch andere Symptome sowie auch unabhängige unspezifische Variablen messen können [4]. Dieser breite Ansatz wird uns u.a. vor der Falle der „Pseudo-Spezifität“ bewahren, welche aus der Limitation des Untersuchers resultiert, unter Ausschluß aller anderen Symptome nur ein einziges Symptom oder ein besonderes Charakteristikum zu untersuchen [11].

Am Anfang empfiehlt es sich, Pilotstudien im Krankenhaus durchzuführen, wodurch die Sicherheit der Patienten und der Untersuchung selbst gewährleistet ist, und anschließend – im außerklinischen Bereich – unter der Bedingung, daß die Sicherheit auch weiterhin gewährleistet ist und natürlich, daß die in der Klinik gewonnenen Ergebnisse die außerklinische Fortsetzung rechtfertigen. Es scheint ferner vernünftig, das Medikament in einer Gruppe ohne konkurrierende organische Erkrankungen zu testen und dann in anderen Untersuchungsgruppen mit unterschiedlichen Erkrankungen.

Nachdem Pilotstudien es ermöglicht haben, den Applikationsbereich und die Nebenwirkungen näher zu spezifizieren, können Beobachtungen bezüglich Wirksamkeit und Sicherheit auf Patientengruppen ausgedehnt werden, die in ihrer gewöhnlichen Umgebung leben. Schließlich, nachdem das Medikament zugelassen und auf den Markt gebracht worden ist, darf unsere Aufmerksamkeit nicht nachlassen – insbesondere im Hinblick auf mögliche Nebenwirkungen, die sich bei über eine sehr lange Zeit eingenommenen Medikamenten noch entwickeln können.

Evaluationsmethoden

Evaluationsmethoden schließen Bewertungsskalen, psychologische Leistungstests und die Messung neurophysiologischer Funktionen ein. Bei einer Durchsicht von 102 Studien über Medikamente mit geriatrischer Wirksamkeit beobachteten die Autoren, daß 60 Verhaltens- und psychologische Skalen benutzt worden sind, davon wiederum nur 10 zweimal [25]. Unsere vor kurzem publizierte Arbeit unterscheidet eindimensionale Bewertungsskalen, die retrospektiv Stimmung, kognitive Funktionen und Verhalten erfassen, zweidimensionale Skalen (geistig-sozial, physisch-geistig) und pluridimensionale Skalen (physisch-geistig-sozial), insgesamt 156 Skalen [9].

Die Vielfalt dieser Testbatterien reflektiert die Komplexität der kumulativen Probleme, die für ältere Menschen typisch sind. Die Wahl der Evaluationsskala muß unter Berücksichtigung des therapeutisch verfolgten Zieles und der Zielpopulation getroffen werden. Diesen Erfordernissen gemäß gründen sich die Evaluationen auf Beobachtungen des therapeutischen Personals und anderer mit dem Patienten in Kontakt stehender Personen, auf vom Untersucher durchgeführte Tests und Selbstbeobachtung durch die Patienten.

Falls eine Bewertungsskala speziell entwickelt werden muß, sollten die folgenden vorbereitenden Fragen gestellt werden: Warum messen wir etwas? Was sollen wir messen? In welcher Population? Wie sollen wir es messen? [8].

Einige allgemeine Regeln müssen beachtet werden. Die geriatrische Bewertungsskala muß an alte Menschen adaptiert werden; sie muß mehrere Bereiche geistiger Aktivität umfassen; sie muß die Beobachtersubjektivität eliminieren; sie muß quantitative Messungen „vor und nach" Therapie zulassen und eine nachfolgende Evaluation erlauben. Die Testdauer sollte 60–90 Minuten nicht überschreiten. Handelt es sich um psycho-organische Fälle, müssen wir sicher sein, daß die Tests leicht verständlich sind und, insbesondere bei cerebrovasculären Fällen, ein Minimum an Sprache benötigen [7]. Diese Ausführungen gelten auch für psychologische Tests. Bezüglich letzterer sollte unterschieden werden zwischen Tests, die eine medikamentöse Therapie evaluieren und quantitativ sind, und Tests, die zwecks Diagnosefindung angewandt werden und qualitativ sind. Zwei Patienten mit identischen Punktwerten können an vollständig verschiedenen Krankheiten leiden [8].

Im psychometrischen Bereich müssen die Kriterien für die Auswahl der Messungen den Forderungen an *Zuverlässigkeit* und *Validität* genügen [4]. Um diese Forderungen zu erfüllen, müssen die Instrumente, mit denen Änderungen gemessen werden sollen, sensitiv für Fluktuationen sein. Weiterhin müssen sie akzeptabel hinsichtlich der Zuverlässigkeit verschiedener Beobachter, sowie gegenwärtig und später durchgeführter Untersuchungen sein. Und schließlich müssen wir uns Gurski anschließen, der die Bedeutsamkeit der interindividuellen und intraindividuellen Fluktuationen, die ältere Menschen beeinflussen, betont. Die Leistung eines psychoorganischen Patienten mag im Verlauf eines einzigen Tages beträchtlich variieren.

Der Validitätsgrad ist definiert worden als „wie gut ein Test mißt, was er zu messen vorgibt, oder wie gut er eine andere Variable vorhersagt" [4]. Vier Typen können unterschieden werden [6]: Die *Konstruktionsvalidität* betrifft die Zulänglichkeit und Eignung eines Tests für die zu messende psychologische Funktion. In diesem Zusammenhang dürfen wir bemerken, daß das ältere Individuum besondere psychologische Characteristica, die die Anwendbarkeit von den für Erwachsenen entwickelten Meßmethoden limitieren, sowie perzeptive Idiosynkrasien, die zu möglichen sensorischen Fehlleistungen und Erhöhungen der Reaktionszeit führen, haben kann. Die *Kriterienvalidität* bezieht sich auf die Eignung eines Tests für eine bestimmte Zielgruppe. Sie ist der *inhaltlichen Validität* ziemlich ähnlich, die sich auf die Korrespondenz zwischen dem, was mit dem Test gemessen wird, und den psychologischen Funktionen, die im täglichen Leben stattfinden, bezieht. In diesem Zusammenhang sollten wir uns daran erinnern, daß die Ansprüche an den Alltag bei alten Menschen anders sind als bei jungen Menschen. Schließlich bezieht sich die *Kontext-Validität* auf die Umstände, unter denen die Untersuchung durchgeführt wird, wie Ort, Charakteristika der Untersucher, etc. Es ist beispielsweise gezeigt worden, daß in zweideutigen oder Angst auslösenden Situationen die Testleistungen alter Menschen entsprechend niedrig sind [3].

Auswahl

Viele der Probleme, die sich bei der Probandenauswahl und Zusammenstellung der Gruppen ergeben, sind bereits erwähnt worden. Zusammenfassend gesagt, sollten Alter, Geschlecht, diagnostische Einschluß- und Ausschlußkriterien und der Ort, an dem die Untersuchung durchgeführt wird, klar festgelegt werden. Ferner ist wichtig, konkurrierende Therapien (Ergotherapie, Physiotherapie, soziale Stimulation, Psychotherapie und psychologische Unterstützung, Änderung der Umgebung, andere Medikationen, etc.) zu berücksichtigen. In Doppel-Blind-Studien erfolgt die Gruppeneinteilung nach dem Zufallsprinzip. Diese Forderung beinhaltet das Risiko, die Vergleichbarkeit zu gefährden, z.B. bezüglich Alter und Geschlecht. Techniken existieren, um in solchen Fällen die Vergleichbarkeit zu erhalten, z.B. durch Bildung von Paaren, die dann zufallsverteilt werden [4].

Die geplante Untersuchung muß ethischen Anforderungen genügen. Im Idealfall sollte das Einverständnis der Probanden durch neutrale, nicht am Forschungsprojekt beteiligte Personen eingeholt werden, um sicherzustellen, daß die Entscheidung der Versuchsperson in völliger Freiheit getroffen wurde [23]. Die Aufklärung sollte in gewöhnlicher, nicht technischer Sprache erfolgen. Das Kompetenzniveau eines jeden Probanden muß folgenden Kriterien genügen: Entscheidungsfähigkeit, Verständnis der Fakten und der gegebenen Situation [21]. Probanden, die unfähig sind, ihre Meinung zu äußern, dürfen nicht eingeschlossen werden, außer – das Einverständnis der Familienangehörigen vorausgesetzt – falls der zu erwartende Nutzen ihre Lage entscheidend verbessern könnte.

Psychoorganische Syndrome entwickeln sich über lange Zeitperioden, und dann wird ein Stadium erreicht, in dem Patienten unfähig zur Kooperation und Beurteilung einer Situation werden. Klinisch-pharmakologische Forschung sollte sich zum gegenwärtigen Kenntnisstand mit den frühen Fällen befassen und weniger mit vorangeschrittenen Fällen, bis ein Punkt erreicht wird, an dem es noch eine vernünftige Wahrscheinlichkeit für einen therapeutischen Nutzen gibt.

Die Untersuchungsmethode sollte im Stadium der initialen Sicherheits-, Pilot- und Doppel-Blind-Studien der späteren Abschnitte der klinischen Forschung offen sein. In diesen Stadien bietet die gekreuzte Methode, bei der der Patient aufeinanderfolgende Behandlungszeiträume mit einer wirksamen Substanz und einem Placebo durchläuft, spezielle Probleme [16]. Es besteht wenig Aussicht, insbesondere bei cerebralen vaskulären Prozessen, daß der Zustand eines Patienten für eine genügend lange Zeit stabil bleiben wird; so sind die Drop-out-Risiken beträchtlich. Es empfiehlt sich deshalb, das gewöhnliche Randomisierungsverfahren zu benutzen und eine Kontroll- mit einer Vergleichsgruppe zu vergleichen.

Schlußfolgerungen

Es scheint, daß die allgemeinen Prinzipien, denen kontrollierte Studien in der Psychogeriatrie unterliegen, nicht von den bei Erwachsenen geltenden differieren. Gleichzeitig weisen einige offensichtliche Unterscheidungsmerkmale auf die Notwendigkeit spezieller Vorsichtsmaßnahmen bei der Planung der Meßmethoden, Probandenauswahl und Untersuchungsgruppenbildung hin. Diese allgemeinen Unterschiede schließen die Heterogenität der älteren Bevölkerung und ihre Polymorbidität ein, die hohe Inzidenz chronischer Erkrankungen und Modifikationen in der Pharmakokinetik. Wir sollten auch die Vulnerabilität der älteren Bevölkerung bedenken, die spezielle Sorgfalt bei der Dosisfestlegung und der Patientenüberwachung verlangt.

Zusammenfassung

Die Verschreibung von Medikamenten in der Geriatrie und Psychogeriatrie ist ein Element in einer Gruppe von therapeutischen und prophylaktischen Maßnahmen, die wir unter dem Begriff der Readaptation zusammenfassen, einschließlich Ergotherapie, Physiotherapie, Psychotherapie und verschiedene medizinisch-soziale Maßnahmen. Die ältere Bevölkerung ist charakterisiert durch ihre chronologische und biologische Heterogenität, Polymorbidität und Vulnerabilität, welche in kontrollierten Studien spezielle Probleme bereiten. Es gibt keinen internationalen Konsensus bezüglich der psychogeriatrischen Krankheitslehre, was zur Folge hat, daß das experimentell objektiv Meßbare eher durch Symptome als durch Krankheiten repräsentiert werden sollte. Typische psychologische Charakteristika in dieser Probandengruppe können die Durchführung der Studie erschweren – Schwierigkeiten in der Kooperation, Angst zu versagen, etc. Zusätzlich hat die Pharmakokinetik bei alten Menschen besondere Aspekte. Die erwünschte medikamentöse Wirkung kann aus jeder der vier Wirkungsarten resultieren: aus einem ätiologischen Faktor, einem physiopathologischen Zustand, einem Symptom oder einer Funktion. In der geriatrischen Praxis ist die Aktivität eines Medikaments nicht synonym mit seiner Wirksamkeit. Eine umfassende Strategie muß die Stadien der vorklinischen Studien durchlaufen, denen dann initiale Sicherheitsuntersuchungen, Pilotstudien und ausgedehnte Untersuchungen folgen. Wenn diese abgeschlossen sind, darf eine nachfolgende Beobachtung nicht aufgegeben werden, zumal einige geriatrische Medikationen über eine sehr lange Zeit verordnet werden. Evaluationsmethoden verwenden verschiedene Bewertungsskalen, psychologische Leistungstests und neurologische Funktionsmessungen. Die Skalen und Tests müssen besonderen Zuverlässigkeits- und Validitätsanforderungen genügen. Die Auswahl der Untersuchungsgruppen muß nach strengen Alters-, Geschlechts- und Diagnosekriterien erfolgen, mit klar definierten Ein- und Ausschlußkriterien. Die Studie muß der medizinischen Ethik entsprechen. Die Teilnahme an der Studie muß eine freiwillige Handlung sein. Patienten, die unfähig sind, ihre Wünsche zu äußern, dürfen nicht einbezogen werden, außer – die Zustimmung der Familienangehörigen vorausgesetzt – wenn der zu erwartende Nutzen ihren Zustand beträchtlich zu verbessern vermag.

Literatur

1. Borkan GA, Norris AH (1980) Assessment of biological age using a profile of physical parameters. Journal of Gerontology, vol 35, no 2, pp 177–184
2. Davis P (1981) Theoretical treatment possibilities for dementia of the Alzheimer type: The Cholinergic hypothesis. In: Thomas Crook, S. Gershon (eds) Strategies for the development of an efective treatment for senile dementia, pp 19–32
3. Eisdorfer C (1968) Arousal and performance: Experiments in verbal learning and a tentative theory. In: Talland GA (ed) Human aging and behavior. Academic Press, New York
4. Guidelines for the evaluation of drugs in the elderly neuropsychiatric patient (demented and non-demented) (1981) Pharmacopsychiat 14, pp 150–154
5. Guidelines for the evaluation of drugs in the elderly neuropsychiatric patient (demented and non-demented) (1981) Pharmacopsychiat 14, pp 190–199, II
6. Gurski GE (1981) Evaluation of geriatric patients with special reference to clinical trials of so called nootropic drugs. Pharmacopsychiat 14, pp 51–60
7. Heimann H (1980) Über die Relevanz klinischer Meßparameter im Hinblick auf den Nutzen von Geriatrika. Arzneim.-Forsch./Drug Res. 30 (II), no 8. Symposion AGNP: Gerontopsychiatrie, pp 1189–1191
8. Israel L (1981) Application of psychometric techniques to the study of treatment affecting brain functioning. In: Proc. Int. Drugs Studies in CVD and PVD SIR. Pergamon, pp 89–94
9. Israel L, Kozarevic D, Sartorius N (1984) Evaluations en gérontologie. Manuel de références des moyens d'investigation et de mesure des fonctions mentales. Vol 1, Karger
10. Kanowski S (1977) Erfüllen die sogenannten „Geriatrika" die Kriterien einer begründeten Arzneitherapie? Verh der Deutschen Gesellschaft für innere Medizin. 83:972–982
11. Leber P (1983) Establishing the efficacy of drugs with psychogeriatric indications. In: Crook Th, Ferris St, Bartus R (eds) Assessment in Geriatric Psychopharmacology. Ed by M. Powley, pp 1–12
12. Loew DM (1983) L'évaluation clinique en psychopharmacologie gériatrique. Le point de vue de l'industrie pharmaceutique. La Presse Médicale. Masson, 12 pp 3141–3146

13. MacDonald ET, MacDonald JB (1982) Drug treatment in the elderly. John Wiley & Sons
14. Moos RH, Lemke S (1979) Multiphasic environmental assessment procedure: Preliminary manual. Palo Alto, California: Social ecology laboratory, veteran's administration medical center and Stanford University school of Medicine
15. Müller C, Wertheimer J (1981) Abrégé de psychogériatrie. Masson, Paris
16. Pocock SJ (1979) Some additional comments on the statistical aspects of the clinical trials of single drugs reported in session III of this seminar. In: Tognoni G, Garattini S (eds) Drug treatment and prevention in cerebrovascular disorders. Elsevier/Biomedical press, pp 341–343
17. Renzi de E (1979) A neuropsychological approach to mental examination of cerebrovascular patients. In: Tognoni G, Garattini S (eds) Drug treatment and prevention in cerebrovascular disorders. Elsevier/Biomedical press, pp 315–326
18. Rossor MN, Svendsen C, Hunt SP, Mountjoy CQ, Roth M, Iversen LL (1982) The substantia innominata in Alzheimer's disease: An histochemical and biochemical study of cholinergic marker enzymes. Neurosci. Lett 28:217–222
19. Roth Sir M (1984) Senile dementia and related disorders. In: Wertheimer J, Marois M (eds) Senile dementia: Outlook for the future. Alan R. Liss Inc. N.-Y., pp 493–515
20. Schaie KW (1979) Psychometric assessment of intellectual competence in the elderly. In: Müller C, Wertheimer J (eds) Gerontopsychiatrie 7. Janssen Pharmaceutica, pp 205–216
21. Stanley B, Stanley M (1982) Testing competency in psychiatric patients. IRB 4:1
22. Vestal RF (1982) Pharmacology and aging. J Am Ger Soc 30, pp 191–200
23. Weintraub M (1984) Ethical concerns and guidelines in research in geriatric pharmacology and therapeutics: Individualization, not codification. Journal of the American Ger Soc 1, pp 44–48
24. Wertheimer J (1984) Pathogenèse des altérations du fonctionnement intellectuel en gériatrie. Revue médicale Suisse romande, 104:273–277, pp 273–277
25. Yesavage JA, Tinklenberg JR, Hollister L, Berger PA (1979) Vasodilators in senile dementias. A review of the literature. Arch Gen Psychiat 36, pp 220–223

Diskussion

Heidrich: Herr Wertheimer, ich fand es außerordentlich interessant, daß Sie die Kriterien für kontrollierte klinische Studien in der Psychogeriatrie in Ihren Prinzipien skizziert haben. Für die Prüfung vasoaktiver Substanzen im Bereich der peripheren Arterien hat eine angiologische Arbeitsgruppe um Widmer solche Prinzipien 1981 bereits konkretisiert. Darf ich Sie fragen, ob es solche konsolidierte Konstrukte inzwischen auch für die Prüfung nootroper Substanzen gibt?

Wertheimer: Ich weiß, daß auf der Ebene der WHO einige Gruppen versucht haben, Kriterien für die Diagnostik in der Gerontopsychiatrie zu präzisieren. Auch in den Vereinigten Staaten ist eine neue Annäherung zur besseren Dosierung von Psychopharmaka in der Geriatrie unter dem Begriff der DSM versucht worden. Aber die Konzepte variieren von Land zu Land und von Schule zu Schule. Wir benötigen dringend einen internationalen Konsens, den wir zur Zeit nicht haben.

Kanowski: Eine Ergänzung zu dem, was Herr Wertheimer über die diagnostischen Konzepte sagt: allgemein anerkannt und praktiziert ist auf internationalem Niveau die ICD-IX. Die internationale Klassifikation ist aber gerade für den Bereich der organischen Psychose und der gerontopsychiatrischen Krankheitseinheiten sehr grob und unsystematisch, d. h. sie ist für Forschungskriterien eigentlich nicht brauchbar. Ich meine, daß derzeit die DSM-III, die ein multiaxiales

Klassifikationssystem darstellt, am ehesten für die Definition von Zielpopulationen auf dem Sektor der neurotropen Forschung anwendbar ist.
Ich habe aber eine Frage an Herrn Wertheimer: Sie haben im Zusammenhang mit den ethischen Problemen gesagt, daß die Entscheidung über die Teilnahme an einer Arzneimittelstudie von neutralen Personen getroffen werden soll. Das ist etwas, was zumindest für die deutsche Situation des Arzneimittelgesetzes, mit dem wir leben müssen, nicht ausreichend ist, denn es verlangt eindeutig die Einwilligung des Patienten selbst und schließt die Teilnahme von nicht einwilligungsfähigen Patienten nahezu aus. Sie haben weiter gesagt, daß man nur Patienten mit leichteren organischen Syndromen in die Studie aufnehmen sollte, weil die noch am ehesten fähig sind, den Informed-Konsens zu geben. Damit schafft man aber Selektionskriterien, die uns Schwierigkeiten bereiten, weil definitionsmäßig leichtere organische Veränderungen bzw. psycho-organische Syndrome nur ganz unscharfe Abgrenzungskriterien gegenüber normalen Alterungsveränderungen haben. Die erste Lösung, die Sie für diese Schwierigkeiten angeboten haben, neutrale Personen mit der Entscheidung zu belasten, ist eigentlich nicht möglich, es sei denn, wir richten Pflegschaften für die Durchführung von Arzneimittelversuchen ein, was wahrscheinlich von keinem Vormundschaftsrichter akzeptiert wird. Rechtlich ist es nicht zulässig, die Entscheidung an Neutrale oder Familienangehörige zu verlagern.

Wertheimer: Ich stimme Ihnen zu. Ich glaube, daß das Einwilligungsproblem schwer zu lösen ist. Vielleicht wäre es besser, den Patienten durch eine Schwester oder einen Sozialarbeiter über den Inhalt der Forschungsarbeit zu informieren. Das große, entscheidende Problem bei der Diskussion um die senile Demenz und ihre möglichen Behandlungsformen liegt darin, daß man die Diagnose schon zu Beginn der Erkrankung sichern muß und im Moment keinen biologischen Marker hat, der das möglich macht. So bleibt nur über die Klinik eine hypothetische Diagnose zu stellen.

Benzi: Eine Bemerkung vom biologischen Standpunkt aus: Es sollte betont werden, daß das Alter nicht nur an einem Verlust von Neuronen gemessen werden kann, sondern vor allem durch die abnehmende Funktionsfähigkeit des neurochemischen Systems bestimmt wird, das eng mit der Energietransduktion verknüpft ist. So ist z.B. der Neuronenuntergang das Ergebnis der verminderten Verfügbarkeit von Energie, die die zelluläre Struktur intakt hält. Und die altersabhängige Abnahme von Azetylcholin könnte mit der Energieabnahme zusammenhängen, Energie, die eigentlich für die Azetylcholin-Synthese benötigt wird. Obgleich genügend Cholin vorhanden ist und der Cholinumsatz normal oder annähernd normal ist, findet sich also eine verringerte Synthese. Das Problem des altersbedingten Energieverlustes ist für den therapeutischen Ansatz sehr wichtig. Das gilt ganz besonders für die Erholung älterer Menschen nach einem akuten Schlaganfall.

Wertheimer: Auch dem stimme ich zu. Aber glauben Sie nicht, daß wir in Zukunft durch ein besseres Wissen über die hypoxischen zerebralen Erkrankungen mehr Klarheit darüber haben werden, was z.B. mit den Neurotransmittern geschieht? Vielleicht könnte man durch die weitere Entwicklung eine Möglichkeit finden, biologische Profile zu den spezifischen zerebralen Hypoxie-Typen herauszufiltern. Dann könnte man die Patienten anhand dieser Profile behandeln, weil vielleicht auch eine Möglichkeit besteht, an den verschiedenen Transmittern anzugreifen.

Kanowski: Dr. Benzi, soweit ich die Literatur kenne, ist es gar nicht so klar, daß das normale Altern tatsächlich so eng mit der Abnahme des Energiemetabolismus verknüpft ist. Zum Beispiel geben all die Tierversuche, die bisher erarbeitet worden sind, keinen Anhalt dafür, daß sich der Glukose- oder Sauerstoffmetabolismus normal und gesund gealterter Individuen signifikant verändern. Und die Abnahme der Funktionsfähigkeit des neurochemischen Systems wird vielleicht nur durch den Verfall der Strukturelemente bestimmt. Es ist nicht klar, ob der Abbau des neurochemischen Systems ein Indikator für den Funktionsverlust der existierenden neuronalen Elemente ist.

Benzi: Man hat beobachtet, daß die Abnahme der enzymatischen Aktivität, die für die Energie-Transduktion verantwortlich ist, altersabhängig ist. Das gilt besonders für spezifische Enzyme. Da gibt es z.B. die Enzymaktivität pro mg Protein, die überhaupt nichts mit der Anzahl der Neurone zu tun hat. Während des Alterns ist es möglich, zum Beispiel eine drastische Senkung der mitochondrialen Enzyme zu beobachten. Man kann auch einen rapiden Syntheseverlust der Sukzinatdehydrogenase und der Maleindehydrogenase beobachten. Und es ist möglich, eine Verminderung der NAD-Cytochrom-C-Reduktase nachzuweisen. Das sind empirische Daten. Die Leistungsminderung des biochemischen Systems im Alter hängt mit diesen Enzymen zusammen, die bei der Energieübertragung mitwirken.

Heidrich: Herr Wertheimer, erlauben Sie mir, daß ich jetzt nach dieser Diskussion zwischen Herrn Benzi und Herrn Kanowski Sie doch noch einmal folgendes frage: Wir kennen Situationen, wo die von Herrn Benzi angesprochenen biochemischen Parameter gestört sind, ohne daß ein klinisches Korrelat nachzuweisen ist. Wir wissen umgekehrt, daß pathopsychologische Symptome vorliegen können, ohne daß wir ein metabolisches oder ein organisches Äquivalent finden. Und Sie haben vorhin gesagt, daß es im Moment nicht klar ist, ob man klinische Entitäten in die Zielgruppe therapeutischer Studien einbringen soll oder ob man syndromatische Gruppen behandeln soll. Wo liegt hier eigentlich real die Schwierigkeit? Brauchen wir tatsächlich nur eine klare Ätiologie oder können wir mit Syndromgruppen arbeiten? Und was ist nach Ihrer Auffassung an apparativen Methoden notwendig, um Patienten in ihrer Grunderkrankung so zu homogenisieren, daß wir sie in eine vernünftige therapeutische Studie einbringen können?

Wertheimer: Es gibt nicht ein einziges Faktum, das uns die Diagnosestellung der senilen Demenz erleichtern könnte. Die senile Demenz muß als Parameter im Mittelpunkt unserer Überlegungen stehen. Ich glaube, daß wir dafür einige klinische Kriterien haben, die Symptome wie den Verlust des Erinnerungsvermögens, Lernschwierigkeiten, Desorientiertheit, konstruktive Apraxie, Aversie, Agnosie, einschließen. Und wir haben neurologische Kriterien, die etwas archaisch sind. Ich meine, daß wir damit und mit der Unterstützung durch das EEG, das uns einige Hinweise geben kann, Fakten haben, mit denen die Hypothese der senilen Demenz gestützt werden kann. Was die vaskulären Syndrome betrifft, glaube ich, ist die Entscheidung einfacher, da die Entwicklung von Hirninfarkten einen bekannten, allgemeineren Ablauf nimmt. Meiner Meinung nach können wir hier eine ziemlich genaue Diagnosestellung erreichen. Ich denke, daß wir heute in der Lage sind, mit zwei Gruppen von Patienten zu arbeiten: solchen, die eine senile Demenz haben, und solchen, die an einer zerebrovaskulären Erkrankung leiden.

Zur Prognose cerebrovaskulärer Erkrankungen

C. FIESCHI*, A. CAROLEI, M. RASURA und C. ARGENTINO

Allgemeines

Obwohl durch Anamnese und neurologische Untersuchung leicht diagnostizierbar, bleibt die cerebrale Ischämie dennoch eine fesselnde und faszinierende pathophysiologische Entität.

Genaue Beobachtungen der akuten Phase eines Schlaganfalls auf Intensivstationen zeigen gewisse Ähnlichkeiten mit experimentellen Beobachtungen bei akuten, plötzlichen vaskulären Verschlüssen, insbesondere bezüglich des Konzepts einer progressiven Entstehung des irreversiblen Schadens [2].

Patienten mit cerebraler Ischämie können bereits nach einigen Minuten oder Stunden oft eine spontane Erholung von neurologischen Auffälligkeiten und Symptomen zeigen. Wir wissen nicht im voraus, ob die Erholung wie bei einer einfachen TIA (transitorischen ischämischen Attacke) binnen 24 Stunden oder wie bei einer P-TIA (prolongierten transitorischen ischämischen Attacke) in mehr als 24 Stunden vollständig sein wird oder aber unvollständig mit bleibenden neurologischen Ausfällen wie bei einer TIA-IR (transitorischen ischämischen Attacke mit inkompletter Remission) oder mit neurologischen Ausfällen und Symptomen wie bei einem kleinen Schlaganfall.

Epidemiologie und Verlauf von cerebralen Ischämien haben gezeigt, daß die meisten der vertebrobasilären und auch carotiden Ereignisse – besonders falls in zeitlich großen Abständen voneinander oder einmalig auftretend – TIAs niedrigen Risikos sind. In diesen Fällen sind nichtinvasive Untersuchungen obligatorisch, um potentiell gefährliche Situationen zu erkennen, aber, falls sowohl klinische als auch nichtinvasive Daten ein hohes TIA-Wiederholungsrisiko oder gar Schlaganfallsrisiko ausschließen lassen, benötigen diese Patienten lediglich sorgfältig ausgewählte allgemeinmedizinische Maßnahmen und eine Beherzigung der Risikofaktoren.

Vorübergehende ischämische Attacken können sich innerhalb weniger Stunden oder Tage wiederholen und nach zwei- oder dreimaligem Auftreten in einen kompletten Schlaganfall übergehen. Diese sind TIAs mit hohem Risiko, für die es nur zwei gültige alternative therapeutische Vorgehensweisen gibt: gefäßchirurgische Operation nach Notfallangiographie und/oder eine effektive antikoagulatorische Therapie.

Gegenwärtig ist eine TIA deswegen nur ein Warnsignal einer Situation, die sorgfältig untersucht werden muß, um Fälle hohen Risikos von Fällen niedrigen

* Policlinico Umberto III, Clinica neurologica, I-00100 Rom

Risikos zu trennen und diese entsprechend differenzierten klinischen Untersuchungen und Therapieprotokollen zuzuführen.

Wie bereits oben erwähnt, sind TIAs der klinische Beweis dafür, daß fokale cerebrale Ischämien oft reversibel sind.

Das Hirngewebe kann auch mit prophylaktisch gegebenen Medikamenten vor Ischämie geschützt werden. Deswegen sollte zukünftig die präventive Hirnprotektion bei hochgradig gefährdeten Patienten oder während der akuten Ischämiephase in experimentellen Therapieprotokollen berücksichtigt werden [2].

Das Forschungsziel auf diesem Gebiet ist das Bestreben, das Zeitintervall nach dem Anfallsereignis zu definieren, in welchem der Gewebsschaden potentiell reversibel ist [2, 6, 7].

Das Konzept der Hirngewebsprotektion erreicht so eine definitive Relevanz sowie die Charakterisierung der TIA-Patienten mit hohem oder exzessiv hohem Risiko.

Reversible fokale cerebrale ischämische Defizite

Während der letzten Jahre sind in Italien gleichzeitig zwei getrennte Studien über reversible ischämische Attacken (RIAs) durchgeführt worden: zum einen die italienische CNR-Multicenter-Studie über reversible cerebrale ischämische Attakken [4], zum anderen die römische Studie über reversible cerebrale ischämische Attacken [1].

Die Daten beziehen sich auf eine dreijährige Nachbetreuung von 712 aufeinander folgenden Patienten mit vergleichbaren Eignungskriterien. *Ausschlußkriterien sind nach den Richtlinien der kumulativen italienischen Studie über cerebrale RIAs festgelegt worden.*

Patienten und Methoden. Für die Studie ausgewählt wurden alle Patienten, die zumindest eine cerebrale RIA in den letzten 3 Monaten vor Eintritt in die Studie hatten, die sich in eine 5-Jahres-Periode (1977–1981) eingliedern ließen und während eines ununterbrochenen Zeitraums von 4 Jahren nachbetreut wurden.

Eine Angiographie war obligatorisch in der CNR-Studie und mehr oder weniger fakultativ in der römischen Studie. Patienten mit

a) kürzlich vorausgehendem Herzinfarkt,
b) schweren internistischen oder chirurgischen Erkrankungen,
c) einer hohen Sterbewahrscheinlichkeit innerhalb der Nachbetreuungsphase,
d) einem Zeitintervall von mehr als 3 Monaten zwischen letzter RIA und stationärer Einweisung oder
e) Verweigerung der Teilnahme an der Studie

wurden von der Studie ausgeschlossen.

Die Patientendaten wurden analysiert im Hinblick auf solche Faktoren wie Alter bei Krankheitsbeginn, Geschlecht, Zeitintervall zwischen letztem Anfallsereignis und stationärer Einweisung, Zahl und Art der Attacken, betroffenes Gefäßsystem, Therapie, gleichzeitiges Vorliegen assoziierter Begleiterkrankungen wie z.B. Bluthochdruck und Herzerkrankung.

Die statistische Analyse erfolgte mittels Chi-Quadrat-Test.

Untersuchungsergebnisse

518 (72,8%) Patienten waren männlich, 194 (27,2%) weiblich. Das Verhältnis Männer zu Frauen betrug 2,6:1.

96 (13,5%) Patienten waren jünger als 45 Jahre, 378 (53%) 46–60 Jahre alt, 238 (33,5%) älter als 60 Jahre.

Vor Eintritt in die Studie auftretende RIAs konnten unterteilt werden in 172 (24,2%) TIAs, 45 (6,3%) P-TIAs und 495 (69,5%) TIA-IRs.

Die Ereignisse traten einmalig bei 311 (43,7%) und mehrmalig bei 401 (56,3%) Patienten auf.

Betroffen waren die Carotiden bei 508 (71,3%) Patienten, der vertebrobasiläre Kreislauf bei 146 (20,5%) Patienten und ein nicht genau bestimmbarer Gefäßbereich bei 19 (2,7%) Patienten. Bei 39 (5,5%) Patienten betrafen die ischämischen Attacken mehr als ein Gebiet.

Zwischen der letzten RIA und Krankenhauseinweisung lagen weniger als 15 Tage bei 377 (53%) Patienten, 15–30 Tage bei 162 (22,7%) Patienten und 31–90 Tage bei 173 (24,3%) Patienten.

607 (85,2%) Patienten wurden medikamentös therapiert, 105 (14,8%) Patienten wurden operiert (Endarterektomie und/oder MCA/STA-Bypass). 357 (50%) Patienten erhielten keine Therapie oder von Aspirin verschiedene Thrombocytenaggregationshemmer. 229 (32,3%) erhielten Aspirin und 21 (3%) Antikoagulantien.

243 (34,1%) Patienten hatten einen Bluthochdruck, 96 (13,5%) eine cardiale Erkrankung, 113 (15,9%) einen Bluthochdruck und eine Herzerkrankung.

Ergebnisse der dreijährigen Nachbetreuung. Gegenwärtige Nachsorgedaten beziehen sich auf 711 Patienten, da ein Patient fehlt.

446 (62,2%) Patienten hatten keine weiteren Ereignisse, 185 (26%) erneute RIAs, 20 (2,8%) einen nicht tödlichen und 27 (3,8%) einen tödlichen Schlaganfall, 12 (1,7%) erlitten einen Herzinfarkt, 7 (1%) starben an Herzversagen, 14 (2%) verstarben aufgrund anderer Ursachen.

Was die Prognose betrifft, konnten keine statistisch signifikanten Unterschiede zwischen Männern und Frauen sowie zwischen den drei verschiedenen Altersgruppen gefunden werden. Jedoch wurden keine cardialen Ereignisse bei Frauen und bei Patienten unter 45 Jahren beobachtet.

Das klinisch betroffene Gebiet (Carotis vs. A. vertebralis/basilaris) und das zeitliche Profil der cerebralen RIAs (TIA, P-TIA, TIA-IR) in Relation zur Krankenhauseinweisung zeigten keine signifikanten Unterschiede bezüglich der Wiederauftrittshäufigkeit und -verteilung.

Patienten mit multiplen Attacken in der Anamnese hatten signifikant häufiger erneute RIAs ($p < 0,001$) als Patienten mit einer einzigen Attacke vor Einweisung (33,4% vs 16,2%).

Erneute RIAs waren signifikant häufiger ($p < 0,01$) bei normotensiven Patienten (31% vs 21,1%), wohingegen tödliche Schlaganfälle signifikant häufiger ($p < 0,05$) bei hypertensiven Patienten (5,3% vs 2,2%) auftraten.

Patienten mit cardialen Erkrankungen hatten signifikant häufiger Attacken ($p < 0,01$) als Patienten ohne cardiale Erkrankung (46,4% vs 33,6%).

Patienten mit Bluthochdruck und cardialer Erkrankung hatten signifikant häufiger ($p<0{,}05$) nicht tödliche und tödliche Schlaganfälle als Patienten ohne Hypertension und Herzerkrankung (13,3% vs 5,5%).

Mitte der 70er Jahre, als beide italienische Studien über RIAs entworfen wurden [1, 4], ließen sich anhand der verfügbaren prognostischen Daten unter RIA-Patienten eine jährliche Schlaganfallsrate von 5–6% vorausberechnen [8]. Tatsächlich aber war nach dreijähriger Nachbetreuung der Prozentsatz sämtlicher Schlaganfälle (6,6%) und cardialer Komplikationen (2,7%) niedriger als aufgrund der Vorausberechnungen erwartet. *Die passende Ergänzung zu diesen niedrigen Prozentsätzen findet sich in der Anerkennung der RIAs als valuable „leichte" Endereignisse. Zugegeben – eine ununterbrochene Reihe an RIAs begünstigt offensichtlich eine Tendenz zur besseren Prognose.*

Eine genaue trennscharfe Definition zwischen leichten und schweren cerebralen Anfällen ist unbedingt notwendig, um vergleichbarere Daten zu erhalten. *Andererseits können – gemäß den verschiedenen Selektionskriterien – Alter, gleichzeitig bestehende cardiale und andere Risikofaktoren die Prognose unterschiedlich beeinflussen* [8].

In unserer kumulativen Studie jedoch hatte das Alter kaum Einfluß auf die Prognose; Bluthochdruck erhöhte lediglich das Risiko des tödlichen Schlaganfalls, während Patienten mit cardialen Erkrankungen ein höheres Herztodrisiko hatten ohne spezifische Bedeutung hinsichtlich einzelner Endergebnisse. Andererseits erhöhte das gemeinsame Vorliegen von Bluthochdruck und cardialer Erkrankung das Schlaganfallsrisiko signifikant. Nur in dieser Patientengruppe war der Prozentsatz an Schlaganfällen (13,3%) nach dreijähriger Nachbetreuung mit Literaturdaten vergleichbar. Letztendlich schien die Prognose beeinflußt durch die Therapie, aber die statistische Analyse dieser Variablen wurde nicht durchgeführt in Anbetracht der Tatsache, daß unsere Studien nicht als Therapiestudien konzipiert wurden.

Akute cerebrale Ischämie

Die Zeitspanne zwischen dem Beginn des Schlaganfalls und der Ankunft des Patienten in einer entsprechenden Versorgungsklinik (durchschnittliche Dauer für unser Krankenhaus: 6 Stunden) limitiert die Möglichkeiten der postischämischen Therapie.

Eine unterschiedliche Strategie kann dieses Problem teilweise umgehen. Diese Strategie besteht in der Identifikation und präventiven Hirngewebeprotektion von Patienten mit exzessiv hohem Schlaganfallsrisiko.

Um in der Tat herauszufinden, ob ein eingenommenes Medikament tatsächlich die Entstehung von ischämischen Läsionen vermindert, wenn dieses dauerhaft Standard-Risiko-Patienten gegeben wird, müssen wir eine bestimmte Anzahl dieser Patienten mit einer bestimmten Anzahl entsprechender, mit Placebo behandelten Patienten vergleichen: zumindest 100 Patienten mit Schlaganfällen während des Untersuchungszeitraums.

Von der TIA-Population ausgehend, würden wir zwischen 3 000 und 5 000 Patienten mit einjähriger Nachbetreuung benötigen, da wir in unserer Studie einen jährlichen Prozentsatz von 2–3% ischämischen Schlaganfällen sahen, die eine TIA in den letzten 3 Monaten hatten [1, 4]. Wir müssen also nach einer speziellen Gruppe von Patienten suchen, deren Schlaganfallsrisiko (trotz der verfügbaren medizinischen und chirurgischen Therapie) 5–10mal höher liegt als das der allgemeinen TIA-Population: solche Patienten können wir dann als Patienten mit „exzessiv hohem" Schlaganfallsrisiko bezeichnen.

Die Gruppe, die wir als „Patienten mit exzessiv hohem Schlaganfallsrisiko" ausgewählt haben, setzt sich wie folgt zusammen:

1) Patienten mit kürzlich zurückliegender RIA (<2 Wochen) und kürzlich zurückliegendem Herzinfarkt, Arrhythmien oder Carotisstenose.
2) Patienten mit kürzlich zurückliegenden (<2 Wochen), wiederholten RIAs der gleichen Carotisregion, selbst ohne assoziierende Faktoren wie oben.
3) Patienten mit multiplen angiographischen Läsionen oder bilateralen Stenosen.
4) Patienten mit RIAs oder mit asymptomatischer Carotisstenose, die herzchirurgisch operiert wurden.

100 solcher Patienten werden 6 Monate nach Eintritt in die Studie weiterverfolgt mit dem Ziel, unsere Arbeitshypothese zu verifizieren.

In der Gruppe der ersten 94 aufeinander folgenden Patienten, die von uns während der letzten 12 Monate beobachtet wurden, haben wir einen Prozentsatz von 12,7% an schweren cerebralen Anfällen binnen 6 Monaten gefunden. Der Prozentsatz an schweren Anfällen wird sich gegen Ende des gesamten Beobachtungszeitraums für alle erfaßten Patienten weiter erhöhen.

Schlußfolgerungen

Die Abnahme der Schlaganfallsmortalität während der letzten Jahrzehnte ist auf eine effektive primäre und sekundäre Prävention zurückzuführen. In der Tat haben ungefähr 10% aller ambulant und 35% aller stationär betreuten Patienten TIAs vor ihrem Schlaganfall [9]. Falls diese Angaben zutreffen, finden wir bei über 60% schlaganfallgefährdeter Menschen keine Vorwarnzeichen hinsichtlich ihrer zukünftigen ischämischen Anfälle. Dennoch trägt die Identifikation von TIA-Patienten zur Anfallsprävention sowie Identifikation von Patienten mit „hohem" und „exzessiv hohem" Schlaganfallsrisiko entscheidend bei. Eine weitere Anfallsabnahme in den nächsten Jahrzehnten könnte durch eine adäquate medikamentöse Hirnprotektion erreicht werden, die fähig ist, mit der theoretisch irreversiblen Ausbildung neuronaler Schäden zu interferieren.

Literatur

1. Carolei A et al. (1984) The roman study on reversible cerebral ischemic attacks: preliminary results after three years of follow-up. In press
2. Fieschi C (1982) Preventive treatment that might reduce the severity of infarctions in risk patients. J Cereb Blood Flow Metabol 2, 582–586

3. Fieschi C, Argentino C, Carolei A (1982) Acute cerebrovascular disorders: an update. In "International multidisciplinar seminar. Cerebral pathology in old age. Neuroradiological and neurophysiological correlations". Cecchini A, Nappi G, Arrigo A (eds.). Emiras Edizioni, Pavia, 245–250
4. Fieschi C, Mariani F, Brambilla GL, Prencipe M, Tomasello F, Argentino C, Bond G, Candelise L, de Zanche L, Inzitari D, Nardini M (1983) Italian multicenter study on reversible cerebral ischemic attacks: population characteristics and methodology. Stroke 14, 424–430
5. Muuronen A, Kaste M (1982) Outcome of 314 patients with transient ischemic attacks. Stroke 13, 24
6. Plum F (1983) What causes infarction in ischemic brain? the Robert Wartenberg lecture. Neurology 33, 222–233
7. Siesjo BK (1981) Cell damage in the brain: a speculative synthesis. J Cereb Blood Flow Metabol 1, 155–185
8. Whisnant JP, Matsumoto N, Elveback LR (1973) Transient cerebral ischemic attacks in a community. Rochester, Minnesota, 1955 through 1969. Mayo Clin Proc 48, 194–198
9. Whisnant JP (1983) The role of the neurologist in the decline of stroke. Ann Neurol. 14, 1–7

Diskussion

Heidrich: Sie haben außerordentlich interessante Befunde vorgelegt, Herr Fieschi, die an einer besonders jungen Gruppe von Patienten erhoben wurden. Glauben Sie, daß die Zahl der Patienten, die keine transitorisch-ischämischen Attacken mehr bekommen, zu relativieren wäre, wenn das Alter der Patienten deutlich höher gelegen hätte als es in Ihrer Gruppe war?

Fieschi: Ja, je jünger der Patient ist, um so besser ist natürlich die Prognose. Aber die in den Lehrbüchern bislang angegebenen Rezidivquoten für TIAs sind so sicher nicht mehr richtig.

Großmann: Von chemischen und experimentellen Arbeiten her wissen wir, daß es verschiedene Arten der cerebrovaskulären Krankheit gibt. Wir müssen versuchen, diese verschiedenen Populationen der Patienten zu differenzieren. Haben Sie während Ihrer Studie irgendeine Idee gefunden, wie man dieses Problem lösen kann?

Fieschi: Ich bin völlig damit einverstanden, daß wir die Patienten differenzieren müssen. Wir können sie nicht allein nur in eine Kategorie einordnen. Ein klares Kriterium der Differenzierung wäre die hämodynamische Messung, vielleicht kombiniert mit Sauerstoff-Druckmessungen und Bestimmung der Sauerstoff-Utilisation. Ich bin überzeugt, daß die von uns angewandte Angiographie nicht der ideale Weg zur Patientenzuordnung ist, weil man damit nur eine Identifizierung arteriosklerotischer Gefäßveränderungen erreichen kann. Das bringt z.B. keine Aussage über die Fließfähigkeiten des Blutes. Aber im Moment gibt es noch kein praktikables Konzept einer klinisch möglichen Zuordnung.

B. Kontrollierte klinische Prüfungen mit Nicergolin bei Hirnleistungsinsuffizienz

Zur Vigilanzförderung beim älteren Menschen: Vergleichende Pharmako-EEG- und psychometrische Studien mit oral und intramuskulär verabreichtem Nicergolin*

B. SALETU** und J. GRÜNBERGER

Einleitung

Frühere klinisch pharmakologische Untersuchungen mit Nicergolin – einem hämodynamischen, metabolisch aktivierenden und plättchen-antiaggregierenden Ergotalkaloid – am alternden Menschen zeigten, daß dieses Präparat sowohl bei akuter als auch chronischer Gabe eine im Vergleich zu Placebo signifikante Veränderung der Gehirnaktivität bewirkt [22, 23, 4]. Diese stellen sich im computerassistierten spektral-analysierten Elektroencephalogramm (EEG) als eine Abnahme von langsamen Delta- und Thetaaktivitäten sowie eine Vermehrung von Alpha- und Alpha-benachbarten Betaaktivitäten dar und sind insofern interessant, als sie geradezu oppositionell zu altersbedingten EEG-Veränderungen erscheinen. Verschiedene Untersucher [10–12, 21, 25, 32] haben beschrieben, daß mit fortschreitendem Alter langsame Aktivitäten zu- und Alpha- bzw. Alpha-benachbarte Betaaktivitäten abnehmen. Diese senilen EEG-Charakteristika sind noch wesentlich deutlicher ausgeprägt bei organischen Psychosyndromen verschiedener Genese [20, 21, 25, 26] und stellen Defizite in vigilanzregulierenden Systemen dar. Unter „Vigilanz" bezeichnet man den dynamischen Zustand der neuralen Gesamtaktivität, welcher die Verfügbarkeit und den Organisationsgrad unseres adaptiven Verhaltens bestimmt. Da das EEG unmittelbarer Ausdruck der neuronalen Massenaktivität ist und seine Muster deren dynamische Ordnungszustände widerspiegeln [2, 3] ist nach Kanowski [8] bei allen Geriatrika, die den Anspruch erheben, den cerebralen Stoffwechsel in irgendeiner Weise zu beeinflussen, der Nachweis von EEG-Veränderungen zu fordern.

Ziel der vorliegenden doppelblinden Placebo-kontrollierten Studie war es, die encephalotropen und psychotropen Eigenschaften zweier verschiedener galenischer Formulierungen von Nicergolin – einer oralen und intramuskulären – bei älteren Probanden vergleichend zu untersuchen.

Methoden

10 gesunde Probanden (5 männliche und 5 weibliche) im Alter von 75 bis 55 Jahren (Durchschnittsalter 66 Jahre), mit einem Gewicht von 96 bis 58 kg (Durchschnittsgewicht 75 kg) und einer Körpergröße von 180 bis 160 cm (Durch-

* Sermion/Sermion Forte, Farmitalia

** Leiter des Bereichs für Pharmakopsychiatrie, Allgemeines Krankenhaus der Stadt Wien, Lazarettgasse 14, A-1079 Wien

schnittsgröße 168 cm) wurden in die doppelblinde, Placebo-kontrollierte Studie aufgenommen. Sie erhielten im cross-over-Design randomisiert in wöchentlichen Intervallen folgende Einzeldosen: 0 mg, 2 mg und 4 mg Nicergolin intramuskulär plus Placebo-Dragees per os (p. o.) und 0 mg, 15 mg und 30 mg Nicergolin per os plus Placebo-Injektionen i. m. Die orale Gabe bestand entweder aus 6 Dragees Placebo bzw. 3 × 5 mg Nicergolin plus 3 Placebo-Dragees bzw. 6 × 5 mg Nicergolin-Dragees. Demnach erhielt jeder Proband 2 mg und 4 mg Nicergolin i. m., 15 mg und 30 mg Nicergolin p. o. sowie Placebo. Die Medikamente wurden jeweils um die gleiche Zeit (9.00 Uhr vormittags) verabreicht. Die Probanden durften sowohl 3 Wochen vor Untersuchungsbeginn als auch während der Zeit der Studien keinerlei andere Medikamente einnehmen. Ein informierter schriftlicher Konsens wurde eingeholt. Die Studie wurde im Einklang mit der Deklaration von Helsinki, revidiert durch die World Medical Assembly zu Tokio durchgeführt.

Neurophysiologische Untersuchungen sowie die Aufzeichnung von Puls, Blutdruck und somatischen Begleiterscheinungen wurden zu den Zeitpunkten 0, 1, 2, 4, 6 und 8 Stunden nach Medikamentenverabreichung durchgeführt, die psychometrischen Tests zu denselben Zeitpunkten exklusive der 1. Stunde.

Neurophysiologische Untersuchungen schlossen ein 3minütiges Vigilanz-kontrolliertes EEG (V-EEG) sowie ein 4minütiges Ruhe-EEG ein, wobei die Probanden entspannt und mit geschlossenen Augen in einem Faraday'schen Käfig lagen. Die Zeitkonstante war 0,3 Sekunden, der Frequenzbereich 0,5–100 Hertz. Während der Ableitung des V-EEG versuchte die EEG-Assistentin die Vigilanz der Versuchsperson so konstant wie möglich zu halten; sobald Dämmerschlafmuster auftauchten, wurden die Probanden aufgemuntert. Die Kopfhaut-Elektroden wurden nach dem Internationalen 10/20 System angebracht. 4 Kanäle (O_2–C_z, O_1–C_2, P_4–C_z, P_3–C_z) wurden auf einem Hewlett Packard 3968 Bandspeicher aufgenommen und off-line mittels eines Intertechnique Plurimat-S-Computer-Systems anhand von Spektralanalysenprogrammen analysiert. Die Abtastfrequenz betrug 200 Hertz. Die in der gegenwärtigen Arbeit zitierten Daten beziehen sich auf die O_2–C_z-Ableitung. Die Spektralanalyseprogramme ermöglichen die Quantifizierung von 38 EEG-Variablen, wobei die absolute (ABS) und relative (REL) Power in 10 verschiedenen Frequenzbereichen sowie in den zusammengefaßten Delta- und Theta-(DT), Alpha-(A) und Beta-(B)-Bereichen und in der dominanten Frequenz; die Total-Power in Mikrovolt zum Quadrat; die dominante Frequenz (in Hz); die Centroide (AF) und deren Standardabweichungen (FD) der gesamten Aktivität (T) sowie des kombinierten Delta-, Theta-, Alpha- und Beta-Bandes berechnet werden.

Psychometrische Untersuchungen beinhalteten den alphabetischen Durchstreichtest (AD-Test) nach Grünberger [6] zur Evaluation der quantitativen (Gesamtmenge) und qualitativen Aspekte der Aufmerksamkeit (Fehler in Prozent der Gesamtmenge = Konzentration) sowie der Aufmerksamkeitsvariabilität; den numerischen Gedächtnistest nach Grünberger [6]; den Feinmotoriktest nach Grünberger [6]; die Reaktionszeit am Wiener Reaktionsgerät; die komplexe Reaktion am Wiener Determinationsgerät nach Schuhfried; die kritische Flimmerfrequenz (CFF, absteigende Methode); den Nacheffekt anhand der Archimedesspirale; die von Zerssen-Befindlichkeitsskala [33]; ein semantisches differentielles

Polaritätenprofil zur Erfassung der Änderung der Affektivität. Weiters wurde die Pupillenweite mittels eines mikrocomputer-gesteuerten Meßgerätes erhoben.

Klinische Variable umfaßte die Pulsfrequenz, den systolischen und diastolischen Blutdruck (im Sitzen) und die Nebenwirkungen.

Statistische Analysen stützten sich auf die 3-Weg-Varianz-Analyse, den Newman-Keuls-Test, den t-Test, die Friedman'sche Rang-Varianz-Analyse und den multiplen Wilcoxon-Test und haben explorativen Charakter.

Ergebnisse

Pharmako-EEG-Ergebnisse

15 mg Nicergolin p. o. bewirkten im Vergleich zu Placebo im Spektral-analysierten Vigilanz-kontrollierten EEG (V-EEG) eine Zunahme der relativen Power der Alphaaktivität und der dominanten Frequenz, weiters eine Abnahme der Delta- und Thetaaktivität sowie eine Beschleunigung des Centroids der langsamen (Delta- plus Theta-)Aktivitäten (Abb. 1). Diese Veränderungen erreichten in der 1. und 2. Stunde statistisches Signifikanzniveau (p explorativ $<0,05$, Newman-Keuls-Test), sind aber auch in der 6. und 8. Stunde nach oraler Gabe noch stark ausgeprägt (Abnahme der langsamen Aktivitäten, $p<0,05$, t-Test). Im Ruhe-EEG (R-EEG) findet sich ebenfalls eine Abnahme der langsamen Aktivitäten, weiters eine Zunahme der Betaaktivitäten und eine Beschleunigung des Centroids der gesamten Aktivität, während die Alphazunahme nur in der 6. Stunde deutlich ausgeprägt erscheint (Abb. 2).

30 mg Nicergolin p. o. induzieren im Vergleich zu Placebo im V-EEG in der 1. Stunde eine signifikante Beschleunigung des Centroids der langsamen Aktivitäten ($p<0,01$, t-Test), weiters einen Trend zur Vermehrung der raschen Alpha- und Alpha-benachbarten Betaaktivitäten sowie zu einer Beschleunigung des Alpha-Centroids (Abb. 1). In der 8. Stunde hingegen nimmt die 20–25 Hertz-Betaaktivität, bzw. das Centroid der gesamten Aktivität ab. Im R-EEG kommt es in der 2. bis 4. Stunde zu einer signifikanten Zunahme der Betaaktivität (Abb. 2). In der 1. Stunde zeigt sich zusätzlich eine tendenziöse Zunahme der langsamen Aktivitäten und eine Abnahme der Alphaaktivität. Das Alpha-Centroid weist eine signifikante Beschleunigung auf ($p<0,05$, t-Test). Ebenfalls erhöht erscheint die Centroidabweichung der Gesamtaktivität in den ersten beiden Stunden.

2 mg Nicergolin i. m. produzieren im Vergleich zu Placebo im V-EEG nur einen Trend zur Zunahme der Alphaaktivität und Abnahme der Deltaaktivität, während die Beschleunigung des Centroids der Alphaaktivität und der gesamten Aktivität in der 6. Stunde Signifikanzniveau ($p<0,05$–$0,01$, t-Test) erreicht (Abb. 3). Im R-EEG ist die Vermehrung der Betaaktivität eher die systematischste Veränderung, obwohl die Abnahme der Deltaaktivität in der 8. Stunde Signifikanzniveau erreicht ($p<0,05$, t-Test) (Abb. 4).

4 mg Nicergolin i. m. bewirkten im V-EEG im Vergleich zu Placebo eine Beschleunigung des Centroids der Alphaaktivität, die zwischen der 1. und 6. Stunde Signifikanzniveau erreicht (Abb. 3). Weiters ausgeprägt ist die Vermehrung der Alpha-benachbarten Betaaktivität in der 4. Stunde ($p<0,01$, t-Test). In der

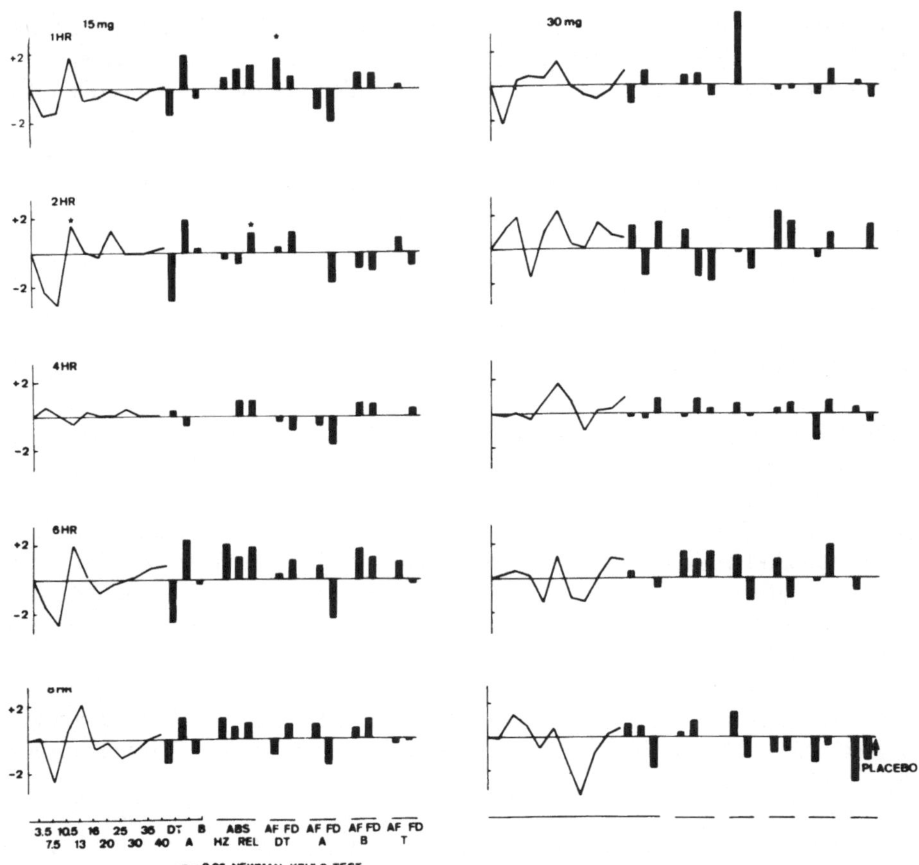

Abb. 1. Spektralanalytische Veränderungen im Vigilanz-kontrollierten EEG (V-EEG) nach 15 und 30 mg Nicergolin per os im Vergleich zu Placebo per os (n: 10). Computer-EEG-Variable sind in der Abszisse, Unterschiede zwischen Nicergolin und Placebo in Form von t-Werten in den Ordinaten dargestellt. Die Null-Linie repräsentiert Placebo. Nicergolin induziert insbesondere in der 15 mg Dosis eine Zunahme der Alphaaktivität, Beschleunigung des Alpha-Centroids, Zunahme der relativen Power der dominanten Frequenz und Abnahme von langsamen Aktivitäten, was einer Vigilanzförderung entspricht

8. Stunde nimmt hingegen die 20–25 Hertz-Betaaktivität ab. Im R-EEG kann man als die systematischste Veränderung die Zunahme der Alphaaktivität bzw. der Alpha-benachbarten Betaaktivität erkennen (Abb. 4). Die Beschleunigung der dominanten Frequenz in der 2. Stunde und die Zunahme der relativen Power der dominanten Frequenz in der 6. Stunde erreicht Signifikanzniveau ($p<0{,}05$, t-Test).

Zeit-Wirkungsrelationen wurden mittels eines Friedman-Tests und eines multiplen Wilcoxontests anhand von Placebo-korrigierten, Vorzeichen-freien Veränderungen in 30 V+R-EEG-Variablen berechnet (Tabelle 1). Es zeigte sich nach 15 mg Nicergolin p. o. das Wirkungsmaximum in der 6. Stunde, wobei diese von der 4. und 8. Stunde und weiters die 1. von der 8. Stunde signifikant unterschied-

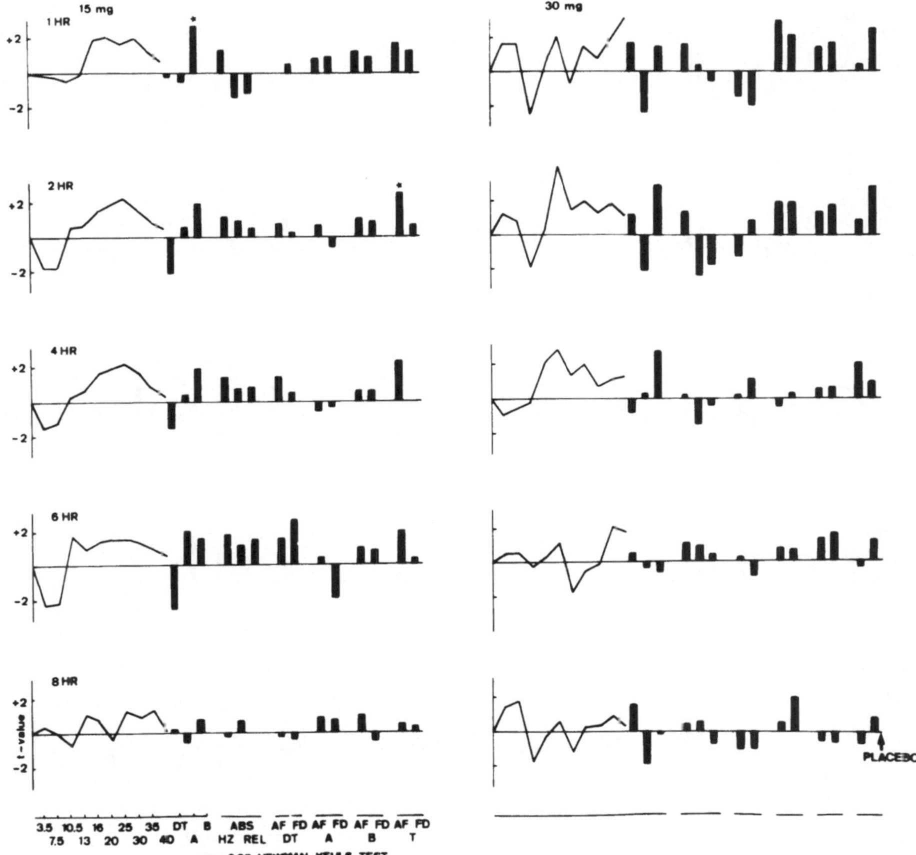

Abb. 2. Spektral-analysierte Ruhe-EEG-Veränderungen nach 15 mg und 30 mg Nicergolin per os im Vergleich zu Placebo per os. Zur Beschreibung der Achsen siehe Abb. 1. Nicergolin bewirkt gegenüber Placebo, insbesondere im 15 mg Dosisbereich, eine Abnahme von langsamen und Zunahme von Alpha-benachbarten Betaaktivitäten sowie eine Beschleunigung des Centroids der gesamten Aktivität

lich war ($p < 0{,}05$–$0{,}01$, multipler Wilcoxon). Aber auch 4 mg Nicergolin i. m. zeigen das Wirkungsmaximum in der 6. Stunde, wobei diese von der 1., 4. und 8. Stunde unterschiedlich war. Nach 2 mg Nicergolin i. m. können hingegen keine signifikanten Unterschiede zwischen den einzelnen Zeitpunkten erhoben werden, nach der 30 mg Nicergolin p. o. Dosis nur zwischen der 2. und 4. Stunde. Berechnet man beide oralen bzw. parenteralen Verabreichungen gemeinsam, so ergibt sich nach beiden Formulierungen die 6. Stunde als die Zeit des maximalen ZNS-Effektes.

Dosis-Wirkungsrelationen wurden ähnlicherweise mittels eines Friedman- und multiplen Wilcoxon-Tests anhand von Placebo-korrigierten Vorzeichen-freien Veränderungswerten in 30 V- und R-EEG-Variablen berechnet (Tabelle 2). Es

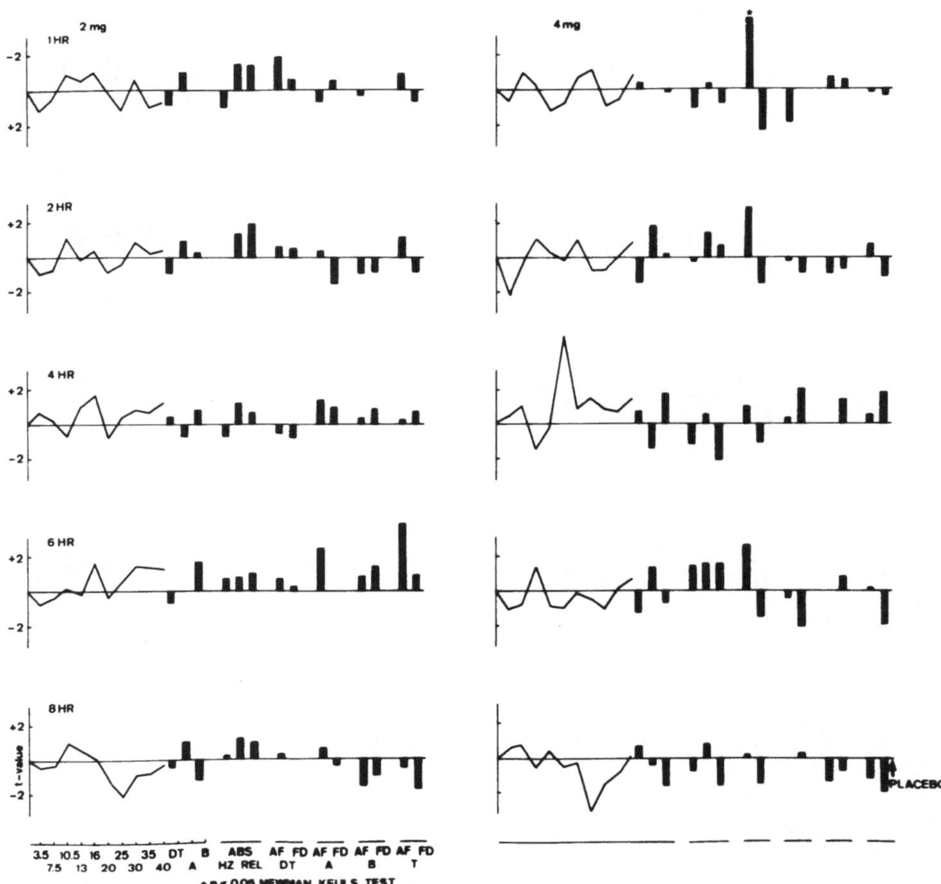

Abb. 3. Spektral-analysierte V-EEG-Veränderungen nach 2 mg und 4 mg Nicergolin i. m. im Vergleich zu Placebo i. m. (n: 10)

Tabelle 1. Zeit-Wirkungsrelationen nach Nicergolin p.o. und i.m. basierend auf Friedman's und multiplen Wilcoxontest von plazebokorrigierten vorzeichen-freien Veränderungen in 30 V+R-EEG-Variablen

	1 h	2 h	4 h	6 h	8 h	χ_r^2	Multipler Wilcoxon
B 2 mg Nicergolin i.m.	193	178,5	175,5	183	170	n.s.	n.s.
C 4 mg Nicergolin i.m.	163	186,5	172,5	212	166	8,23 [a]	1:6 [a], 6:8 [a] 4:6 [b]
D 15 mg Nicergolin p.o.	188,5	187,5	153	221	150	22,92 [a]	4:6 [a], 6:8 [a] 1:8 [b]
E 30 mg Nicergolin p.o.	173	209,5	154	183	180,5	10,69 [a]	2:4 [a]

[a] P<0,01
[b] P<0,05

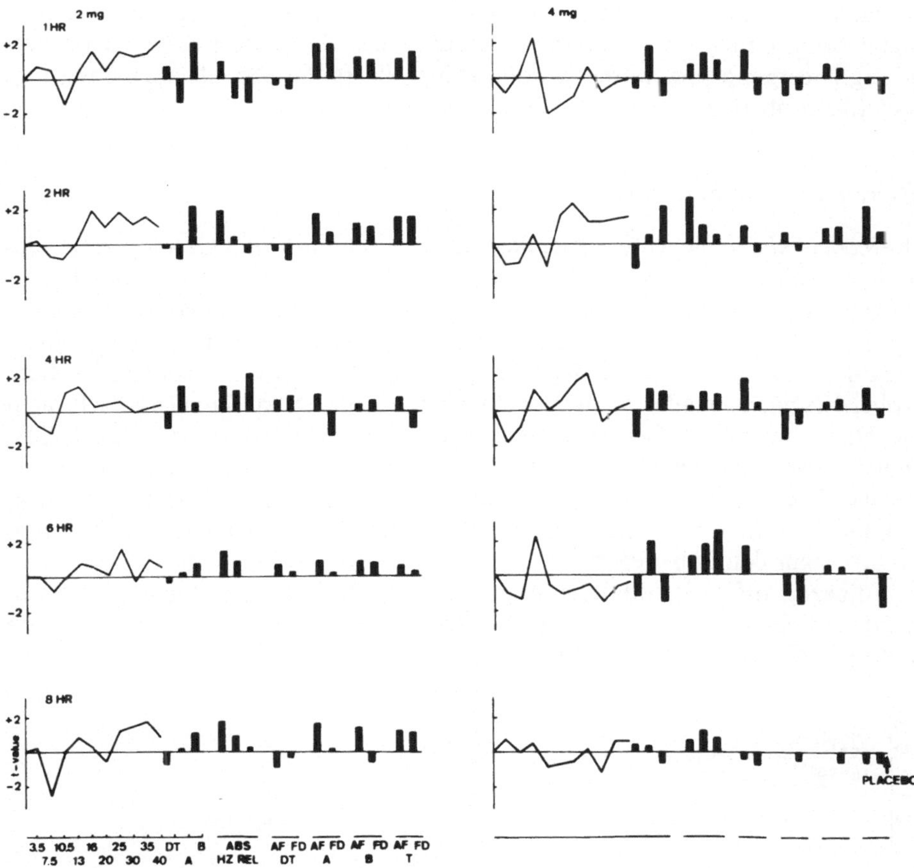

Abb. 4. Spektral-analysierte Ruhe-EEG-Veränderungen nach 2 mg und 4 mg Nicergolin im Vergleich zu Placebo i. m. (n: 10)

Tabelle 2. Dosis-Wirkungsrelationen nach Nicergolin p.o. und i.m. basierend auf Friedman's und multiplen Wilcoxontest von plazebokontrollierten vorzeichen-freien Veränderungen in 30 V + R-EEG-Variablen

Zeit	B 2 mg Nicergolin i.m.	C 4 mg Nicergolin i.m.	D 15 mg Nicergolin p.o.	E 30 mg Nicergolin p.o.	χ_r^2	Multipler Wilcoxon
1 h	160	148	148,5	143,5	n.s.	n.s.
2 h	140,5	144	158,5	157	n.s.	n.s.
4 h	157	157,5	152	133,5	n.s.	n.s.
6 h	138,5	159	171	131,5	9,96[a]	B:D[b] D:E[a]
8 h	152	146,5	141,5	160	n.s.	n.s.

[a] P<0,01
[b] P<0,05

konnten nur zum Zeitpunkt der maximalen Wirksamkeit (also in der 6. Stunde) signifikante Unterschiede zwischen den einzelnen Substanzen erhoben werden. 15 mg Nicergolin p. o. waren sowohl 30 mg Nicergolin p. o. als auch 2 mg i. m. signifikant überlegen, nicht jedoch der 4 mg i. m. Dosis.

Psychometrische Ergebnisse

Aufmerksamkeit. Die Aufmerksamkeit objektiviert mittels des Gesamt-Scores des alphabetischen Durchstreichtests nach Grünberger zeigte signifikante Unterschiede zwischen den Medikamenten in der 3-Weg-Varianzanalyse ($F_c = 4{,}53$, $p < 0{,}01$) (Abb. 5). Im Detail ergab sich nach Placebo eine geringe Verschlechterung der Aufmerksamkeit in der Mittagszeit um die 4. Stunde nach Medikation, wobei dies nach 30 mg p. o. mehr, nach den übrigen Verum-Gaben abgeschwächt zur Darstellung kam. Demnach ergab in der 4. Stunde der Newman-Keuls-Test signifikante Unterschiede zwischen 30 mg Nicergolin p. o. (das eine Abnahme verursachte) und den beiden parenteralen Dosen (die eine Verbesserung bewirkten) (Abb. 5). In der 8. Stunde war ebenfalls 2 mg Nicergolin i. m. 30 mg Nicergolin p. o. signifikant überlegen.

In bezug auf die qualitativen Aspekte der Aufmerksamkeit (quantifiziert anhand der Fehlerprozent im AD-Test) und der Aufmerksamkeitsvariabilität waren keine signifikanten Befunde zu erheben.

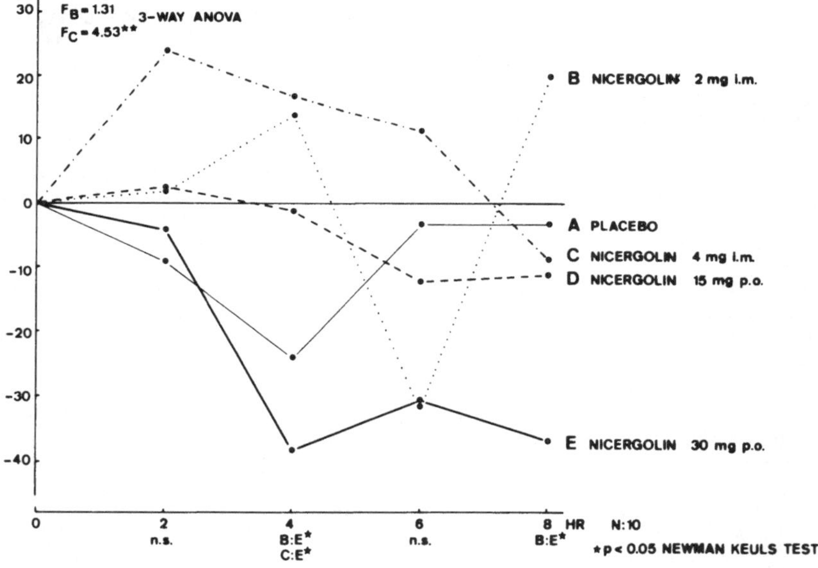

Abb. 5. Veränderungen in der Aufmerksamkeit (gemessen anhand des Gesamtscores im alphabetischen Durchstreichtext) nach Nicergolin per os und i. m. (n: 10). Meßzeitpunkte sind in der Abszisse, Veränderungen der Aufmerksamkeit gegenüber dem Ausgangswert in der Ordinate dargestellt. Nach Plazebo kommt es insbesondere in der 4. Stunde zu einer geringen Abnahme der Aufmerksamkeit, was durch 30 mg Nicergolin aggraviert, durch die übrigen Substanzen abgeschwächt wird. 2 und 4 mg Nicergolin i. m. erscheinen in der 4. Stunde 30 mg per os überlegen

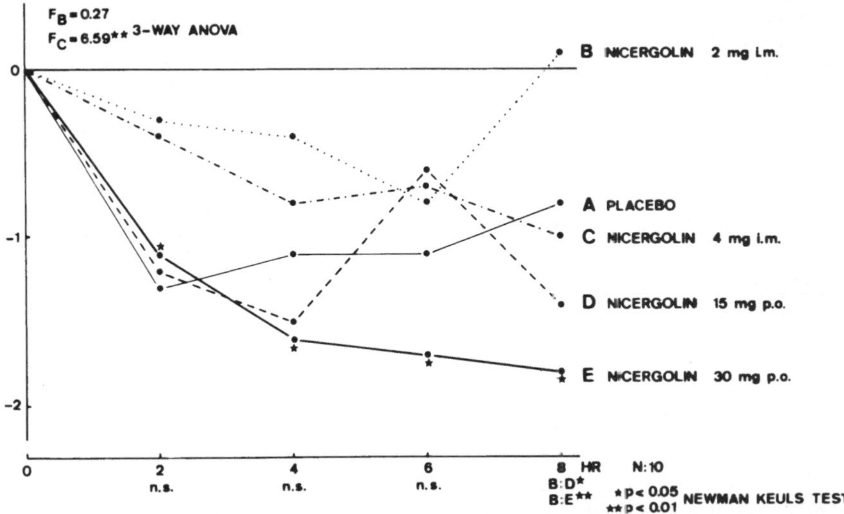

Abb. 6. Veränderungen im Zahlengedächtnis nach Nicergolin per os und i. m.

Gedächtnis. Das Zahlengedächtnis zeigte in der 3-Weg-Varianzanalyse signifikante Unterschiede zwischen den einzelnen Substanzen ($F_c = 6{,}59$, $p < 0{,}01$) (Abb. 6). Dies war darauf zurückzuführen, daß es unter Placebo zu einer Verschlechterung der Gedächtnisleistung über den Tag hin kam, wobei dies nach 30 mg Nicergolin p. o. akzentuiert, nach 2 mg und 4 mg i. m. abgeschwächt war. In der 8. Stunde war 2 mg Nicergolin i. m. den oralen Dosen signifikant überlegen (Abb. 6).

Komplexe Reaktion (Determinationsgerät). Die komplexe Reaktion, gemessen mittels des Wiener Determinationsgerätes zeigte in der 3-Weg-Varianzanalyse signifikante Unterschiede zwischen den einzelnen Substanzen ($F_c = 8{,}46$, $p < 0{,}01$) (Abb. 7). Dies war darauf zurückzuführen, daß es nach Placebo zu keinen Veränderungen kam, hingegen nach Nicergolin zu einer Verbesserung der Reaktion, wobei 30 mg p. o. dem Placebo in der 4. bis 8. Stunde signifikant überlegen war ($p < 0{,}05$, Newman-Keuls-Test), aber auch in der 6. und 8. Stunde 4 mg i. m. und in der 6. Stunde 15 mg p. o. (Abb. 7).

Reaktionszeit. Die Reaktionszeit, gemessen in msec am Wiener Reaktionsgerät, zeigte in der 3-Weg-Varianzanalyse signifikante Unterschiede zwischen den Medikamenten ($F_c = 4{,}11$, $p < 0{,}01$) (Abb. 8). Dies war darauf zurückzuführen, daß es nach Placebo zu einer geringen Abnahme, nach allen Aktivsubstanzen zu einer Zunahme der Reaktionszeit kam, wobei dies gegenüber Placebo in der 4. Stunde nach 30 mg Nicergolin p. o. und 4 mg Nicergolin i. m. Signifikanzniveau erreichte ($p < 0{,}05$, Newman-Keuls-Test) (Abb. 8).

Feinmotorik. Die Feinmotorik, gemessen anhand des FM-Tests nach Grünberger (1977), zeigte in der 3-Weg-Varianzanalyse nur schwach signifikante F-Werte bezüglich der Veränderungen über die Zeit ($F_b = 3{,}88$, $p < 0{,}05$) und Unterschiede

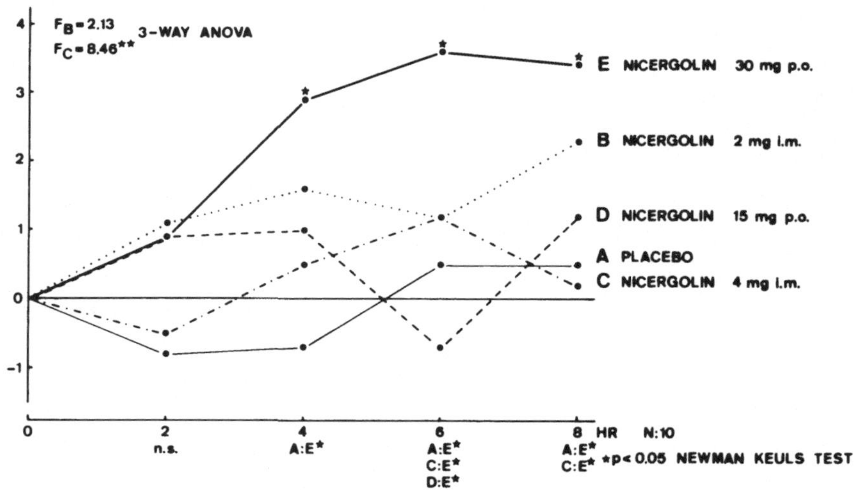

Abb. 7. Veränderungen in der komplexen Reaktion (gemessen mittels des Wiener Determinationsgeräts) nach Nicergolin per os und i. m. (n : 10)

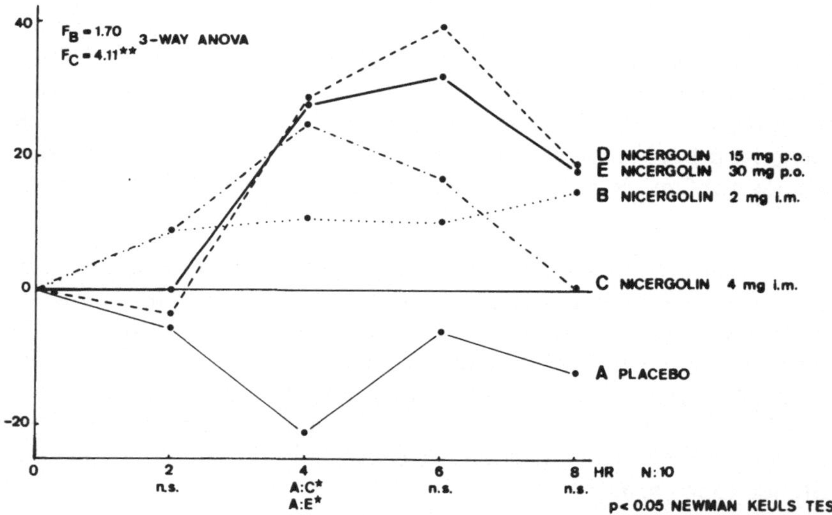

Abb. 8. Veränderungen in der Reaktionszeit (gemessen in msec am Wiener Reaktionsgerät) nach Nicergolin per os und i. m. (n : 10)

zwischen den Medikamenten ($F_c = 3{,}35$). Doch ergaben sich in der detaillierten Analyse mittels des Newman-Keuls-Tests keine signifikanten Befunde.

Kritische Flimmerfrequenz (CFF). Die kritische Flimmerfrequenz zeigte in der 3-Weg-Varianzanalyse signifikante Unterschiede zwischen den einzelnen Medikamenten ($F_c = 9{,}51$, $p < 0{,}01$) (Abb. 9). Im Gegensatz zu Placebo kam es nach intramuskulärer Verabreichung von Nicergolin zu einer dosisabhängigen Senkung

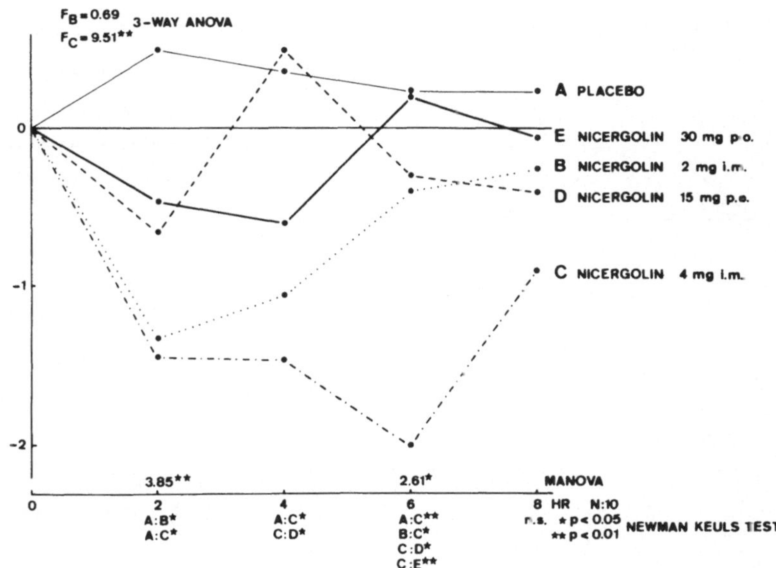

Abb. 9. Veränderungen in der kritischen Flimmerfrequenz nach Nicergolin per os und i. m. (n : 10)

der CFF, nicht jedoch nach der oralen Verabreichung. Demnach unterschied sich im Newman-Keuls-Test die parenterale Form nicht nur von Placebo, sondern auch von der oralen Form zu den einzelnen Zeitpunkten (Abb. 9).

Spiralnacheffektdauer. Die Spiralnacheffektdauer, gemessen anhand der Archimedesspirale, zeigte in der 3-Weg-Varianzanalyse nur einen schwach signifikanten F-Wert bezüglich der Unterschiede zwischen den Medikamenten ($F_c = 2{,}5$, $p < 0{,}05$), wobei diese im Newman-Keuls-Test nicht erhärtet werden konnten. Es zeigte sich ähnlich wie bei der kritischen Flimmerfrequenzschwelle eine Abnahme der Spiralnacheffektdauer unter 4 mg Nicergolin i. m.

Befindlichkeit. Die Befindlichkeit, gemessen anhand der von Zerssen-Skala [33] demonstrierte in der 3-Weg-Varianzanalyse signifikante Unterschiede zwischen den Medikamenten ($F_c = 3{,}11$, $p < 0{,}05$) (Abb. 10). Dies war darauf zurückzuführen, daß es nach 15 mg Nicergolin p. o. zu einer Verbesserung der Befindlichkeit kam, die sich in der 2. Stunde von der Verschlechterung nach allen anderen Substanzen signifikant unterschied (Abb. 10).

Affektivitäts-Polaritätenprofil. Die 3-Weg-Varianzanalyse ergab signifikante Veränderungen über die Zeit ($F_b = 4{,}12$, $p < 0{,}01$) aber auch signifikante Unterschiede zwischen den einzelnen Medikamenten ($F_c = 4{,}07$, $p < 0{,}01$) in bezug auf den Gesamtscore des Affektivitäts-Polaritätenprofils (Abb. 11). Im Detail kam es nach Placebo zu einer zunehmenden Verschlechterung während des Aufnahmetages, was nach parenteraler Gabe von Nicergolin und 15 mg Nicergolin p. o. abgeschwächt wurde, signifikant jedoch durch 30 mg Nicergolin p. o., wobei der Unterschied zu Placebo in der 4. Stunde Signifikanzniveau erreichte (Abb. 11).

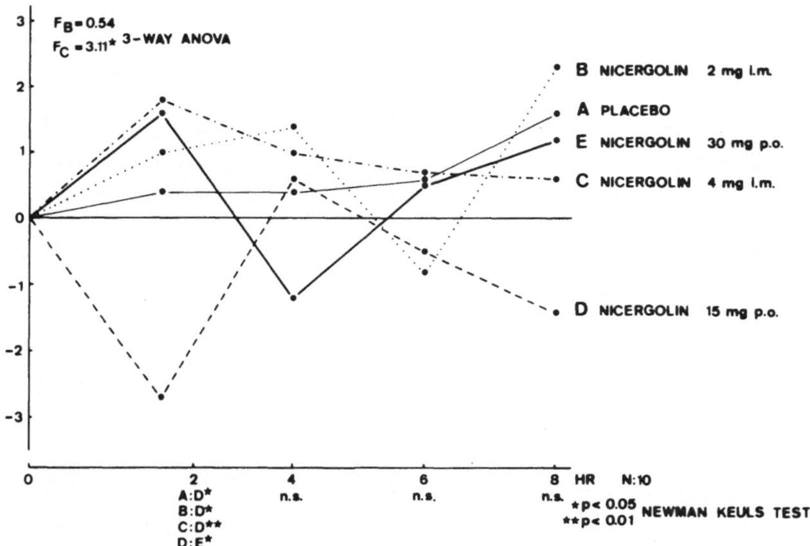

Abb. 10. Veränderungen in der Befindlichkeit (von Zerssen-Score) nach Nicergolin per os und i. m. (n : 10)

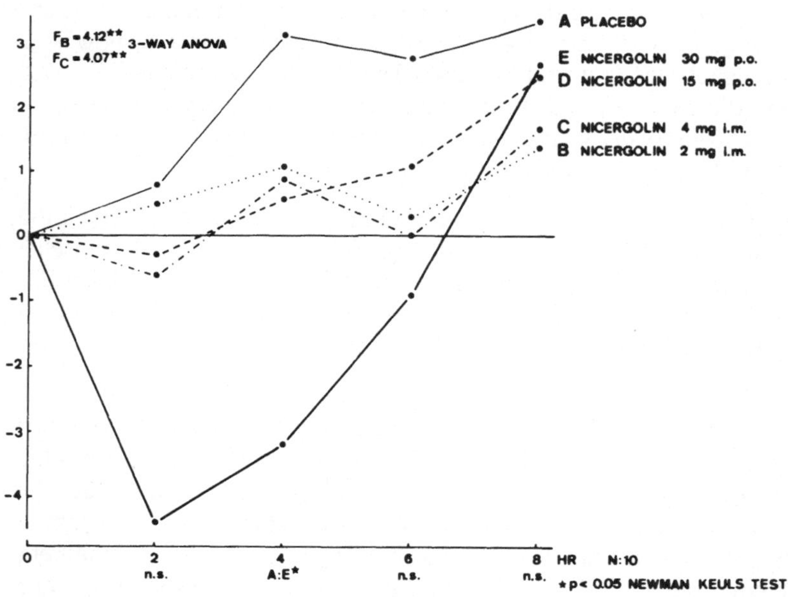

Abb. 11. Veränderungen im Gesamt-Score des Affektivitäts-Polaritätenprofils nach Nicergolin per os und i. m. (n : 10)

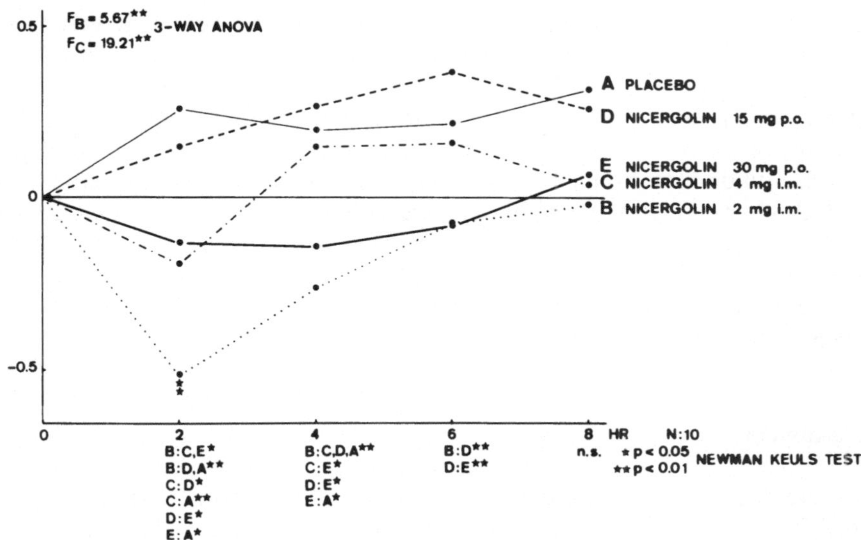

Abb. 12. Veränderungen der Pupillenweite nach Nicergolin per os und i. m. (n : 10)

Pupillenweite. Die Pupillenweite zeigte in der 3-Weg-Varianzanalyse signifikante Veränderungen über die Zeit ($F_b = 5{,}67$, $p < 0{,}01$) als auch signifikante Unterschiede zwischen den Medikamenten ($F_c = 19{,}21$, $p < 0{,}01$) (Abb. 12). Während es nach Placebo und 15 mg Nicergolin zu einer Zunahme der Pupillenweite kam, konnte nach 30 mg Nicergolin p. o., aber auch nach 2 mg Nicergolin i. m. eine Abnahme gemessen werden. Gegenüber Placebo waren die Veränderungen nach den beiden parenteralen Gaben und nach der hohen oralen Dosis signifikant (Abb. 12).

Blutdruck, Puls und Verträglichkeit

Der *systolische Blutdruck* zeigte nach keiner einzigen der verabreichten Substanzen eine statistisch signifikante bzw. klinisch relevante Veränderung. Bezüglich des *diastolischen Blutdruckes* wurde nur in der 4. Stunde nach 2 mg Nicergolin i. m. eine Abnahme um 10,5 mm Hg festgestellt, wobei dies gegenüber 15 mg Nicergolin p. o. (welches keine Veränderung bewirkte) Signifikanzniveau erreichte ($p < 0{,}05$, Newman-Keuls-Test), nicht jedoch gegenüber Placebo.

Auch bezüglich des *Pulses* konnten keinerlei signifikante Unterschiede zwischen den einzelnen Medikamenten erhoben werden.

Spontan gemeldete *Nebenerscheinungen* wurden nach Placebo bei 2 Probanden nach 15 mg Nicergolin p. o. bei 3 Probanden, nach 30 mg p. o. bei 4 Probanden nach 2 mg i. m. bei 3 Probanden und nach 4 mg i. m. bei 2 Probanden registriert. Im Detail beklagten sich nach Placebo 1 Proband in der 6. Stunde über mäßige Kopfschmerzen, ein weiterer in der 1. Stunde über geringe Parästhesien in der Stirnregion. Nach 15 mg Nicergolin p. o. berichtete ein Proband in der 4.

Stunde über geringe Aktiviertheit, in der 6. Stunde über geringe Kopfschmerzen; ein weiterer gab in der 6. Stunde leichte Müdigkeit an, ein dritter in der 4. Stunde mäßige Müdigkeit. Nach 30 mg Nicergolin per os fühlte sich je ein Proband in der 1. und 4. Stunde leicht aktiviert; ein weiterer Proband gab in der 6. Stunde mäßige bis starke Müdigkeit an, während ein vierter über mäßige Müdigkeit in der 4. Stunde klagte. Nach 2 mg Nicergolin i. m. berichtete 1 Proband in der 1. Stunde über mäßige Müdigkeit, ein weiterer in der 2. Stunde über mäßige Müdigkeit und ein dritter beklagte sich in der 2. bis 4. Stunde über leichte Müdigkeit bzw. in der 8. Stunde über leichte Kopfschmerzen. Nach 4 mg Nicergolin i. m. fühlte sich ein Proband in der 2. Stunde leicht aktiviert, während ein anderer über leichte Müdigkeit berichtete.

Diskussion

Unsere doppelblinden placebo-kontrollierten Pharmako-EEG-Untersuchungen mittels einer Computer-assistierten Spektralanalyse ergaben, daß sowohl oral als auch intramuskulär verabreichtes Nicergolin gegenüber Placebo Veränderungen der Gehirntätigkeit bewirkte, die durch eine Abnahme von Delta- und Thetaaktivität, Zunahme der Alpha- und Alpha-benachbarten Betaaktivität sowie durch eine Beschleunigung des Centroids der langsamen Aktivitäten, aber auch der gesamten Aktivität, charakterisiert sind. Besagte EEG-Veränderungen zeigen eine Verbesserung der Vigilanz der alternden Menschen an und wurden von uns nach einer Reihe von verschiedenen repräsentativen Substanzen der Klasse der Antihypoxidotika/Nootropika beobachtet. Unter Antihypoxidotika sind jene Medikamente zu verstehen, die gegen eine cerebrale Hypoxidose, d. h. gestörte cerebrale biologische Oxydation [31] eine Schutzwirkung ausüben. Insbesondere konnten wir unsere früheren Ergebnisse mit akut und chronisch verabreichtem Nicergolin replizieren [22, 23], was nicht nur für das Präparat, sondern auch für die Pharmako-EEG-Methode spricht. Dies wird durch die eindrucksvoll ähnlichen Ergebnisse von Geßner et al. [5] bei gesunden alternden Probanden sowie die Resultate von Bente et al. [4] bei gerontopsychiatrischen Patienten und den kürzlich publizierten Daten von Arrigo et al. [1] bei senil-dementen Patienten eindrucksvoll unterstrichen. Letztere Autoren verabreichten ja Nicergolin ebenfalls in zwei verschiedenen Formulierungen, nämlich 4 mg i. m. 2 × täglich für die ersten 2 Wochen, gefolgt von 20 mg Nicergolin oral 3 × täglich für 12 Wochen. Während sie unter Nicergolin eine Beschleunigung der Hintergrundsaktivität mittels Power-Spektral-Analyse dokumentieren konnten, zeigten sich in dem doppelblind placebokontrolliertem cross-over-Versuch oppositionelle Veränderungen (Verlangsamung der Hintergrundsaktivität) unter Placebo. Diese oppositionellen Veränderungen spiegelten auch den klinischen Verlauf wider, da die Patienten unter Placebo keine Veränderungen zeigten, unter Nicergolin hingegen signifikante Verbesserungen ihrer Psychopathologie, die mittels der SCAG-Skala dokumentiert wurden.

Interessanterweise konnten wir solch eine Vigilanzförderung nicht nur nach Ergotalkaloiden wie Nicergolin und Hydergin sehen, sondern auch nach der Verabreichung von Vertretern anderer chemischer Unterklassen der Antihypoxidotika wie Vincamin, Vinconat, SL 76100 und SL 76188 der Vincaminalkaloide und Analoge [18, 26, 29]; Ifenprodil, Tinofedrin, Suloctidil der Phenyläthanolamine [15]; Piracetam, Etiracetam und Aniracetam der Pyrrolidinderivate [3, 13, 14, 17, 19, 20, 24]; Ethophyllin von den Xanthinderivaten [13]; Buflomedil [28]; Ouabaine (G-Strophantin) von den Herzglykosiden und Acrihellin von den Cardiostereoiden; CRL 40028 – ein Benzhydrylsulfinyl-Acetonhydroxamid und sein Hauptmetabolit CRL 40478 [20, 21]; Piridoxilat, ein Glyoxilsäure-substituiertes Pyridoxin [25, 26, 27]; Actovegin, ein standardisiertes deproteinisiertes Hämoderivat [30]; Hexobendin und seine Kombination mit Ethophyllin und Ethamivan (Instenon forte) [13, 16] und teilweise der Calciumantagonist Cinnarizin [17]. Erwähnenswert erscheint die Tatsache, daß diese Substanzen nicht nur verschiedenen chemischen Unterklassen angehören, sondern sich auch im Hinblick auf ihre Wirkungsweise unterscheiden. So gehören Dihydroergotoxin, Nicergolin, Vincamin, Vinconate, Buflomedil, Piracetam, Etiracetam, Aniracetam, Piridoxilat, Actovegin und Suloctidil zu den metabolisch aktiven Antihypoxidotika; Nicergolin, Buflomedil, Cinnarizin und Suloctidil haben einen zusätzlichen antithrombotischen Effekt; Suloctidil und Buflomedil sind auch noch rheologisch aktive Antihypoxidotika. Zu den vasoaktiven Substanzen kann man Nicergolin, Vincamin, Hexobendin, Instenon forte, Buflomedil, Cinnarizin, Ifenprodil, Suloctidil und Ethophyllin zählen. Indirekte Antihypoxidotika stellen die Cardiostereoide und Herzglykoside dar, da sie das Blutangebot an das Gehirn verbessern, obwohl ein direkt zentraler Effekt ebenfalls diskutiert wird [7]. Daß Antihypoxidotika-induzierte Veränderungen im EEG mit Verhaltensänderungen bzw. klinischer Besserung und Verschlechterung einhergehen, konnten wir und auch andere Untersucher ebenfalls zeigen [1, 9, 10, 13, 19, 20, 24, 27]. So ergab eine jüngste Untersuchung bezüglich der Rückbildung des organischen Psychosyndroms des abstinenten Alkoholikers während einer Behandlung mit Piridoxilat einen Korrelationskoeffizienten zwischen OPS-Score und der Deltaaktivität von plus 0,686 [27].

Unsere Zeit-Wirkungsberechnungen demonstrierten, daß Nicergolin ziemlich unabhängig von der Applikationsart in der 6. Stunde das encephalotrope Wirkungsmaximum erreichte. Dies stimmt wieder eindrucksvoll mit den Ergebnissen unserer früheren Untersuchungen über akut und chronisch verabreichtem Nicergolin überein [22, 23]. Dosiswirkungsberechnungen zu diesem Zeitpunkt ergaben 15 mg Nicergolin als die optimale Dosis in bezug auf Vigilanzförderung, wobei diese Dosis signifikant unterschiedlich von 30 mg per os und 2 mg i. m., nicht aber von 4 mg i. m. erschien. 30 mg p. o. imponierten als Einzeldosis insofern weniger gut als zeitweise auch subvigile Muster zu beobachten waren, 2 mg i. m. zeigte wiederum zu wenig encephalotrope Wirkung. Insgesamt aber scheinen die fehlenden Unterschiede zwischen den beiden galenischen Formulierungen doch darauf hinzuweisen, daß die Äquipotenz von oralen und intramuskulären Dosen in der vorliegenden Studie recht gut vorausgesagt worden war. Als weitere interessante Einzelheit in bezug auf Dosiswirkungsrelationen erscheint uns die Tatsache, daß 15 mg Nicergolin per os optimaler als 30 mg imponierten, was ebenfalls unsere früher berichtete negative Dosiswirkungsbeziehung bestätigte, die wir aufgrund von Einzelgaben von 15 mg, 30 mg und 60 mg Nicergolin per os errechnet hatten [22]. Dies scheint darauf zurückzuführen zu sein, daß im höheren Dosisbereich der alphaadrenolytische Effekt einer Vigilanzförderung abträglich ist.

Unsere psychometrischen Befunde weisen nur vereinzelt signifikante Unterschiede zwischen Placebo und Verum auf, was wiederum unsere früheren Untersuchungen bestätigte [22]. So induzierte 15 mg Nicergolin per os im Vergleich zu Placebo eine Verbesserung der Befindlichkeit, 30 mg eine Verbesserung der Affizierbarkeit, der komplexen Reaktionsfähigkeit bei zugleich reduzierter Reaktionsschnelligkeit und eine Verkleinerung der Pupille. Intramuskuläre Gaben von 2 und 4 mg Nicergolin induzierten eine dosisabhängige Abnahme der kritischen Flimmerfrequenz und ebenfalls eine Verengung der Pupille, während die Reaktionszeit nach 4 mg Nicergolin i. m. ebenfalls verlangsamt erschien. Im direkten Vergleich zwischen den beiden galenischen Formulierungen zeigte sich die intramuskuläre Form der oralen hinsichtlich der noopsychischen Variablen Aufmerksamkeit und Gedächtnisleistung überlegen, andererseits bezüglich thymopsychischer Variablen wie Befindlichkeit, Affizierbarkeit, komplexe Reaktion und kritische Flimmerfrequenz unterlegen. Ein rein klinischer Vergleich zwischen intramuskulär und oral verabreichtem Nicergolin fehlt bis dato. Arrigo et al. [1] verwendeten zwar subsequent intramuskuläre und orale Nicergolin-Gaben bei dementen Patienten und beobachteten in den ersten 2 Wochen der intramuskulären Behandlung eine signifikante Verbesserung in 4 von 18 psychopathologischen Items, nach weiteren 6 Wochen oraler Behandlung in 15 von 18 SCAG-Items, doch scheint dieser Unterschied auf den Zeitfaktor und nicht auf den Applikationsmodus zurückzuführen zu sein.

Zusammenfassung

In einer doppelblinden Placebo-kontrollierten Studie wurden encephalotrope und psychotrope Eigenschaften von oral und intramuskulär verabreichtem Nicergolin – einem hämodynamischen, metabolisch aktivierenden und plättchenantiaggregierenden Ergotalkaloid – bei 10 Probanden im Alter um 66 Jahre mittels quantitativer EEG- und psychometrischer Analysen untersucht. Sie erhielten randomisiert (lateinisches Quadrat) in wöchentlichen Abständen je 1 intramuskuläre Injektion sowie 6 Dragees mit folgenden Wirksubstanzen: 2 mg und 4 mg Nicergolin i. m.; 15 mg und 30 mg Nicergolin p. o.; Placebo. Pharmakodynamische Untersuchungen fanden zu den Zeitpunkten 0, 1, 2, 4, 6 und 8 Stunden nach Applikation statt. Eine Computer-assistierte Spektralanalyse des EEGs zeigte nach oral und intramuskulär verabreichtem Nicergolin im Vergleich zu Placebo – insbesondere bei niederen oralen Dosen – eine Abnahme von Delta- und Thetaaktivitäten, Zunahme der Alpha- und Alpha-benachbarten Betaaktivitäten sowie eine Beschleunigung des Centroids der Delta- und Theta- und gesamten Aktivität. Diese frühere Ergebnisse bestätigenden Veränderungen sind von uns nach repräsentativen Substanzen der Antihypoxidotika/Nootropika festgestellt worden und reflektieren eine Vigilanzverbesserung des alternden Menschen. Zeitwirkungsberechnungen ergaben nach beiden Formulierungen ein Wirkungsmaximum in der 6. Stunde, wobei 15 mg per os optimaler als 30 mg p. o., aber auch als 2 mg i. m. erschienen. Psychometrische Befunde zeigten im Vergleich zu Placebo nach 15 mg Nicergolin p. o. eine Verbesserung der Befindlichkeit, nach 30 mg eine Verbesserung der Affizierbarkeit und der komplexen Reaktion bei gleichzeitiger Reaktionszeitverlangsamung, aber auch eine Verengung der Pupille, während beide intramuskulären Gaben eine Abnahme der kritischen Flimmerfrequenz und Pupillenweite zur Folge hatten. Zusätzlich erschien nach 4 mg i. m. die Reaktionszeit verlangsamt. Ein direkter Vergleich der intramuskulären und oralen Gaben erbrachte eine Überlegenheit ersterer in bezug auf noopsychische Variable wie Aufmerksamkeit und Gedächtnis, letzterer bezüglich thymopsychischer Variable wie Befindlichkeit, kritische Flimmerfrequenz und komplexe Reaktionsfähigkeit. Fehlende Puls- und Blutdruckveränderungen sowie das nur vereinzelte Auftreten von Nebenerscheinungen wiesen auf eine gute Verträglichkeit beider Formulierungen von Nicergolin hin.

Literatur

1. Arrigo A, Moglia A, Borsotti L, Massarini M, Alfonsi E, Battaglia A, Sacchetti G (1982) A double-blind, placebo-controlled, crossover trial with nicergoline in patients with senile dementia. Int J Clin Pharm Res II:33–41
2. Bente D (1964) Vigilanz, dissoziative Vigilanzverschiebung und Insuffizienz des Vigilitätstonus. In: Kranz H, Heinrich K (Hrsg) Begleitwirkungen und Mißerfolge der psychiatrischen Pharmakotherapie. Thieme, Stuttgart, S 13–28
3. Bente D (1977) Vigilanz: Psychophysiologische Aspekte. Verh Dtsch Ges Inn Med 83:945–952
4. Bente D, Glatthaar G, Ulrich G, Lewinsky M (1979) Quantitative EEG-Untersuchungen zur vigilanzfördernden Wirkung von Nicergolin. Ergebnisse einer Doppelblindstudie bei gerontopsychiatrischen Patienten. Arzneimittel-Forsch 29:1804–1808
5. Geßner B, Bauer W, Thomalske G, Stapf M (1979) Wirkungsnachweis von Nicergolin bei geriatrischen Personen mittels biometrischer und quantitativer EEG-Untersuchungen. Bericht, Battelle-Institut, Frankfurt
6. Grünberger J (1977) Psychodiagnostik des Alkoholkranken. Ein methodischer Beitrag zur Bestimmung der Organizität in der Psychiatrie. Maudrich, Wien
7. Heiss WD, Zeiler K (1978) Medikamentöse Beeinflussung der Hirndurchblutung. Pharmakotherapie 1:137–144
8. Kanowski F (1979) Methodenkritische Überlegungen zur Prüfung von Geriatrica. In: Kewitz H (Hrsg) Medizinisch und wirtschaftlich rationale Arzneimitteltherapie. Springer, Berlin, S 253–260
9. Kugler J, Oswald WD, Herzfeld U, Seus R, Pingel J, Weizel D (1978) Langzeittherapie altersbedingter Insuffizienzerscheinungen des Gehirns. Dt med Wochenschr 103:456–462
10. Matejcek M, Devos JE (1976) Selected methods of quantitative EEG analysis and their application in psychotropic drug research. In: Kellaway P, Peterson I (Hrsg) Quantitative analytic studies in epilepsy. Raven Press, New York, S 183–205
11. Matousek M, Volavka J, Roubicek J, Roth Z (1967) EEG frequency and analysis related to age in normal adults. Electroenceph clin Neurophysiol 23:162–167
12. Obrist WD (1979) Electroencephalographic changes in normal aging and dementia. In: Hoffmeister F, Müller C (Hrsg) Brain function in old age. Springer, Berlin New York, S 102–111
13. Saletu B (1981) Application of quantitative EEG in measuring encephalotropic and pharmacodynamic properties of antihypoxidotic/nootropic drugs. In: Scientific International Research (Hrsg) Drugs and Methods in C.V.D. Pergamon Press, France, S 79–115
14. Saletu B (1981) Nootropic drugs and human brain function. In: Wheatley D (Hrsg) Stress and the heart. Raven Press, New York, S 327–359
15. Saletu B, Anderer P (1980) Double-blind placebo-controlled quantitative pharmaco-EEG investigations after tinofedrine i. v. in geriatric patients. Curr Ther Res 28:1–15
16. Saletu B, Grünberger J (1978) Assessment of psychoactivity and pharmacodynamics of a cerebral vasodilating hexobendine-combination by quantitative electro-encephalographic and psychometric analyses. Prog Neuro-Psychopharmacol 2:543–551

17. Saletu B, Grünberger J (1980) Antihypoxidotic and nootropic drugs: Proof of their encephalotropic and pharmacodynamic properties by quantitative EEG investigations. Prog Neuro-Psychopharmacol 4:469–489
18. Saletu B, Grünberger J (1982) Zur Pharmakodynamik von Vicamin: Pharmako-EEG und psychometrische Studien bei Alternden. In: Lechner H (Hrsg) Fortschritte in Pathophysiologie, Diagnostik und Therapie cerebraler Gefäßkrankheiten. Excerpta Medica, Amsterdam, S 154–177
19. Saletu B, Grünberger J (1983) Cerebral hypoxic hypoxidosis: Neurophysiological, psychometric and pharmacotherapeutic aspects. Adv Biol Psychiat, Vol. 13, Karger, Basel, S 146–164
20. Saletu B, Grünberger J (1984) Experimentally-induced hypoxic hypoxidosis in human geronto-psychopharmacology: Pharmaco-EEG and psychometric studies. Clinical Neuropharmacology 7:124–125
21. Saletu B, Grünberger J (1984) Memory dysfunction and vigilance – neurophysiological and psychopharmacological aspects. Ann. New York Academy of Sciences. Presented at the Conference on Memory Dysfunctions, New York, June 13–15, 1984
22. Saletu B, Grünberger J, Linzmayer L (1979) Bestimmung der encephalotropen, psychotropen und pharmakodynamischen Eigenschaften von Nicergolin mittels quantitativer Pharmako-elektroenzephalographie und psychometrischer Analysen. Arzneimittel-Forsch 29:1251–1261
23. Saletu B, Grünberger J, Linzmayer L, Anderer P (1979) Proof of CNS efficacy and pharmacodynamics of nicergoline in the elderly by acute and psychometric studies. In: Tognoni G, Garattini S (Hrsg) Drug treatment in chronic cerebrovascular disorders. Biomedical Press. Elsevier/North-Holland, Amsterdam, S 245–272
24. Saletu B, Grünberger J, Linzmayer L (1980) Quantitative EEG and psychometric analyses in assessing CNS-activity of R013-5057 – a cerebral insufficiency improver. Method Find Exp Clin Pharmacol 2:269–285
25. Saletu B, Grünberger J, Linzmayer L, Pietschmann H (1982) Neurophysiological aspects of aging, dementia and its pharmacotherapy. In: Ohashi H, Nakayama K, Saito M, Saletu B (Hrsg) WPA Regional Symposium Kyoto. The Japanese Society of Psychiatry and Neurology, Tokyo, S 272–281
26. Saletu B, Grünberger L, Linzmayer L, Stöhr H (1982) Objective measures in determining the central effectiveness of a new anti-hypoxidotic SL 76188: Pharmaco-EEG, psychometric and pharmacokinetic analyses in the elderly. Arch Geronto Geriatr 1:261–285
27. Saletu B, Saletu M, Grünberger J, Mader R (1983) Spontaneous and drug-induced remission of alcoholic organic brain syndrome. Psychiatry Research 10:59–75
28. Saletu B, Grünberger J, Linzmayer L, Stöhr H (1984) Encephalotropic and psychotropic effects of intravenous buflomedil in the elderly: Double blind, placebo-controlled pharmaco-EEG and psychometric studies. Int J Clin Pharm Res IV:95–107
29. Saletu B, Grünberger J, Linzmayer L, Wittek R (1984) Classification and determination of pharmacodynamics of a new antihypoxidotic drug, vinconate, by pharmaco-EEG and psychometry. Arch Gerontol Geriatr 3
30. Saletu B, Grünberger J, Linzmayer L, Stöhr H (in Druck) Zur Funktionsverbesserung des alternden Gehirns: Placebo-kontrollierte Pharmako-EEG und psychometrische Studien mit einem stoffwechselaktiven Hämoderivat (Actovegin®). Zeitschrift für Gerontologie
31. Strughold H (1944) Hypoxydose. Klin Wochenschr 23:221–222
32. Surwillo W (1968) Timing of behavior in senescence and the role of the central nervous system. In: Talland E (Hrsg) Human Aging and Behavior. Academic Press, New York, S 1–33
33. Zerssen v. D, Koeller DM, Rey ER (1970) Die Befindlichkeitsskala (B–S) – ein einfaches Instrument zur Objektivierung von Befindlichkeitsstörungen, insbesondere im Rahmen von Längsschnittuntersuchungen. Arzneimittel-Forsch 20:915–918

Diskussion

Dolce: Wenn ich richtig verstanden habe, haben Sie verschiedene Medikamente mit neurotropen Wirkungen im EEG untersucht und dabei ein gemeinsames Muster gefunden. Können Sie sagen, ob sich von diesen Substanzen ein typisches EEG-Profil erstellen läßt? Mir ist das bis jetzt nicht gelungen. Wir haben bei 400 Patienten verschiedene transaktive und neurotrope Substanzen im EEG untersucht, und bis jetzt können wir durch die EEG-Analyse und die Statistik der Spektralwerte kein für Nootropika gemeinsames Profil erstellen.

Saletu: Ich bin Ihnen für diese Frage sehr dankbar, weil sie verschiedene Aspekte anspricht. Wir haben Befunde erhoben, die für diese Substanzklasse nicht spezifisch sind, sondern die lediglich nachweisen, daß die Substanzen zu Vigilanzänderungen führen. Solche Vigilanzänderungen können Sie auch bei anderen Substanzklassen finden; nur haben andere Substanzklassen halt noch andere pharmakologische Eigenschaften, als wir dies bei den Nootropika sehen. Und die Veränderungen waren reproduzierbar, wie in den Untersuchungen mit Nicergolin von Bente, Mogliario und Geßler. Aber die EEG-Veränderungen sind nicht in jedem Fall nachweisbar, denn sie hängen von den Ausgangsbedingungen ab. Wenn wir Untersuchungen bei Populationen durchführen, die a priori eine sehr langsame Aktivität aufweisen, zeigen sich sehr viel ausgeprägtere Veränderungen als bei solchen Patienten, die eine Beta- oder eine gemischte Alpha-Beta-Aktiviät haben. Die Ausgangsbasis stellt also eine große Variable dar. Und es kommt auf die Dosis an. Und schließlich ist für die Frage, ob wir bei jedem Patienten gleichartige EEG-Veränderungen erhalten, die konkomitierende Medikation entscheidend und oft ein ganz, ganz großes Problem.

Kanowski: Es ist ja klar geworden, wie bedeutsam die Konsistenz dieser EGG-Befunde, die Korrelation mit Verhaltensvariablen und die Dosis-Zeit-Relation ist. Ich glaube, das EEG stellt derzeit die einzige Methode dar, mit der wir eine Dosis-Zeit-Wirkungsrelation überhaupt auf dem Nootropika-Sektor untersuchen können, weil unsere Verhaltensparameter viel zu schwach sind, als daß wir Dosis-Zeit-Wirkungsrelationen an ihnen messen können. Ich habe aber noch eine Frage an die Subtilität der Veränderungen. Wie hoch ist der prozentuale Wert der EEG-Veränderungen, und gibt es, wenn man das jetzt einmal als pharmakologische oder pharmakodynamische Power ausdrücken würde, Unterschiede zwischen gesunden Probanden und hirnorganisch veränderten Patienten im EEG unter Nootropika?

Saletu: Das ist eine sehr komplexe Frage. Es scheint so zu sein, daß Veränderungen auf neurophysiologischer Ebene einfacher zu fassen sind als Verhaltensveränderungen. Bei den Verhaltensveränderungen haben wir eine enorme Variabilität sowohl intra- als auch interindividuell; aber noch mehr scheint das der Fall in bezug auf die Verhaltensvariablen zu sein. Wir können mit einer Regressionsanalyse die Dosis-Wirkungs-Beziehung im EEG quantifizieren und haben dies auch gemacht. Für die Benzodiazepine zeigte sich, daß die Beta-Aktivität die sensitivste Variable der EEG-Variablen war. Die Alpha-Aktivität wurde erst später verändert, dann kamen andere Variable, und erst sehr viel später Veränderungen im psychometrischen Verhalten. Schwieriger wird es aber wahrscheinlich bei den Nootropika, weil hier die EEG-Veränderungen sowohl von der medikamentenspezifischen Wirkung auf die Vigilanz der Patienten als auch von der spontanen Vigilanzschwankung abhängen. Andererseits muß ich sagen, daß bei der Substanzklasse der Nootropika im EEG-Bild ein Kontinuum zwischen normalen älteren Probanden und den organischen Psychosyndrom-Patienten gesehen wurde. Zum letzten Punkt ihrer Frage muß ich sagen, daß die Veränderungen in bezug auf noopsychische Variable (intellektuelle Leistungen, Gedächtnisleistung) und thymopsychische Variable (Antrieb, Befindlichkeit, Affektivität) unterschiedlich waren. Das ist doch sehr wichtig, denn früher hat man immer gefordert, daß Geronto-Psychopharmaka das ganze Spektrum bessern müßten.

Heidrich: Herr Saletu, darf ich noch einmal intervenieren: Heißt das, daß Sie die Veränderungen im Alpha- und Beta-Bereich nicht mit zu erwartenden Veränderungen im psychopathometrischen Bereich gleichsetzen dürfen und daß aus gleichartigen EEG-Veränderungen nicht schon auf ein gleichartiges klinisches Ergebnis geschlossen werden darf?

Saletu: In bezug auf die Delta- und Alpha-Aktivität und die Korrelanz zur Vigilanz ist das schon so. Man kann sehr wohl sagen, daß gewisse Veränderungen im Verhalten zu erwarten sind, wenn Verschiebungen im EEG-Powerspektrum beobachtet werden. Das ist für die Substanzklasse selbst aber nicht spezifisch.

Blaha: Ich möchte auf eine in einem Nebensatz gefallene Bemerkung zurückkommen, die nach meiner Auffassung für die klinischen Prüfungen von Bedeutung sein kann. Sie hatten gesagt, daß das Nachlassen der Gedächtnisleitung im Alter ganz allgemein mit Veränderungen im EEG zu langsameren Elementen hin korreliert. Haben Sie überprüft, ob geistiges Training im Alter eine wesentliche Rolle spielt?

Saletu: Ja. Die Aktivierung des Patienten, das geistige Training, spielt eine große Rolle.

Schneider: Ich muß noch einmal auf die Frage von Professor Heidrich zurückkommen. Sie erwarten also eine Veränderung im klinischen Verhalten, wenn Sie eine Verlangsamung im EEG sehen. Die Korrelation, die Sie uns ganz am Anfang gezeigt haben, war zwar statistisch signifikant, aber aus den Punkt-Wolken kann man doch nicht im Einzelfall ableiten, welche Verhaltensänderungen sich ergeben, wenn sich eine Verlangsamung im EEG zeigt. Können Sie dazu noch einmal Stellung nehmen?

Saletu: Was ich gezeigt habe, sind meistens Gruppen-Korrelationen, und es ist an und für sich sehr schwierig, diese Gruppen-Korrelationen auf den Einzelfall zu projizieren. Das hängt mit der erheblichen Varianz zusammen.

Albani: Ihre Aussage stützt sich also auf die Analyse eines EEG-Ausschnittes von 7 Minuten Dauer. Wenn Sie berücksichtigen, daß auch bei Gesunden Vigilanzschwankungen innerhalb einer EEG-Ableitung normal sind, wie sicher sind Sie dann, daß Änderungen der EEG-Aktivität für die Reaktion während einer psychometrischen Prüfung charakteristisch sind?

Saletu: Ganz einfache Antwort: Ich bin sicher.

Grossmann: Vorhin wurde noch einmal von Ihnen darauf hingewiesen, Herr Saletu, daß es auch ungeheuer wichtig ist, den Tageszeitpunkt festzulegen, an dem die EEG-Ableitungen erfolgen. Wir sehen das analog auch bei den Hirndurchblutungsmessungen, weil tageszeitliche Schwankungen auftreten. Das erklärt die außerordentlich unterschiedlichen Resultate. Daher meine Frage: Haben Sie paradoxe Wirkungen oder zumindest qualitativ unterschiedliche Wirkungen von nootropen Substanzen im EEG in Abhängigkeit von der Tageszeit gesehen?

Saletu: Ja. Und deshalb kann ich nur unterstreichen, daß es enorm wichtig ist, die Tageszeit als Variable zu kontrollieren. Wir haben deshalb unsere Untersuchungen immer zur gleichen Zeit vorgenommen, und zwar vormittags. Wenn ich den Effekt der nootropen Substanzen am Vormittag und am Nachmittag messe, dann erhalte ich automatisch signifikante Änderungen zum Ausgangswert.

Korrelation zwischen computerausgewertetem EEG und klinischen Befunden bei Patienten mit seniler Demenz

A. Moglia*, A. Arrigo, A. Battaglia und C. Sacchetti

Einleitung

Während der letzten Jahrzehnte – mit der fortschreitenden Überalterung der Bevölkerung – gab es eine Häufigkeitszunahme von Erkrankungen, die im fortgeschrittenen Alter auftreten und nicht so sehr, oder nicht nur, durch vaskuläre Krankheitsprozesse, sondern, was noch bedeutsamer ist, durch Beeinträchtigung der neuronalen und metabolischen Funktionen charakterisiert sind [6, 24].

Unter den verschiedenen instrumentellen Parametern, die am besten mit dem Alter korrelieren, gibt es ein relativ einfaches, nicht-invasives Verfahren, nämlich die Elektroencephalographie.

Und in der Tat ist das Studium von Elektroencephalogrammen (EEG) Gegenstand zahlreicher Studien in verschiedenen Altersabschnitten des menschlichen Lebens gewesen [21, 23, 22, 10]. Bei Probanden über 60 Jahre unterteilten Obrist und Busse [21] die mittels visueller Auswertung festgestellten EEG-Veränderungen in vier Gruppen, nämlich

1) Verlangsamung dominanter Alpha-Aktivität,
2) Auftreten von diffuser langsamer Aktivität,
3) Zunahme von schneller Aktivität,
4) Auftreten fokaler Anomalien.

Die Einführung der computergestützten Frequenzanalyse von EEGs, basierend auf der FOURIER-Transformation, hat die Aufdeckung gewisser Besonderheiten ermöglicht, die der visuellen Auswertung leicht entgehen, wie z. B. langsame Wellen, die dem Hintergrundsrhythmus unterliegen, und schnelle Frequenzen, die schwer zu evaluieren sind [17, 13]. So hat man z. B. herausgefunden, daß Menschen über 50 Jahre eine altersabhängige progressive Verlangsamung der dominierenden Alphawellen zeigen. Durchschnittlich gesehen ergab sich auch eine prozentuale Zunahme langsamer Delta- und Thetawellen die mit einer entsprechenden prozentualen Verminderung von Alpha- und Betawellen einherging [14]. Neurophysiologische Forschungen andererseits zeigten, daß diese EEG-Veränderungen bei alternden Menschen eng mit einer fortschreitenden Abnahme des „Vigilanz-Status“ korrelieren [3, 14].

* Professor Dr. A. Moglia, Istituto di neurofisiologia clinica, Università di Pavia, I-27100 Pavia

Aus anderen Untersuchungen wissen wir, daß das EEG ein sensitiver und bemerkenswert früher Indikator für einen abfallenden Sauerstoffverbrauch im Hirngewebe ist [9, 28].

All dies scheint eine valide Prämisse für eine korrekte Arbeitshypothese zu bieten – nämlich die Validität der computergestützten Elektroencephalographie bei der Bewertung von Medikamenten, die angeblich „aktiv" in den cerebralen Alterungsprozeß eingreifen.

Eigene Forschung

Unsere Erfahrungen auf diesem speziellen Gebiet der Neuropsychopharmakologie während der letzten 10 Jahre beziehen sich größtenteils auf Ergotderivate.

Einfache visuelle EEG-Analysen hatten einige ermutigende Ergebnisse in der Bewertung der Wirksamkeit von Medikamenten dieser Kategorie erbracht [1]. Später wurden EEG-Auswertungen mittels Spektralfrequenzanalyse per Computer durchgeführt, wie von Matejcek und Mitarbeitern [13] beschrieben. Die Methode besteht in der gleichzeitigen Papier- und Magnetbandaufzeichnung – die Versuchsperson befindet sich in wachem Ruhezustand – von vier EEG-Ableitungen, nämlich O_2–C_z, O_1–C_z, P_4–C_z und P_3–C_z, mit der Möglichkeit der Off-line- und On-line-Analyse. Die EEG-Spektralanalyse untersucht die folgenden Frequenzbereiche: Delta von 0–4 Hz, Theta von 4,5–7 Hz, Alpha von 7,5–12 Hz und Beta von 12,5–40 Hz. Innerhalb eines jeden Frequenzbereichs beurteilen wir einige Parameter, hauptsächlich die dominierende Frequenz und das Spannungsspektrum, ausgedrückt als relative Spannung in Prozent zum gesamten betrachteten Spannungsspektrum. Diese Analyse wird auf eine jeweils zwölfminütige EEG-Schreibung angewandt.

Bei sog. Akutuntersuchungen werden EEG-Aufzeichnungen gewöhnlich basal vor Gabe, sowie ½, 2, 4 und 8 Stunden nach Gabe des Testmedikaments gemacht. Bei sog. Verlaufsuntersuchungen werden EEGs basal sowie nach 2, 4, 8 und 12 Wochen kontinuierlicher Therapie abgeleitet.

Studienprotokolle fordern auch die Erfassung vitaler Parameter, subjektives Befinden, täglicher Aktivität und geistiger Funktionen. Zusätzlich werden der klinische SCAG-Evaluationstest [27] sowie einschlägige neuropsychologische Tests durchgeführt. All diese Untersuchungen werden in der Doppel-Blind-Version gegen Placebo durchgeführt.

Heutzutage richten sich praktisch alle Untersucher nach den von der Expertenkommission für Pharmakologische EEG-Studien am Menschen empfohlenen Richtlinien [5].

Im folgenden nun die Ergebnisse, die wir bei den Forschungsarbeiten mit Nicergolin* gewonnen haben:

In früheren Studien ist gezeigt worden, daß Nicergolin positive klinische Wirkungen sowie EEG-Veränderungen nach einmaliger oraler Dosis (15, 30 und 60 mg) zeigt, sowie nach zweiwöchiger Einnahme von täglich 30 mg [3, 26]. Unsere eigene Doppelblindstudie mit Nicergolin gegen Placebo umfaßte 20 Patien-

* Sermion/Sermion Forte, Farmitalia

ten mit seniler Demenz, die zwei Wochen lang 2× täglich 4 mg Nicergolin i.m. und anschließend 12 Wochen lang 3× täglich 20 mg per os erhielten [2]. Die Diagnose wurde gestellt nach dem „Ischämie-Score" [8] und nach dem „Modifizierten Ischämie-Score" [12]. Der Schweregrad der Erkrankung war leicht bis mittelschwer, und das Verhältnis von vasculär zu degenerativ dementen Patienten betrug 3:1.

Zu Abschluß der Nicergolin-Therapie zeigten die EEGs eine Abnahme langsamer Deltawellen und eine Zunahme schneller Betawellen – im Gegensatz zu den Veränderungen nach Placebogabe, nämlich eine Zunahme langsamer Deltawellen und eine Abnahme der Betawellen (Abb. 1). Diesen Ergebnissen ging eine Verbesserung der SCAG-Punktwerte und Polaritätsprofile [15] nach Nicergolin-Therapie (Abb. 2) parallel.

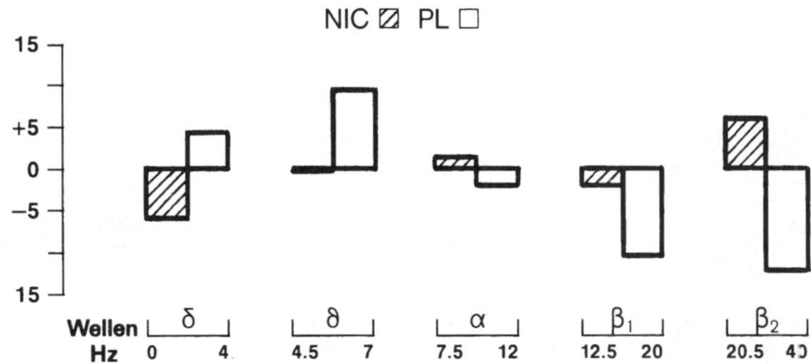

Abb. 1. Wirkung von Nicergolin und Plazebo auf cEEG-Verhältniswerte

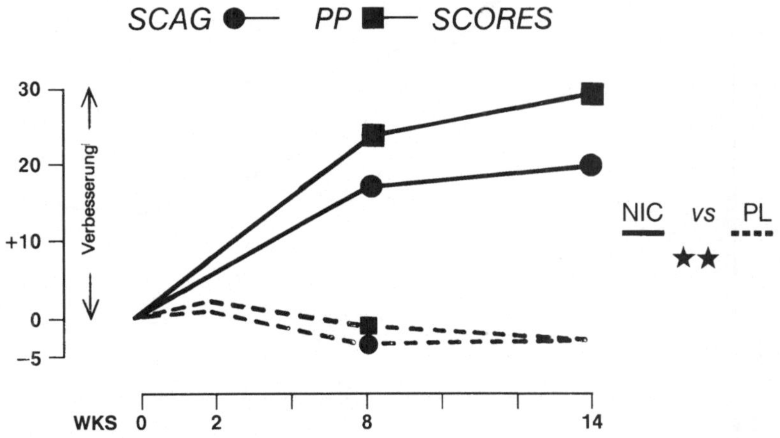

Abb. 2. SCAG-Gesamtpunktzahl und PP-Werte vor, während und nach Nicergolin- und Plazebo-Therapie

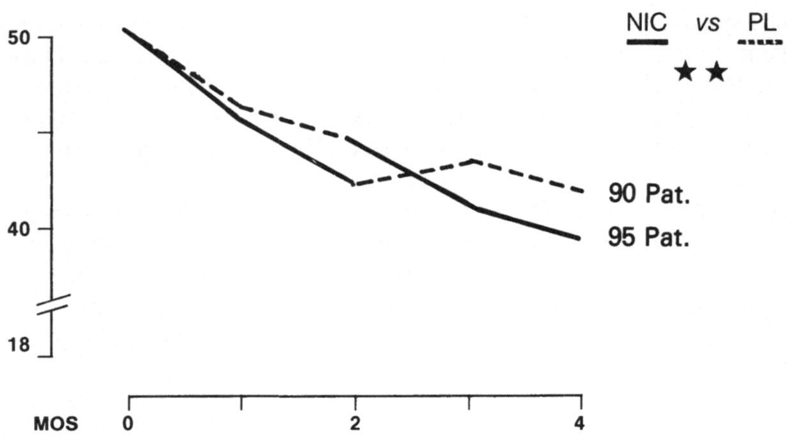

Abb. 3. Wirkung von Nicergolin (60 mg/d) und Plazebo, gemessen nach der SCAG-Skala

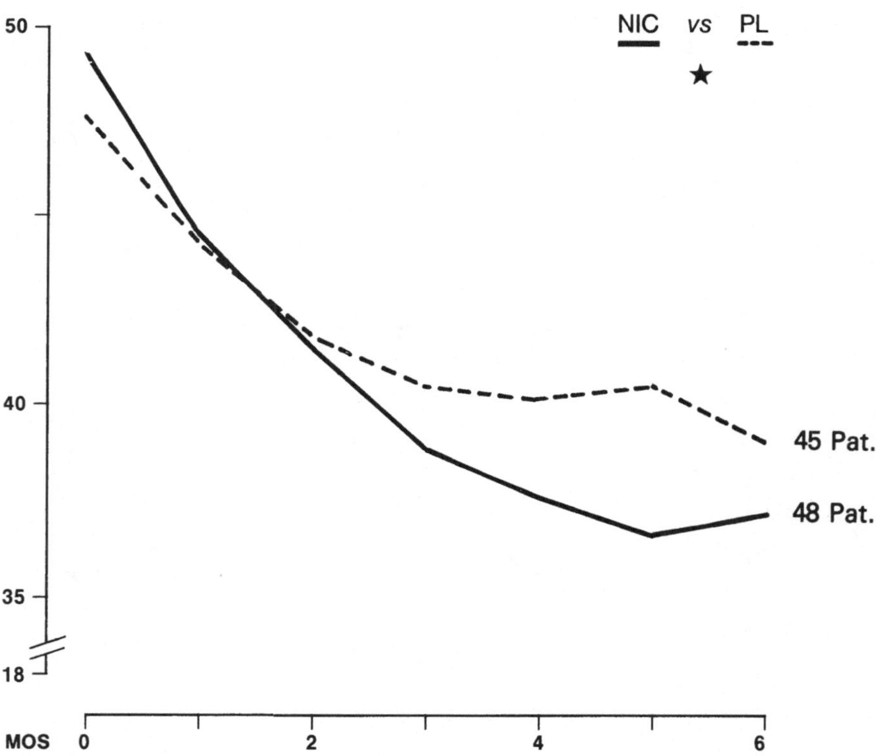

Abb. 4. Langzeittherapie mit Nicergolin (60 mg/d) per os oder Plazebo. Durchschnittswerte der SCAG-Punktzahlen

Vom klinischen Standpunkt aus gesehen, bestätigen sich die Ergebnisse, zu denen wir mit Nicergolin in unserer Pilotstudie gelangten, in einer gekreuzten Studie mit Nicergolin gegen Placebo, die wir an 185 Patienten (Abb. 3) durchführten, und in einer Parallelgruppenstudie, wiederum mit Nicergolin im Vergleich zu Placebo, an 162 Patienten mit dreimonatiger Therapie und an 93 Patienten von diesen 162 Patienten mit sechsmonatiger Therapie (Abb. 4) [20].

Diskussion und Schlußfolgerungen

Nicergolin erwies sich als fähig, das EEG sowie das neuropsychologische Bild älterer Patienten mit seniler Demenz zu verbessern. Das Charakteristikum dieser Verbesserung war die Anhebung des Vigilanzniveaus; tatsächlich korreliert die Reversibilität gewisser beschriebener EEG-Veränderungen [3, 14] sehr eng mit der Aktivierung des psychischen Zustands, wie durch parallele neuropsychologische Forschung bewiesen wurde.

Die veröffentlichten Daten über die Neurochemie alternden Hirngewebes und über Medikamente, die auf ZNS-Neurotransmiter einwirken [18, 19, 7], legen nahe, daß diese Medikamente ihre Wirkungen durch irgendwelche extravaskulären Aktionsmechanismen entfalten.

Die EEG-Spektralanalyse stellt eine objektive und äußerst sensitive Methode dar, die Effektivität auf das ZNS wirkender Medikamente zu beurteilen. Gewiß ist sie nicht die einzige Methode, die für die quantitative EEG-Analyse zur Verfügung steht – es gibt andere gleichwertige Methoden [11, 25, 15, 16]. Worauf es ankommt, ist, solche Methoden kritisch im Rahmen eines geeigneten experimentellen Entwurfs zu beurteilen, der relevante klinische und neuropsychologische Parameter berücksichtigt.

Literatur

1. Arrigo A, Braun P, Kautchtscwili GM, Moglia A, Tartara A (1973) Influence of treatment on symptomatology and correlated electroencephalographic (EEG) changes in the aged. Curr Ther Res 15:417–426
2. Arrigo A, Moglia A, Borsotti L, Massarini M, Alfonsi E, Battaglia A, Sacchetti G (1982) A double-blind, placebo-controlled crossover trial with nicergoline in patients with senile dementia. Int J Clin Pharm Res [Suppl 1] 2:33–41
3. Bente D (1979) Vigilance and evaluation of psychotropic drug effects on EEG. Pharmakopsychiat 12:137–147
4. Eeg-Olofsson O (1971) The development of the electroencephalogram in normal adolescents from the age of 16 through 21 years. Neuropädiat 3:11–45
5. Expert Group (1982) Guidelines for pharmaco-EEG studies in man. Pharmacopsychiat 15:107–108
6. Fazio C (1982) Ageing brain and related disorders: clinical and instrumental diagnostic problems. In: Cecchini A, Nappi G, Arrigo A (eds) Cerebral pathology in old age. Neuroradiological and neurophysiological correlations. EMI RAS, Pavia, pp 3–6
7. Goldstein M, Lew JY, Santer A, Lieberman A (1980) The affinity of ergot compounds for dopamine agonist and dopamine antagonist receptor sites. In: Goldstein M, Calne DB, Lieberman A, Thorner MO (eds) Ergot compounds and brain functions: neuroendocrine and neuropsychiatric aspects. Raven Press, New York, pp 75–82

8. Haschinsky VC, Iliff LD, Zilhka E, Du Boulay GH, McAllister VL, Marshall J, Russel RWR, Symon L (1975) Cerebral blood flow in dementia. Arch Neurol 32:632–637
9. Ingvar DH, Sjolund B, Ando A (1976) Correlation between dominant EEG frequency, cerebral oxygen uptake and blood flow. Electroencephalogr Clin Neurophysiol 41:268–276
10. Karbowski K (1977) Das Alters-EEG. Schweiz Med Wochenschr 107:1241–1247
11. Kelleway P, Petersen I (1976) Quantitative analytic studies in epilepsy. Raven Press, New York
12. Loeb C, Gandolfo C (1982) Diagnostic evaluation of degenerative and vascular dementia. In: Nappi G, Arrigo A (eds) Cerebral pathology in old age. Neuroradiological and neurophysiological correlations. EMI RAS, Pavia, pp 17–29
13. Matejcek M, Arrigo A, Knor K (1976) Quantitative EEG in geriatric drug research. In: Matejcek M, Schenk GK (eds) Quantitative analysis of the EEG. AEG-Telefunken, Constance, pp 127–147
14. Matejcek M (1980) Cortical correlates of vigilance regulation and their use in evaluating the effects of treatment. In: Goldstein M, Calne DB, Lieberman A, Thorner MO (eds) Ergot compounds and brain functions: neuroendocrine and neuropsychiatric aspects. Raven Press, New York, pp 339–348
15. Matejcek M (1982) Quantification of the EEG: selected methods with examples. In: Cecchini A, Nappi G, Arrigo A (eds) Cerebral pathology in old age. Neuroradiological and neurophysiological correlations. EMI RAS, Pavia, pp 73–81
16. Matejcek M (1982) Vigilance and the EEG: psychological, physiological and pharmacological aspects. In: Herrman WM (ed) Electroencephalography in drug research. Gustav Fischer, Stuttgart, pp 405–508
17. Matousek M, Petersen I (1973) Automatic evaluation of EEG background activity by means of age-dependent EEG quotients. Electroencephalogr Clin Neurophysiol 35:603–612
18. McGeer EG, McGeer PL (1980) Aging and neurotransmitter systems. In: Goldstein M, Calne DB, Lieberman A, Thorner MO (eds) Ergot compounds and brain functions: neuroendocrine and neuropsychiatric aspects. Raven Press, New York, pp 305–314
19. Meier-Ruge W, Iwangoff P, Reichlmeier K, Sandoz P (1980) Neurochemical findings in the ageing brain. In: Goldstein M, Calne DB, Lieberman A, Thorner MO (eds) Ergot compounds and brain functions: neuroendocrine and neuropsychiatric aspects. Raven Press, New York, pp 323–338
20. Moglia A, Arrigo A, Battaglia A, Sacchetti G (1984) Psychopharmacology of senile dementia: placebo-controlled clinical studies with nicergoline. Presented at "International congress on functions in the ageing brain from physiological ageing to dementia". Saint Germain en Laye, April 12–14, 1984
21. Obrist WD, Busse EW (1965) The electroencephalogram in old age. In: Wilson WP (ed) Application of electroencephalography in psychiatry. Duke University Press, Durham, pp 185–205
22. Obrist WD (1976) Problems of ageing. In: Remond A (ed) Handbook of electroencephalography and clinical neurophysiology. Elsevier, Amsterdam, Vol. 6A, pp 286–292
23. Petersen I, Eeg-Olofsson O, Hange I, Sellden V (1965) EEG of selected children. EEG Clin Neur 19:613–620
24. Pinelli P (1982) Chronic and transient disorders responsible for acute cerebrovascular incidents: an outline of their evaluation. In: Cecchini A, Nappi G, Arrigo A (eds) Cerebral pathology in old age. Neuroradiological and neurophysiological correlations. EMI RAS, Pavia, pp 147–150
25. Remond A (1977) EEG informatics. A didactic review of methods and applications of EEG data processing. Elsevier, New York
26. Saletu B (1981) Application of quantitative EEG in measuring encephalotropic and pharmacodynamic properties of antihypoxidotic/nootropic drugs. In: Drug and methods in CVD. Pergamon Press, Paris, pp 79–115
27. Shader RI, Harmatz JS, Salzman C (1974) A new scale for clinical assessment in geriatric population: Sandoz clinical assessment-geriatric (SCAG). J Am Geriat Soc 22:107–113
28. Wang HS, Busse EW (1975) Correlates of regional blood flow in elderly community residents. In: Harper AM, Jennet WB, Miller JD, Rowan JO (eds) Blood flow and metabolism in the brain. Churchill Livingstone, London, pp 817–818

Diskussion

Kugler: Herr Moglia, Sie haben einen Unterschied zwischen Nicergolin und Placebo von der sechsten Woche an festgestellt. Kommt dieser Unterschied nur bei Langzeitbehandlung zustande und gibt es in den ersten Wochen überhaupt keine Differenz?

Moglia: Ja, wir haben tatsächlich erst nach sechs Wochen einen Unterschied in der Besserung der Symptome zwischen Nicergolin und Placebo festgestellt. Die Ursache dafür ist noch offen.

Heidrich: Herr Moglia, haben Sie die von Ihnen behandelten Patienten auch nach Abschluß der Doppelblindstudie weiter verfolgt und sehen können, ob die Differenz in der therapeutischen Wirksamkeit zwischen Placebo- und Substanzgruppe auf Dauer erhalten geblieben ist?

Moglia: Nein, und deshalb kann ich dazu auch nichts sagen.

Eine placebokontrollierte Studie mit Nicergolin * an Patienten mit organischem Hirnsyndrom, die an kochleären und vestibulären Störungen leiden

N. MARTUCCI, V. MANNA ** und A. BATTAGLIA

Einleitung

Nach Agnoli [1] läßt sich folgende klinische Klassifizierung von Syndromen des alternden Gehirns aufstellen:

1) physiologisch alterndes Gehirn
2) pathologisch alterndes Gehirn einschließlich
   a) organisches Hirnsyndrom:
      - Gedächtnisstörungen
      - extrapyramidale Störungen
      - Pseudobulbärsyndrom
      - psychiatrische Symptome (vorwiegend Depression)
      - somatische Symptome (Schwindel, Ohrenklingen)
   b) chronische zerebrovaskuläre Störungen
   c) Multiinfarktdemenz
   d) Alzheimer-Demenz

Das organische Hirnsyndrom manifestiert sich mit leichten Störungen des Kurzzeitgedächtnisses und anderen psychiatrischen Befunden. Es ist auch mit milden extrapyramidalen Symptomen (extrapyramidaler Hypertonus und leichter Ruhetremor), mit pseudobulbären Symptomen (Kurzschrittgang, unabsichtliches Lachen und Weinen, Dysphagie), mit psychiatrischen Symptomen (milde Depression, Angst, Verwirrtheit und Schlafstörungen) und subjektiven Symptomen einschließlich Schwindel, Ohrenklingen, Müdigkeit und Kopfschmerz [2] verbunden.

Das organische Hirnsyndrom läßt sich im Frühstadium oft an begleitenden leichten bis mäßigen geistigen Beeinträchtigungen und einigen somatischen Störungen erkennen. Kochleäre und vestibuläre Beschwerden sind ein häufiges Merkmal degenerativer zerebraler Prozesse auf neuronaler Ebene und im Bereich der Mikrozirkulation.

Im Licht dieser Überlegungen führten wir eine placebokontrollierte Studie mit Nicergolin an Patienten mit organischem Hirnsyndrom durch, die unter kochleären und vestibulären Störungen litten. Nicergolin kann objektive und subjektive Symptome geistiger Beeinträchtigung, die auf ein organisches Hirnsyndrom zurückzuführen sind, signifikant verringern und die Mikrozirkulation bei peri-

---

* Sermion/Sermion Forte, Farmitalia

** Clinica neurologia, Università di L'Aquila, I-67100 L'Aquila

pherer obliterierender Arteriosklerose durch Verbesserung einiger hämorheologischer Parameter fördern [3, 4, 5].

Der Zweck der Studie war die Evaluation der Wirksamkeit zweier Nicergolindosierungen, sowohl intramuskulär wie peroral verabreicht, im Vergleich zum Placebo bei Patienten mit psychoorganischem Hirnsyndrom, die an mäßigem bis schwerem Schwindel und Ohrenklingen litten.

Material und Methoden

Kriterien für die Aufnahme der Patienten in die Untersuchung waren das Vorliegen von mindestens drei der Symptomgruppen des organischen Hirnsyndroms nach der Definition von Agnoli. Es wurden Patienten aufgenommen, deren Symptome deutlich genug ausgeprägt waren, um leicht nachgewiesen und gemessen zu werden und die mit Wahrscheinlichkeit auf das Pharmakon reagieren würden. Patienten wurden ausgeschlossen, wenn eine oder mehrere der folgenden Kriterien vorlagen:

- Schwindel mit oder ohne Kopfschmerz aufgrund einer vertebrobasilären Insuffizienz (im Engl. fälschlich: cervical arthritis);
- abnormes Elektronystagmogramm;
- mäßige bis schwere Retinopathie (nach der Keith-Wagener-Skala beurteilt);
- Alzheimer-Demenz;
- Pseudodemenz oder sekundäre Demenz bei psychiatrischen Störungen, Hirntumoren, -infektionen oder -traumata;
- frischer Schlaganfall mit oder ohne Folgeerscheinungen;
- orthostatische Hypotonie;
- schwere Hypertonie;
- Depression, beurteilt mit der Hamilton-Ratingskala (mit einer Gesamtpunktzahl >24);
- schwere kardiale, renale oder metabolische Störungen.

Es wurde ein randomisiertes Doppelblinddesign mit Parallelgruppen benutzt. Nach einer run-in und wash-out Periode von zwei Wochen wurden 26 Patienten einer der folgenden Untersuchungsgruppen zufällig zugeordnet:

Nicergolin in „hoher Dosis“ (6 männliche, 3 weibliche Versuchspersonen, mittleres Alter 61,4 Jahre, Altersspanne 59–67 Jahre): i. m. 8 mg 2 × tägl. (morgens und abends) 2 Wochen lang; p. o. 20 mg 3 × tägl. (eine halbe Stunde vor den Hauptmahlzeiten) 10 Wochen lang;

Nicergolin in „niedriger Dosis“ (4 männliche, 4 weibliche Vpn, mittleres Alter 60,4 Jahre, Altersspanne 55–63 Jahre): i. m. 4 mg 2 × tägl. 2 Wochen lang; p. o. 10 mg 3 × tägl. 10 Wochen lang;

Placebo (7 männliche, 2 weibliche Vpn, mittleres Alter 60,4 Jahre, Altersspanne 58–63 Jahre): i. m. 2 × tägl. 2 Wochen lang; p. o. 3 × tägl. 10 Wochen lang.

Die Reaktion der Patienten auf die Behandlung wurde durch Aufzeichnung folgender Variablen evaluiert: Schwindel, Ohrenklingen, Hamilton-Ratingskala für Depression, Patientenurteil, Akuphänometrie, kalorischer Vestibulartest nach Hallpike, Sprach- und Tonaudiometrie. Zur Sicherheit wurden arterieller Blutdruck, Herzfrequenz, EKG und Routinelabor überprüft. Die Aktivitäts- und Sicherheitsvariablen wurden bestimmt in der run-in Periode, unter Eingangsbedingungen und nach 2, 4, 6 und 12 Wochen Behandlung. Objektive und subjektive unerwünschte Wirkungen wurden täglich aufgezeichnet.

Die Ergebnisse wurden statistisch mit ANOVA und dem Tukeytest für Mehrfachvergleiche analysiert.

Ergebnisse

Ein Patient in der Nicergolingruppe mit „hoher Dosis" mußte wegen Hypotonie die Behandlung abbrechen, ein anderer Patient in der Placebogruppe ging bei der Nachuntersuchung verloren. Deshalb konnte bei insgesamt 24 Patienten, 8 in jeder Gruppe, eine Beurteilung der Wirkung vorgenommen werden.

Ohrenklingen und Schwindel nach jeder Behandlung sind in den Abb. 1 und 2 dargestellt; die mittleren Werte schwanken zwischen 0 (= keine Beschwerden)

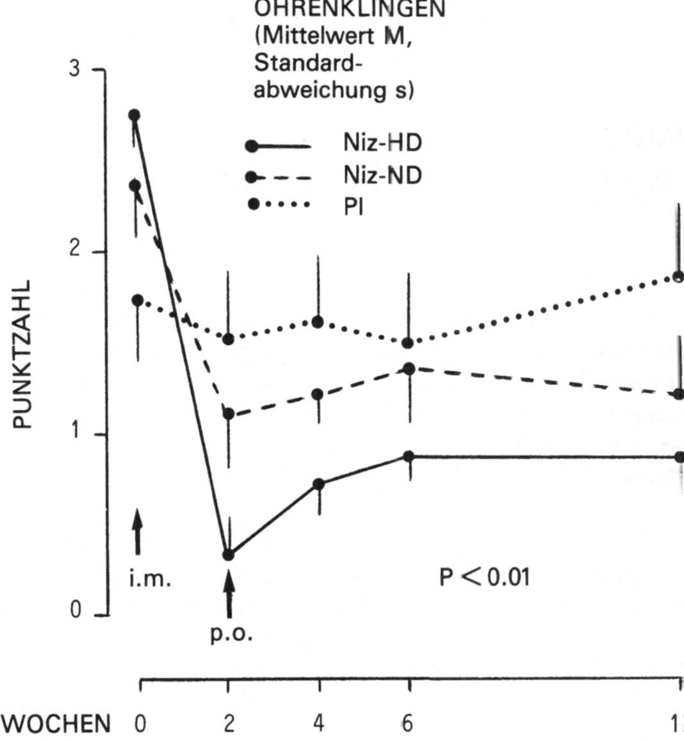

Abb. 1. Wirkungen von Nicergolin in „hoher Dosis" (Niz-HD), in „niedriger Dosis" (Niz-ND) und Plazebo (Pl) auf das Symptom Ohrenklingen bei Patienten mit psychoorganischem Hirnsyndrom

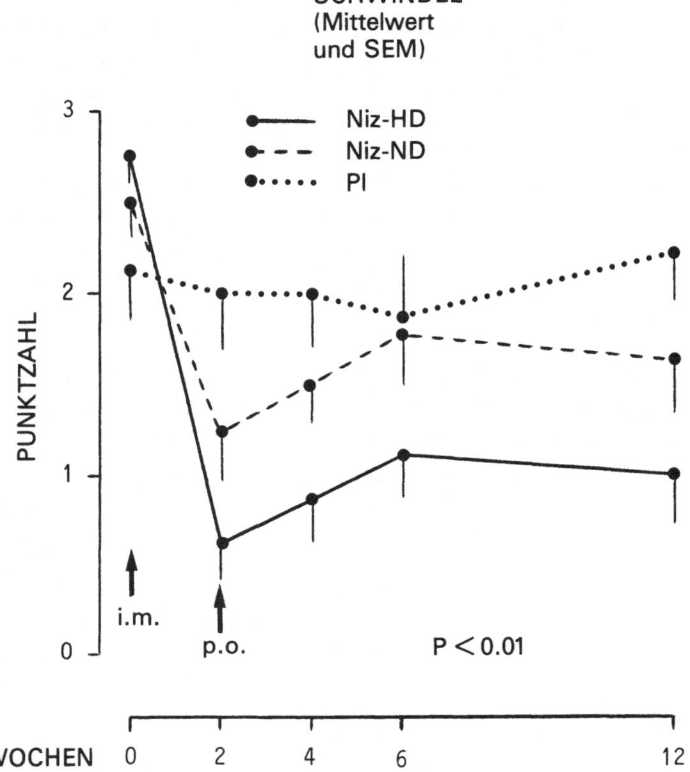

Abb. 2. Wirkungen von Niz-HD, Niz-ND und Pl auf das Symptom Schwindel bei Patienten mit psychoorganischem Hirnsyndrom

und 3 (= starke Beschwerden). Der Ausgangswert für Ohrenklingen war mäßig bis stark in den beiden Nicergolingruppen und mild bis mäßig in der Placebogruppe. Das Ohrenklingen verminderte sich rasch in den beiden Nicergolingruppen nach i. m. Verabreichung. Auch nach oraler Behandlung zeigte sich eine Verbesserung, deutlicher bei höherer Dosierung (63% vs. 37%). Nach i. m. und p. o. Placebogabe wurde keine wesentliche Änderung im Schweregrad des Ohrenklingens beobachtet.

Der mittlere Ausgangsschweregrad beim Schwindel war mäßig bis stark bei den beiden Nicergolingruppen, etwas höher als in der Placebogruppe. Dieses Symptom wurde deutlich schwächer nach Nicergolin. Wiederum war die Besserung nach i. m. Gabe evident und auffälliger bei der höheren Dosierung (57% vs. 36%). Unter Placebo besserte sich der Schwindel nicht.

Die statistische Analyse ergab einen hochsignifikanten Unterschied ($p < 0{,}01$) zwischen den Behandlungen bei beiden Symptomen. Beide Nicergolindosierungen führten zu einer signifikant stärkeren Besserung als das Placebo ($p < 0{,}01$). Der Unterschied zwischen hoher und niedriger Dosis war nur beim Schwindel statistisch signifikant (Tabelle 1).

Tabelle 1. Statistische Analyse der Ergebnisse nach der Behandlung mit Niz-HD, Niz-ND und Pl bei Patienten mit psychoorganischem Hirnsyndrom

		Schwindel	Ohrenklingen
SSID-Mittelwert:	Niz-HD	−7,37	−8,12
	Niz-ND	−3,87	−5,12
	Pl	−0,37	+0,12
ANOVA: zwischen den Behandlungen		HS	HS
Tukey-Test:	Niz-HD vs. Pl	HS	HS
	Niz-ND vs. Pl	HS	HS
	Niz-HD vs. Niz-ND	HS	HS

Jeder Patient wurde durch die Summe der Intensitätsunterschiede der Symptome von den Ausgangswerten (SSID = sum of symptom intensity differences) charakterisiert

Tabelle 2. Wirksamkeit von Niz-HD, Niz-ND und Pl im Urteil der Patienten mit psychoorganischem Hirnsyndrom

	Nach i.m.			Nach p.o.		
	Niz-HD	Niz-ND	Pl	Niz-HD	Niz-ND	Pl
Gute Besserung	7	4	0	2	1	0
Leichte Besserung	1	3	2	4	3	0
Keine Änderung	0	1	5	2	4	5
Verschlechterung	0	0	1	0	0	3

Die Wirksamkeit von Nicergolin wurde durch das Gesamturteil der Patienten (Tabelle 2) mit deutlicher Besserung besonders nach der höheren Dosierung und der i. m. Behandlung bestätigt. Jedoch auch nach der höheren oralen Dosis sahen sich 7 von 8 Patienten als gebessert an.

Es ließen sich keine Änderungen in den anderen Aktivitätsvariablen feststellen, obwohl nach Nicergolinbehandlung eine statistisch signifikante Verminderung der Gesamtpunktzahl in der Hamiltonskala für Depression gefunden wurde, die wahrscheinlich auf einem Gefühl des Wohlbefindens bei den Patienten beruhte. Ein klarer Trend in Richtung auf einen verminderten mittleren arteriellen Blutdruck wurde hauptsächlich nach der hohen i. m. Nicergolindosis beobachtet, aber nur in einem Fall führte das Pharmakon zu ausgeprägter Hypotonie mit nachfolgendem Abbruch (Abb. 3).

Es ließen sich keine signifikanten Änderungen der Herzfrequenz, des EKG und der Labortests finden; es wurden auch keine anderen relevanten Nebenwirkungen aufgezeichnet.

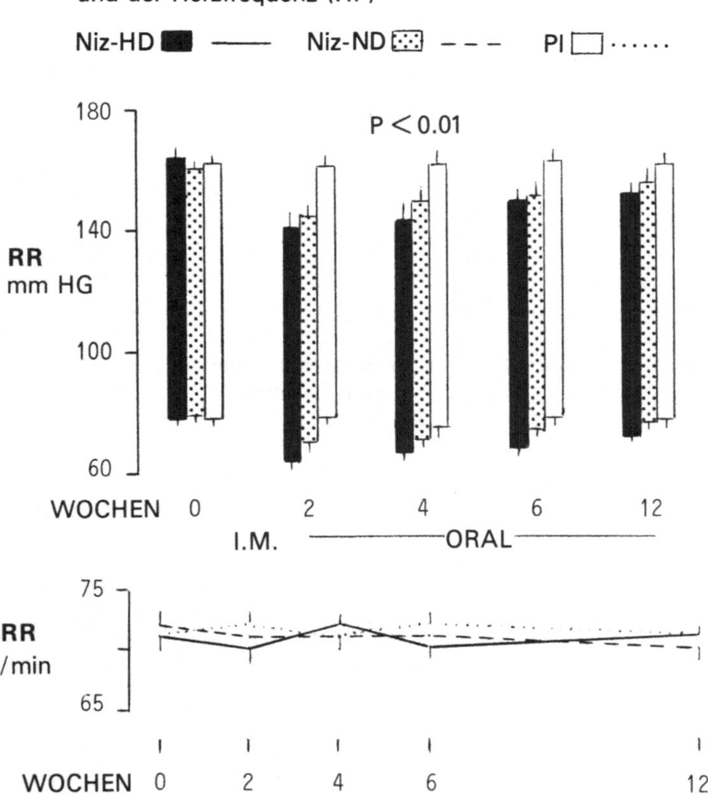

Abb. 3. Wirkungen der Langzeitbehandlung mit Niz-HD, Niz-ND und Pl auf Blutdruck und Herzfrequenz bei Patienten mit psychoorganischem Hirnsyndrom

Diskussion

Die therapeutischen Ergebnisse mit Nicergolin in diesem Versuch unterstützen den Schluß, daß dieses Medikament Schwindel und Ohrenklingen bei Patienten mit organischem Hirnsyndrom wirksam verringert.

Eine interessante Beobachtung ist das Fehlen einer deutlichen Besserung nach Placebo, obgleich es nicht ungewöhnlich ist, unter neurogeriatrischen Patienten häufiger solche anzutreffen, die auf Placebo nicht ansprechen [6].

In der vorliegenden Untersuchung konnte keine eindeutige Erklärung für dieses Phänomen gefunden werden; man könnte jedoch eine gegenseitige Beeinflussung verschiedener Faktoren postulieren, wie eine schwache Motivation in Richtung auf Besserung der Symptome und die Aufnahme von Patienten, die durch Erfahrung in früheren Versuchen zu „Arzneimittelexperten" geworden waren.

Nicergolin wurde in der benutzten Dosierung gut toleriert, da keine unerwünschten Nebenwirkungen auftraten. Die kardiovaskulären, elektrokardiographischen und Laborergebnisse unterstützen diesen Schluß. Die Ergebnisse demonstrieren die Wirksamkeit und Sicherheit von Nicergolin bei der Behandlung vestibulärer und kochleärer Symptome aufgrund eines organischen Hirnsyndroms.

Die leichte blutdrucksenkende Wirkung von Nicergolin nach i. m. Gabe kann therapeutisch genutzt werden, um den milden Hypertonus, der bei älteren Patienten häufig anzutreffen ist, zu beeinflussen. Die Wirkung scheint dosisabhängig zu sein.

Was die klinische Relevanz der therapeutischen Ergebnisse angeht, die mit Pharmaka an pathologischen Syndromen des alternden Hirns zu erzielen sind, so kann eine grundlegende Symptombesserung nur zu Beginn des organischen Hirnsyndroms erwartet werden, wenn psychiatrische, neurologische und somatische Symptome relativ reversibel sind. Dennoch mag selbst ein begrenzter therapeutischer Erfolg, sofern er nachgewiesen und risikofrei ist, die pharmakologische Behandlung bei Patienten rechtfertigen, die wirklich jede mögliche Hilfe benötigen.

Literatur

1. Agnoli A, Denaro A, Ruggeri S (1982) Definition and therapy of chronic cerebro-vascular diseases. Pathol Biol 30:312–317
2. Mayer-Gross W, Slater E, Roth M (1963) Psichiatria Clinica. Sansoni Edizioni Scentifiche, Firenze
3. Noyes AP, Kolb LC (1966) Modern clinical psychiatry. Sixth Edition, W. B. Saunders Company, Philadelphie, London
4. Plum F (1980) What is chronic cerebro-vascular disease? Clinical considerations. In: Pro. Int. cerebrovascular disease, SIR, drugs and methods in CVD, Pergamon Press, Paris, 3–9
5. Hachinski VC, Lassen NA, Marshall J (1974) Multi-infarot dementia: a cause of mental deterioration in the elderly. Lancet, ii, 207–209
6. Terry RD (1978) Aging, senile dementia and Alzheimer's disease. In: Katzman R, Terry RD, Bick KL (eds) Aging, Vol. 7. Raven Press, New York, 11–14
7. Agnoli A, Martucci N, Manna V, Conti L, Fioravanti M (1983) Effect of cholinergic and anticholinergic drugs on short-term memory in Alzheimer's dementia: a neuropsychological and computerized electroencephalografic study. Clinical Neuropharmacology 6:311–323
8. Martucci N, Manna V, Prencipe M, Agnoli A (1983) Validation of pharmaco-EEG and neuropsychology as experimental methods in clinical neuro-pharmacology. In: Cecchini A, Nappi G, Arrigo A (eds) Cerebral pathology in old age. Pavia, Emiras, 373–393
9. Manna V, Martucci N, Bocola V, Agnoli A (1983) Chronic cerebrovascular disorders: modifications of the EEG spectral analysis determined by dihydroergocristine methanesulfonate. In: Agnoli A, Crepaldi G, Spano PF, Trabucchi M (eds) Ageing brain and ergot alkaloids. Raven Press, New York, 113–119
10. Manna V, Martucci N, Conti L, Agnoli A (1982) EEG – pharmacological and neuropsychological study of (–) eburnamonine in patients with chronic cerebro-vascular disorders. Curr Ther Res 32:740–751
11. Arrigo A, Moglia A, Borsotti L, Massarini M, Alfonsi E, Battaglia A, Sacchetti G (1982) A double-blind, placebo-controlled, crossover trial with nicergoline in patients with senile dementia. Int J Clin Pharm Res [Suppl 1] II:33–41
12. Moglia A, Arrigo A, Battaglia A, Sacchetti G (1984) Psychopharmacology of senile dementia: placebo controlled clinical studies with nicergoline. International Congress on "Function in the Ageing Brain from Physiological Ageing to Dementia". Saint Germain en Laye, 12.–14. 4. 1984

13. Guerrini M, Acciavatti A, Pecchi S, Cappelli R, Sacchetti G, Forconi S, Di Perri T (1981) Haemorheological and haemodynamic effects of single i. v. nicergoline in patients with peripheral vascular disease. A double-blind, cross-over study against placebo. International symposium ageing brain and ergot alkaloids. Roma, 28–30 October, 1981
14. Goga JA, Hambacher WO (1977) Psychologic and behavioural assessment of geriatric patients: a review. J Am Geriat Soc 25:232–237

Diskussion

Kanowski: Die verschiedenen Klassifizierungen, die Sie gegeben haben, sind mir nicht ganz verständlich und etwas verwirrend, Herr Manna. Ich habe nie gehört, daß Tinnitus und Schwindel signifikante Indikatoren für ein psychoorganisches Syndrom sind. Ich würde daher annehmen, daß es nur lockere Zusammenhänge zwischen psychoorganischen Syndromen und den psychiatrischen Syndromen gibt. Und wenn Sie die Hamilton-Skala verwenden, um Depressionen auszuschließen, dann ist das nicht erlaubt. Ich habe das mit Herrn Hamilton im vergangenen Jahr besprochen, und er hat mir bestätigt, daß seine Skala nur erlaubt, die Depression in ihrer Intensität zu messen, wenn die Diagnose der depressiven Störung bereits erstellt worden ist. Die Hamilton-Skala ist aber kein Instrument zur Differenzierung depressiver Zustände gegenüber anderen. Ich weiß auch nicht, wie ich die Aktivität nootroper Substanzen bewerten soll, wenn für einige Symptome eine Verbesserung um 30% oder 40% oder um einen oder zwei Punkte in den verschiedenen Skalen nachgewiesen wird, und diese Veränderung signifikant ist. Die Nützlichkeit oder die Nutzlosigkeit eines Medikaments kann doch nur durch klinische Relevanz beurteilt werden, nicht aber durch eine statistische Signifikanz.

Hatchson: Ich muß auf diese Bemerkung eingehen. Wir haben zunächst in England die Erfahrung gemacht, daß Nicergolin ein recht gutes Medikament ist. Wir haben allerdings auch sehr häufig beobachtet, daß die klinischen Beurteilungskriterien in den Untersuchungen noch sehr viel zu wünschen übrig lassen. Und es hat sich gezeigt, daß die Methodologie aus früheren Versuchen und Studien nun wirklich überholt ist und wir mehr praktisch-klinische Tests brauchen, um die Relevanz eines Pharmakons nachzuweisen. Wir haben eine Langzeitstudie im Vereinigten Königreich über den Einfluß des Medikaments auf die senile Demenz begonnen und dabei Kriterien gewählt, die einen Anhalt über die Verbesserung der Patienten in ihrem sozialen und gesellschaftlichen Umfeld geben. Bei Verwendung der SCAG-Skala, die wir auch angewandt haben, ließen sich nur sehr geringe Veränderungen der einzelnen Variablen nachweisen. Wir haben aber eine sehr gute Verbesserung der sozialen Integration festgestellt, und meine Kollegen aus Hastings haben gesehen, daß Patienten, die mit Sermion behandelt wurden, eine beträchtliche Zunahme ihrer Lebensqualität hatten. Ich bin mit Ihnen, Herr Kanowski, einverstanden, wenn Sie sagen, daß ein solches Medikament relevant sein muß. Wir sollten deshalb nicht so sehr Fragebögen ausfüllen und prüfen, ob EEG-Veränderungen unter der Therapie auftreten, sondern ob es gelingt, Patienten mit einer senilen Demenz länger in der Familie integriert zu halten.

Heidrich: Ich danke Ihnen sehr für dieses Statement. Ich bin mit Ihnen der Meinung, daß die statistische Signifikanz zunächst nur ein Teilergebnis einer Studie sein kann, das vielleicht gar nicht so interessant ist. Auch mir erscheint es viel wichtiger, ob ein statistisch signifikantes Ergebnis auch eine klinische Relevanz hat. Und das ist es eigentlich, was Herr Kanowski vorhin ansprach. Und wenn Sie sagen, daß unter Nicergolin ein positiver Effekt in der Alltagssituation der Patienten nachzuweisen ist, dann kann eben eine solche Substanz als therapeutisches Prinzip sinnvoll sein, auch wenn die Entscheidung über den Nutzen nur immer eine individuelle, vom Arzt und Patienten zu treffende sein wird. Aber darf ich Herrn Manna noch um eine Antwort zu Herrn Kanowski bitten?

Manna: Ja. Es besteht zunächst eine gewisse Verwirrung in der Klassifizierung der Prozesse des alternden Gehirns. Das ist auch in der Literatur so vorzufinden. Und deshalb hatte Professor Agnoli ja auch eine neue Klassifikation vorgeschlagen, nach der es ein physiologisch alterndes und ein alterndes Hirn mit pathologischen Befunden gibt. Wir müssen psychoorganische Hirnsyndrome, chronisch zerebrovaskuläre Störungen, die Multiinfarktdemenz und die senile Demenz vom Alzheimer-Typ unterscheiden, weil die verschiedenen Alterssyndrome eine unterschiedliche Ätiopathogenese haben. Und wir haben unsere Patienten nach dieser Klassifikation ausgewählt. Zu Ihrer Bemerkung nach der Verwendung der Hamilton-Rating-Scale muß ich ihnen sagen, daß wir sie einmal verwendet haben, um primär depressive Patienten aus der Studie auszuschalten und dann, um das Wohlbefinden der Patienten auszuwerten. Das ist sicher keine sehr korrekte Verwendung, das stimmt. Aber das ist ja auch nur ein Teilergebnis, das man verwenden kann, um die Wirksamkeit der Medikamente im psychischen, psychologischen und psychiatrischen Bereich zu verwenden. Und wir haben Patienten mit Benommenheits-Gefühl und Tinnitus ausgewählt, obwohl Patienten mit psychoorganischen Syndromen diese Symptome nicht häufig aufweisen. Aber wenn man Patienten nimmt, die mit einem psychoorganischen Syndrom gleichzeitig kochleäre und vestibuläre Störungen haben, und wenn die Gruppe homogen ist, dann kann man sehr wohl auch an einer solchen Gruppe prüfen, ob Nicergolin z. B. den Tinnitus beeinflußt.

Blaha: Ich bin der Meinung, daß wir nicht allein auf die Signifikanz eines Studienergebnisses sehen dürfen, um noch einmal diese Diskussion aufzunehmen. Aber welche Möglichkeiten haben wir dann neben der kasuistischen Beobachtung? Wir dürfen ja nicht mit psychopathometrischen, psychometrischen Daten in Potenzrängen diskutieren oder argumentieren, weil das dem Datenmaterial nicht gerecht würde. Wir könnten dann eine falsche Aussage machen. Ich glaube, daß die signifikante Änderung eines Medianwertes, die wir erhalten, zum jetzigen Zeitpunkt nicht befriedigen kann. Die Beurteilung muß die Stichprobenzahl der untersuchten Patienten mit berücksichtigen. Hier war ja lange Zeit der Trend vorhanden, mit 100, 500 oder 1 000 Patienten zu arbeiten, um größere Differenzen zwischen den Gruppen herauszubekommen, aber es hat sich in der letzten Zeit doch gezeigt, daß es besser ist, wenn man Untersuchungen mit kleinen Gruppen anstellt und die dafür ganz sauber auswählt. Und ich möchte noch zu dem Kollegen aus United Kingdom sagen, daß der Aspekt der sozialen Reintegration des Alterspatienten sicherlich sehr wichtig ist, wenn die Frage der Wirksamkeit oder

Unwirksamkeit einer nootropen Substanz diskutiert wird. Aber da eine solche Integration ein Neuerwerb, ein Lernprozeß neuer Leistungen oder nur ein Adaptationsphänomen sein kann, muß man doch in jedem Fall prüfen, ob es zu einer Verbesserung der geistigen Leistungsfähigkeit, einer Beeinflussung der Affektivität, der Emotionalität gekommen ist, über die nootrope Substanz zu der verbesserten Integration von Patienten mit einem hirnorganischen Psychosyndrom gekommen ist.

C. Metabolismus und Neurotransmitterforschung

Neurotransmitterveränderungen im alternden Gehirn

J. Rogers, W. J. Shoemaker * und F. E. Bloom

Einleitung

Diese Übersicht über Neurotransmitterveränderungen im alternden Gehirn beabsichtigt, den Schwerpunkt auf Untersuchungen an menschlichem und tierischem Material zu legen, bei dem jeweils eine oder mehrere Messungen dieser besonderen Hirnsubstanzen vorgenommen wurden. Es gibt verschiedene Gründe dafür, Neurotransmittersubstanzen im alternden Nervensystem zu untersuchen: 1) Neurotransmitter schaffen die Grundlage für die Kommunikation zwischen den Neuronen des ZNS und spielen deshalb eine Schlüsselrolle in der wirkungsvollen Verarbeitung sensorischer, motorischer und integrativer neuronaler Signale sowie in der Kontrolle des endokrinen Systems des Körpers [68–70]; 2) der Verlust eines bestimmten Neurotransmitters, Dopamin, weist bei Mensch und Tier eine hohe Korrelation zum Alter auf und ist ätiologisch für die altersabhängige Krankheit des Parkinsonismus verantwortlich; 3) die Entdeckungsmethoden von Neurotransmittern können leicht für die quantitative Analyse nutzbar gemacht werden und ermöglichen damit Korrelation zwischen Alter und Neurotransmitterspiegeln; 4) die Möglichkeiten eines pharmakologischen Eingriffs in das Altern des Gehirns basieren zum Teil auf der Kenntnis der Struktur und des Metabolismus von Neurotransmittern [41, 46].

Wir verstehen die Ursachen und Vorläufer zerebralen Abbaus noch nicht gut. Wie diese Übersicht zeigt, ist die Rolle der Neurotransmitter beim zerebralen Abbau noch nicht klar, aber es ist ein großer potentieller Nutzen durch die genaue Kenntnis der neuronalen Systeme zu erwarten, die dem Abbau im Altern am stärksten ausgesetzt sind. Es bedarf nur einer kurzen Überlegung, um sich darüber klar zu werden, daß der zerebrale Abbau uns schließlich alle, zudem in einem immer größeren Prozentsatz der Bevölkerung, treffen wird [131, 145].

Das Altern der Neurotransmittersysteme

Die Liste mutmaßlicher Neurotransmitter wächst fast täglich, und Berichte über Altersveränderungen folgen kurz darauf. In dieser Übersicht behandeln wir Azetylcholin, Dopamin, Noradrenalin, Serotonin, γ-Aminobuttersäure, andere mutmaßliche Aminosäuren-Neurotransmitter, Opioidpeptide und andere Peptid-Neurotransmittersysteme.

---

* The Salk Institute, P.O. Box 85800, San Diego, CA 921389216, USA

Azetylcholin

Azetylcholin (ACh) ist im zentralen und peripheren Nervensystem weit verbreitet. Bis vor kurzem waren die physikochemischen Methoden zur Bestimmung des ACh-Spiegels so unempfindlich, daß sie fast wertlos waren. Vielleicht basieren deshalb die Untersuchungen von ACh-Altersveränderungen in erster Linie auf Bestimmungen von Veränderungen im ACh-Metabolismus.

Synthese

ACh wird synthetisiert aus Cholin (an den präsynaptischen Endplatten aufgenommen) und Azetyl-Koenzym A (in den Mitochondrien synthetisiert). Die Reaktion wird von dem Enzym Cholin-Azetyl-Transferase (CAT) katalysiert. Die Cholinaufnahme scheint der umsatzbegrenzende Faktor zu sein; sie zeigt einen signifikanten Abfall in mehreren Arealen des Rattenhirns [94], besonders im Hippokampus [182] (Abb. 1). Die letztere Forschungsgruppe unterstreicht ihre Ergebnisse zur V_{max} des Na^+-abhängigen, hochaffinen Cholinaufnahmesystems; vorherige Depolarisation mit K^+ stimuliert die Cholinaufnahme bei alten und jungen Ratten auf ähnlich hohe Niveaus; es gibt auch keine Altersveränderungen der K_m beim Na^+-abhängigen System [183]. V_{max} spiegelt in charakteristischer Weise die Anzahl der Stellen wider, die für einen bestimmten biochemischen Prozeß zur Verfügung stehen (hier die Cholinaufnahme), während K_m die Affinität oder Aktivität solcher Stellen in Hinsicht auf ein gegebenes Substrat zum Ausdruck bringt. So beziehen sich die beschriebenen Veränderungen in der Cholinaufnahme wohl eher auf Veränderungen in der Anzahl oder Aktivität von Neuronen im Septo-Hippokampus-Bereich (beide können V_{max} ändern) als auf spezifische biochemische Defekte (z.B. Affinitätsänderungen der Aufnahme- oder substratbindenden Stellen).

Die Ergebnisse über Altersveränderungen in der CAT-Aktivität waren extrem uneinheitlich. Signifikante Abfälle wurden berichtet vom Kortex bei Nagetieren [198, 205] und Menschen [121, 149–152], im Striatum von Nagern [64, 120, 198] und Menschen [121, 122], im Hippokampus von Nagern [208] und Menschen [151] und im Kleinhirn von Nagern [136, 205]. In jedem einzelnen Fall haben andere Untersuchungen der gleichen Hirnstrukturen bei der gleichen Spezies keine signifikante Altersveränderung der CAT ergeben. Negative Ergebnisse schließen Bestimmungen im Kortex von Nagern [98, 117, 127, 162, 198, 202] und Menschen [29, 34, 192, 215, 218], im Striatum oder Nucleus caudatus von Nagern [117, 162] und Menschen [25, 29, 34, 47, 149, 151, 218], im Hippokampus von Nagern [98, 112, 127, 183, 198] und Menschen [34] und im Kleinhirn von Nagern [202, 208] ein. Waller et al. [211] finden sogar Steigerungen der CAT-Aktivität im Alter von 4 bis 24 Monaten im A/J- und C57BL/6J-Mäusekortex, A/J-Kleinhirn und C57BL/6J-Striatum und Hippokampus.

Ingram et al. [98] haben in hervorragender Weise ein Design mit Meßwiederholungen innerhalb des Versuchstieres (within-subject-design) benutzt, um der Heterogenität ihrer Daten zur CAT-Aktivität bei alten Versuchstieren Herr zu werden. Obwohl diese Forscher keinen signifikanten Unterschied zwischen jun-

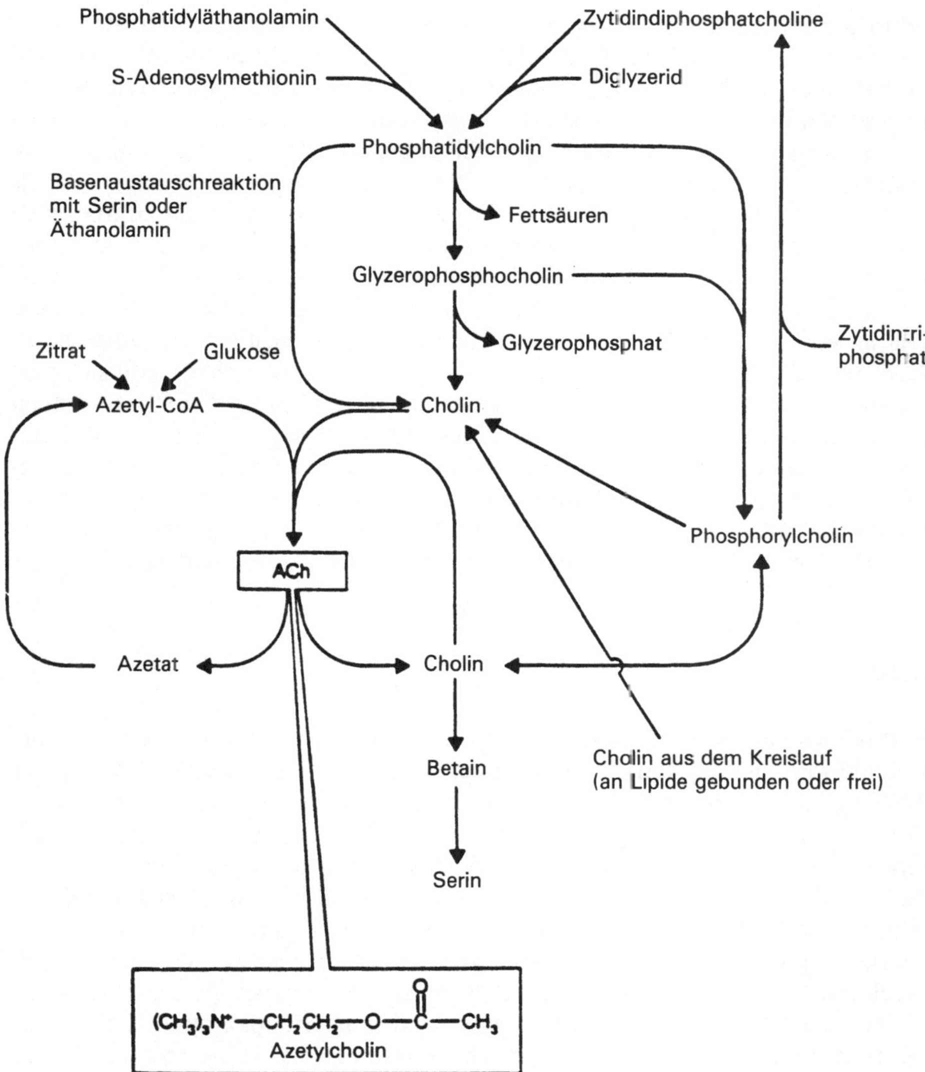

Abb. 1. Azetylcholinmetabolismus

gen und alten Ratten in der CAT im Hippokampus fanden, wenn sie traditionelle Intergruppenvergleiche (z.B. Varianzanalyse) benutzten, so ermittelten sie doch eine signifikante Korrelation zwischen dem schlechten Labyrinthgedächtnis alter Versuchstiere und ihrer CAT-Aktivität. So zeigten alte Ratten mit normaler bis hoher CAT, vergleichbar jungen Kontrolltieren, ebenso wie diese relativ gute Ergebnisse im Labyrinth, während alte Ratten mit niedriger CAT im Labyrinth schlecht abschnitten.

Bartus et al. [14] haben die wichtige Beobachtung gemacht, daß, auch wenn CAT-Messungen überhaupt keine konsistenten Ergebnisse beim normalen Altern erbrachten, CAT-Verluste fast immer in Fällen seniler Demenz auftraten. Eine geringe Abnahme der CAT-Aktivität ist charakteristisch für normales Altern und deshalb nicht leicht verläßlich zu entdecken. Senile Demenz mag extremere cholinerge Veränderungen herbeiführen, was dann regelmäßiger zu auffindbaren Unterschieden führt. Man sollte sich auch immer vor Augen halten, daß CAT in erster Linie als Marker für cholinerge Neuronen benutzt wurde und nicht als Maßstab für cholinerge synthetische Kapazität. CAT ist nicht der begrenzende Faktor in der ACh-Bildung. Deshalb müßten CAT-Verringerungen wohl beträchtlich sein, um eine merkliche Wirkung auf die Synthese auszuüben. Andererseits ist die Cholinaufnahme für die ACh-Bildung geschwindigkeitsbegrenzend. Da in verschiedenen neueren Untersuchungen Übereinstimmung über einen Rückgang der Cholinaufnahme beim Altern herrscht (siehe oben), läßt sich eine Altersverminderung der ACh-Synthese voraussagen. Gibson et al. [81–83] haben ein solches Ergebnis tatsächlich nahegelegt, indem sie zeigten, daß ^{14}C-Glukose- und Cholineinbau in ACh sich im Alter signifikant verringern, und zwar im Gesamthirn, Hippokampus und Striatum der Maus. Sherman et al. [183] fanden jedoch keine Altersveränderungen der ACh-Synthese in Hippokampus- und Kortexschnitten der Ratte unter Ausgangs- oder K^+-stimulierten Bedingungen.

Gehalt

Erst seit kurzem tauchen Daten über ACh-Spiegel im ZNS beim Altern auf; die Gründe wurden oben genannt. Obwohl es verführerisch ist zu schließen, daß der ACh-Spiegel bei verminderter Cholinaufnahme und CAT erniedrigt wäre, könnte dies doch durch gleichzeitige Verringerung der ACh-Ausschüttung und des -Katabolismus aufgefangen werden. Tatsächlich legen die neuesten Daten nahe, daß dies der Fall ist. In der obengenannten Studie von Gibson u. Peterson [83] z.B. ging mit dem signifikanten Altersabfall des ^{14}C-Glukoseeinbaus in ACh keine gleichsinnige Änderung des ACh-Spiegels einher. In gleicher Weise berichten Meek et al. [127] und Sherman et al. [183] von keinen altersbezogenen Differenzen weder der ACh- noch der Cholinkonzentrationen im Hippokampus, Kortex und Striatum der Ratte. Im Rattenhirn berichten Sastry et al. [175] von 63% und 50% Altersrückgang in der spontanen und elektrisch stimulierten ACh-Ausschüttung. Diese verminderte Ausschüttung könnte die geringere ACh-Synthese ausgleichen; so ließe sich erklären, warum die ACh-Spiegel sich mit dem Alter nicht zu ändern scheinen.

Inaktivierung und Katabolismus

Die synaptischen Wirkungen von ACh werden durch die Azetylcholinesterase (AChE) terminiert, die ACh mit ungeheurer Geschwindigkeit in Cholin und Azetat hydrolysiert. Daten über Altersveränderungen in der AChE sind noch widersprüchlicher als jene über CAT. Verringerungen, keine Änderungen, ja selbst Steigerungen wurden für einige Strukturen, oft in der gleichen Spezies, berichtet.

Zum Beispiel stehen Verminderungen der kortikalen AChE beim Menschen in einer Studie [121] im Kontrast zu anderen Bestimmungen im menschlichen Kortex, die keine Änderungen aufweisen [150] und Bestimmungen an Vogelhirnmaterial, die eine signifikante Erhöhung im Alter zeigen [206]. Es wird auch berichtet, daß AChE in menschlichem Hirnmaterial, das senile Plaques enthält, erhöht sei [75, 76]. Verringerungen [136] sowie keine beobachtbaren Altersveränderungen [120] werden für das Striatum und den Nucleus caudatus von Nagetieren angegeben. Die AChE im Nagetierkleinhirn fällt ab [128, 136, 205] oder bleibt gleich [208]. Von Rattenhirn-AChE wird berichtet, daß es im Alter von 3 bis 33 Monaten abfällt bei gleichzeitigem Anstieg von Butyrylcholinesterase [175]. Drei publizierte Bestimmungen an Gesamthirnhomogenaten zeigten einen signifikanten AChE-Abfall [124, 128, 143]; frühere Veröffentlichungen von dreien dieser Autoren berichteten von keinen Altersveränderungen der Gesamthirn-AChE (Nucleus caudatus und übrige Hirn-Stichproben [120, 174].

Rezeptoren

Es herrscht eine größere allgemeine Übereinstimmung darüber, daß die cholinerge Rezeptorbindung mit dem normalen Altern sowohl in menschlichem wie Nagetiergewebe geringer wird. Fast ohne Ausnahme findet sich die Änderung eher in B_{max} (einer Schätzung der Zahl der Bindungsstellen) als K_d (der Affinität des Rezeptors für seinen Liganden). Hirnregionen, von denen signifikante Verringerungen der Muskarinbindung berichtet werden (unter charakteristischer Verwendung von Quinuklidinylbenzilat, QNB, als Ligand),schließen Kortex [64, 99, 117, 136, 150, 215], Kleinhirn [99, 136], Hippokampus [64, 112, 136], Striatum [64, 117, 136, 191, 199] und Gesamthirn ein. Merkwürdigerweise scheinen diese Änderungen nicht bei Patienten mit Alzheimer-Krankheit aufzutreten [49, 150, 215, 217]. In ihrer ausgezeichneten Übersicht betonen Kubanis u. Zornetzer [105], daß dies für eine andere Ätiologie – präsynaptische im Gegensatz zu postsynaptischer Degeneration – der Alzheimer-Krankheit spricht. Wenn man sich andererseits nicht auf irgendeinen Kompensationsmechanismus als Reaktion auf den afferenten Verlust beruft, muß man sich wundern, warum Alzheimer-Patienten, die selbst in mittlerem Alter oder älter sind, nicht auch die postsynaptische Degeneration aufweisen, die für normales Altern typisch ist. Eine eindrucksvolle Erklärung, die Bartus et al. [14] in einer umfassenden Übersicht über cholinerge Mechanismen und Altern angeboten haben, ist die, daß in Studien über normales Altern Vergleiche zu jungen Versuchspersonen gezogen werden, während in Studien zur Alzheimer-Krankheit alte Menschen mit seniler Demenz vom Alzheimer-Typ (SDAT) meist mit nicht-dementen älteren Versuchspersonen verglichen werden. So ist es wahrscheinlich zutreffender, festzustellen, daß die Alzheimer-Krankheit den für alte Menschen und Tiere typischen Verlust cholinerger Rezeptoren nicht verschlimmert.

Über die oben diskutierten Untersuchungen zur Muskarinbindung hinaus gibt es auch einen einzigen neueren Bericht über die altersbezogene Verminderung der kortikalen Nikotinsäurebindng [48]. Obwohl cholinerge Nikotinrezeptoren im peripheren Nervensystem vorherrschen, bleiben Ausmaß und Bedeutung der cholinergen Nikotinrezeptoren im ZNS ungeklärt.

Funktion

Die Reaktion einzelner Pyramidenzellen des Hippokampus auf iontophoretisches ACh nimmt bei alten Ratten ab [111]. Vom Verhalten her gesehen vermutet man seit langem ein cholinerges Bindeglied bei Gedächtnisfunktionen [51, 53, 57, 137]. Da ältere Menschen und andere Lebewesen gut dokumentierte Gedächtnisveränderungen aufweisen, besonders für relativ kurz zurückliegende Ereignisse, haben zahlreiche Forscher eine cholinerge Basis [59] und Therapie [8] für altersbezogene Gedächtnisdysfunktionen gesucht. Junge erwachsene Menschen [59, 62] und Affen [17], die cholinerge Blocker (z.B. Skopolamin) erhielten, wiesen kognitive und Erinnerungsdefizite von ähnlichem Charakter wie ältere Kohorten auf. Darüber hinaus werden diese medikamentös induzierten Defizite durch den Cholinesterase-Hemmer Physostigmin in Untersuchungen sowohl an Menschen [60] wie an Affen [12] reduziert. Als nächster logischer Schritt in dieser Arbeit wurde die Erleichterung cholinerger Übertragung als Mittel, die senilen Gedächtnisverluste zu kompensieren, getestet. Die Erinnerungsfähigkeit von alten Affen mit aufweisbaren Defiziten einer verzögerten Reaktion läßt sich durch Verabreichung des Cholinesterase-Hemmers Physostigmin [11] oder des cholinergen Agonisten Arecolin verbessern [13]. Diese beiden Substanzen haben in der Fole einige Wirksamkeit in Untersuchungen an alten Menschen [61, 138, 153, 190] und Patienten mit Alzheimer-Krankheit [36, 188] gezeigt. In den Untersuchungen an Menschen wie an Tieren scheint es für die Wirksamkeit von Physostigmin wichtig, für jeden einzelnen die „beste Dosis“ zu finden, jedoch nicht für die von Arecolin [11, 52].

Langzeitmanipulationen der Cholinaufnahme mit der Nahrung führen zu signifikanten Verbesserungen des Gedächtnisses, wenn die Diät cholinangereichert ist, zu signifikanten Erinnerungsdefiziten bei cholinarmer Diät [16]. Die Tatsache, daß Cholintherapie für kognitive Altersdefizite bisher in mindestens 10 Untersuchungen an Menschen nicht zum Erfolg geführt hat [Überblick in Bartus et al., 14], gibt Anlaß zu mehreren wichtigen Überlegungen über pharmakologische Behandlungsstrategien des Alterns. Als erstes gibt es keinen Hinderungsgrund, die Cholinanreicherung in Tierstudien in einem relativ frühen Alter zu beginnen und diese Therapie bis zu der Zeit fortzusetzen, in der normale (d.h. nicht-angereicherte) Kontrollgruppen anfangen, Alternsdefizite zu zeigen. Dies trifft im allgemeinen nicht für Humanuntersuchungen zu, bei denen die Langzeitbehandlung, selbst wenn sie mehrere Monate dauert [134, 135], einen sehr geringen Anteil der menschlichen Lebensspanne umfaßt, und bei denen die medikamentöse Therapie erst in einem fortgeschrittenen Alter veranlaßt wird, wenn irreparable Schäden am cholinergen System schon aufgetreten sein mögen. Die beste pharmakologische Strategie für das Altern ist wohl ein prophylaktisches Vorgehen vor Eintritt der Altersverschlechterungen. Angesichts dessen ist es wesentlich festzustellen, daß Cholin eine wichtige strukturelle Zellkomponente ist und daß irgendein nachweisbarer „antigeriatrischer“ Effekt eher diesem Umstand zuzuschreiben ist als der Wirkung auf cholinerge Übertragung. Behandlungsergebnisse mit Lezithin (einem an Phosphatidylcholin reichen Nahrungsmittel) sind bisher ähnlich enttäuschend geblieben wie die mit Cholin, vielleicht aus den gleichen Gründen. Eine Untersuchung jedoch, in der Cholin zusammen mit Pirazetam (einem GABA-Analogon) an Ratten verabreicht wurde, führte zu signifikanten Gedächtnisverbesserungen bei alten Versuchstieren [15]; diese Kombination von Pharmaka hat auch einige Wirksamkeit in begrenzten Versuchen an Patienten mit Alzheimer-Krankheit bewiesen [77]. Ein ausgezeichneter kurzer Überblick dieser und anderer Daten, besonders in bezug auf cholinerge Mechanismen bei Alzheimer-Krankheit, wird von Corkin [41] geliefert. Bartus et al. [14] stellen ebenfalls eine detaillierte Übersicht cholinerger Mechanismen und kognitiver Altersdysfunktionen zur Verfügung.

Dopamin

Dopamin (DA) ist im ZNS weit verbreitet, vor allem in den mittellangen Projektionsbahnen (tuberoinfundibuläre, inzertohypothalamische und medulloperiventrikuläre Systeme) und den langen Projektionsbahnen von DA-Zellgruppen der vorderen Haubenregion und der Substantia nigra zu Zielen im Neostriatum und limbischen System. Technische Vorteile bei den anatomischen und biochemischen Bestimmungen von DA und anderen Katecholaminen (KA) haben dazu beigetragen, einige Begrenzungen der ACh-Forschung vermeiden zu können.

Synthese

Die Synthese von Gehirn-DA erfordert die Aufnahme von Nahrungstyrosin aus dem Kreislauf ins Hirngewebe. Der anfängliche und geschwindigkeitsbegrenzende Schritt bei der Umwandlung von Tyrosin in DA ist die Tyrosinhydroxylierung zu Dihydroxyphenylalanin (DOPA). Diese Reaktion wird von dem Enzym Tyrosinhydroxylase katalysiert. DOPA wird daraufhin zu DA dekarboxyliert durch die Dekarboxylase aromatischer Aminosäuren (DOPA-Dekarboxylase, Abb. 2).

Es wird mitgeteilt, daß die Aktivität der Tyrosinhydroxylase mit dem Alter in einer Reihe von Menschen- und Rattenhirnstrukturen abnimmt. Diese schließen

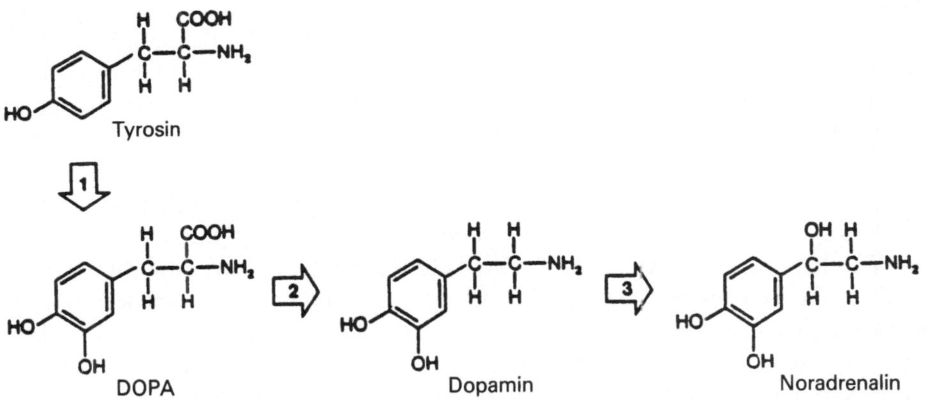

Abb. 2. Syntheseweg für Dopamin und Noradrenalin. (1 = Tyrosinhydroxylase; 2 = DOPA-Dekardoxylase; 3 = Dopamin-β-Hydroxylase)

ein: Striatum [4, 45, 120], Nucleus caudatus [124, 162], Putamen [124], Substantia nigra [45], Nucleus accumbens [124], Tuberculum olfactorium [162], Kortex [4], Dienzephalon [4] und Hirnstamm [4]. Der Locus coeruleus und das Kleinhirn von Hühnern zeigen Abnahmen von 50% bzw. 83% im Alter von 8–60 Monaten. Reis et al. [162] fanden keine Veränderungen in der Tyrosinhydroxylase in verschiedenen Hirnregionen alter Mäuse, obwohl sich in ähnlichen Hirnregionen alter Ratten signifikante Änderungen beobachten ließen.

Keine Änderungen [45] der Tyrosinhydroxylase im menschlichen und sogar Anstieg [162] im Rattenhypothalamus wurden mitgeteilt. Waller et al. [211] berichten von Steigerungen der Tyrosinhydroxylaseaktivität mit dem Alter in Kortex und Kleinhirn von A/J- und C57BL/6J-Mäusen, keinen Änderungen im Striatum und Anstiegen im A/J-Hippokampus. Ingram et al. [98] finden auch altersabhängige Zunahmen der Tyrosinhydroxylase im Rattenhippokampus.

Viele der negativen Ergebnisse über Altersveränderungen der Tyrosinhydroxylase spiegeln ernsthafte Interpretationsschwierigkeiten wider. Beispielsweise liefern Gesamthirnbestimmungen im allgemeinen keine signifikanten Ergebnisse [120]; aber dies heißt nicht, daß signifikante Änderungen bei bestimmten katecholaminreichen Strukturen in diesen Bestimmungen nicht auch existierten. Das Fehlen eines Altersrückgangs beim Menschen, von dem Grote et al. [91] berichten, mag auf die Tatsache zurückzuführen sein, daß Vergleiche zu einer 30–40 Jahre „jungen" Gruppe gezogen wurden. Beim Menschen mag es nicht korrekt sein, von Altersveränderungen der Tyrosinhydroxylase im Nucleus caudatus und Putamen zu sprechen, da der größte Abfall dieses Enzyms sich vor dem Alter von 20 Jahren ereignet [123]. Bei Ratten andererseits fällt die Neostriatum-Tyrosinhydroxylase vom Alter von ca. 10 Monaten bis zum Lebensende ab [123]. Schließlich betonen mehrere Forscher die Schwierigkeiten ihrer Bestimmungen durch Verzögerungen bei der Sektion [25, 91, 124]. Obduktionsuntersuchungen am Menschen, die keine Altersveränderungen der Tyrosinhydroxylase zeigen, wurden von Robinson et al. [168] und Grote et al. [91] durchgeführt.

In menschlichem Gehirnmaterial von 5–50jährigen, so wird berichtet, sinkt die DOPA-Dekarboxylaseaktivität mit dem Alter im Corpus amygdaloideum, Putamen, Nucleus caudatus, der Substantia nigra, Septum und Nucleus accumbens, jedoch nicht im Hypothalamus [124]. Der Abfall in der Substantia nigra wurde bestätigt [45], aber andere Ergebnisse sind weniger klar. Sowohl Finch [68] wie Reis et al. [162] berichten, daß sie nicht in der Lage waren, im Striatum oder Nucleus caudatus von Mäusen eine veränderte DOPA-Dekarboxylaseaktivität zu finden; Cote u. Kremzner [45] finden einen Rückgang im menschlichen Hypothalamus. Die DOPA-Dekarboxylase in Nebenniere und Ganglion cervicale superius von Ratte und Maus nimmt mit dem Alter signifikant zu [162], aber keine Änderungen werden bei Gesamthirnproben von Mäusen berichtet.

Wie bei der ACh-Synthese, wo wir betonten, daß Altersveränderungen der CAT wohl weniger wichtig sind als die der Cholinaufnahme (weil letztere geschwindigkeitsbegrenzend ist), so mögen auch Änderungen in der DOPA-Dekarboxylase weniger wichtig sein als solche der Tyrosinhydroxylase. DOPA-Dekarboxylase im Gehirn tritt in 4–5fach höheren Konzentrationen als Tyrosinhydroxylase im Gehirn auf, und letztere ist der begrenzende Faktor in der DA-Synthese. Gleichzeitiger Verlust beider Enzyme weist wahrscheinlich auf einen

Verlust von DA-Neuronen hin, nicht auf einen biochemischen Defekt. Im Gegensatz hierzu legt die Stabilität des einen Enzyms bei gleichzeitigem Altersverlust des anderen nahe, daß DA-Neurone in gewissem Ausmaß erhalten bleiben und daß funktionelle DA-Veränderungen im Alter durch pharmakologische Maßnahmen mit einiger Hoffnung behandelbar sind.

Ein dynamisches Mittel, die DA-Synthese zu messen, wird durch Verabreichung von radioaktiv markierten Vorstufen bereitgestellt. Mit dieser Methode lassen sich Alterseinschränkungen im Kleinhirn, Hirnstamm, Hypothalamus und Striatum von Mäusen [68] sowie im Hypothalamus und Striatum von Ratten [156] zeigen.

Die DA-Synthese wurde kürzlich auch an alten Ratten durch Messung der DOPA-Akkumulation nach Hemmung der DOPA-Dekarboxylase getestet. Signifikante Verringerungen wurden in der Eminentia mediana, aber nicht im Striatum von alten männlichen Ratten [56] und alten postklimakterischen weiblichen Ratten [55] gefunden.

Gehalt

Es herrscht generelle Übereinstimmung, daß die DA-Spiegel im Striatum mit dem Alter abnehmen. Die Versuchsspezies schließen Mäuse [68, 144, 146], Ratten [56, 101] und Menschen [2, 23, 34, 35, 96, 165] ein. Jedoch berichteten Bird u. Iversen [25] und Adolfsson et al. [2] von keinen Änderungen der DA-Spiegel im Putamen des Menschen, und Makman et al. [117] finden keine DA-Altersveränderungen im Kaninchenstriatum.

Die Parkinson-Krankheit, deren Beginn altersabhängig ist, wird durch schwere nigro-striatale DA-Mängel gekennzeichnet [96, 110]. Die Konsistenz, mit der DA-Verluste im Striatum beim normalen Altern gefunden werden, und die altersbezogene Inzidenz der Parkinson-Krankheit lassen vermuten, daß letztere eine beschleunigte Form normalen nigro-striatalen Alterns darstellt. Auch wenn L-DOPA-Therapie noch durch gelegentliche Nebenwirkungen und Toleranzprobleme (wahrscheinlich das Ergebnis einer Herunterregulierung der DA-Rezeptoren) eingeschränkt ist, so ist sie doch das beste gegenwärtige Beispiel für praktischen und humanen Nutzen der biochemischen Alternsforschung.

Das Striatum ist eine überschaubare, DA-reiche Region; unterschiedlichere Ergebnisse wurden in anderen Hirnstrukturen gefunden. Die DA-Konzentrationen im Bulbus olfactorius von Mäusen ändern sich nicht mit dem Alter [144]. DA im Hippokampus – eine kleine Fraktion der dortigen Gesamtkatecholamine – bleibt bei alten Ratten unverändert [172], nimmt aber beim Menschen mit dem Alter ab [2]. Mehrere Berichte über hypothalamisches DA zeigen einen Altersrückgang [132, 186], aber andere Studien haben diese Ergebnisse nicht immer bestätigt [2, 34, 97, 156]. Eine Erklärung mögen Unterschiede in der Sektion sein: Signifikante DA-Verluste werden in der Eminentia mediana von Maus [144] und Ratte [56, 66], einem DA-reichen Gebiet, gefunden, ein Ergebnis, das durch die Sektion des ganzen Hypothalamus getrübt werden kann. Solche regionalen Unterschiede können tatsächlich im ganzen Hypothalamus auftreten. So haben beispielsweise Estes u. Simpkins [66] einzelne Gebiete dieser Struktur an Ratten untersucht und gefunden, daß, wenn auch einige mediobasale Hypothalamuskerne mit dem Alter DA verlieren, mehrere andere Regionen im präoptischen Gebiet mit dem Alter DA-reicher werden. Ähnliche regionale Unterschiede, was Altersveränderungen der DA im Mäusehypothalamus angeht, kommen auch in den Daten von Osterburg et al. [144] klar zum Vorschein. Angesichts dessen überrascht es vielleicht nicht, daß Ergebnisse für den ganzen Hypothalamus keine statistisch signifikante Altersveränderung zeigen. Der gleiche Vorbehalt trifft wahrscheinlich auch auf DA-Bestimmungen im Gesamthirn zu, die fast durchgehend negative Ergebnisse bei Mäusen [68, 146], Ratten [120] und Vögeln [206] erbrachten. Keine Altersveränderungen werden beobachtet im DA-Gehalt des Nucleus accumbens oder des hinteren Hypophysenlappens von alten männlichen Ratten [56], obwohl die Autoren Rückgänge in diesen Strukturen bei alten weiblichen Ratten finden [55].

Ein anderer Grund für Unterschiede in den experimentellen Ergebnissen über DA-Konzentrationen im Alter besteht wohl in Altersverschiedenheiten der Versuchsgruppen. Osterburg et al. [144] haben nachgewiesen, daß DA-Verluste nicht während der gesamten Lebensspanne der Maus progredieren, sondern eher ein relativ spätes plötzliches Ereignis sind.

Inaktivierung und Katabolismus

Die synaptischen Wirkungen von DA werden beendet durch die präsynaptische Wiederaufnahme und durch die Wirkung der Enzyme Katechol-O-Methyltransferase (COMT) und möglicherweise Monoaminoxidase (MAO). Die DA-Aufnahme durch die Synaptosomen aus dem Mäusestriatum, -hypothalamus [100] und -vorderhirn [92] wird mit dem Alter reduziert.

Die MAO steigt im alternden menschlichen Hirn und im Serum an [34, 91, 166–168]. COMT kann [5, 197], aber muß nicht [158] ähnliche Altersanstiege im Rattenhirn zeigen. Die MAO-Aktivität im Mäusehirn (mit DA als Substrat bestimmt) steigt mit dem Alter an, nicht so bei COMT [146]. Die Ergebnisse, die einen MAO- oder COMT-Anstieg zeigen, sind konsistent mit einer Zunahme der Monoaminkataboliten im Liquor von älteren Patienten [30, 86, 167]. Die Umsatzraten von DA, die ein dynamisches Maß beider Spiegel sowie des Metabolismus liefern, zeigen einen Altersabfall im rostralen Striatum der Maus [144] und im Striatum der Ratte [156]. Für den Hypothalamus sind die Befunde gemischt, abhängig von der untersuchten Region. Der DA-Umsatz im Gesamthypothalamus weist nach Huang et al. [97] keine Altersveränderungen auf. In einer Folgeuntersuchung jedoch beobachtete letztere Gruppe Abfälle in den mediobasalen, aber nicht in den anderen hypothalamischen Arealen [186]. Osterburg et al. [144] finden geringe DA-Umsatzänderungen in den Regiones medialis praeoptica, suprachiasmatica, retrochiasmatica und der Zona incerta des Hypothalamus alter Mäuse, aber einen signifikanten Anstieg im Gebiet der Eminentiae mediana und arcuata. Diese Vielfalt des hypothalamischen DA-Umsatzes geht derjenigen für hypothalamische DA-Spiegel parallel, wahrscheinlich aus ähnlichen Gründen (z.B. unterschiedlichen Sektionstechniken).

Rezeptoren

Wie bei den Synthesemechanismen und dem Gehalt weist auch die DA-bezogene Ligandenverdrängungsbindung (oft zur Quantifizierung der Gesamtrezeptoren in Betracht gezogen) ihre einheitlichsten Veränderungen im Striatum auf. Dieser Altersrückgang trifft zu für ein weites Artenspektrum einschließlich Kaninchen [201], Mäusen [181], Ratten [88, 101, 116, 133, 181, 191] und Menschen (Nucleus caudatus, Substantia nigra, Nucleus accumbens) [180].

Die Parkinson-Krankheit mit ihren zugehörigen DA-Defiziten im Striatum kann zu einer signifikanten Vermehrung an postsynaptischen DA-Rezeptoren führen [110]. Dieses Ergebnis überrascht nicht, wenn man die Möglichkeiten der DA-Systeme zur Hoch -und Herunterregulierung in Betracht zieht. Übereinstimmend damit fällt nach Langzeittherapie mit L-DOPA bei Parkinson-Patienten die DA-Rezeptorbindung auf Normalhöhe ab [110, 217]. Wenn andererseits die DA-Plastizität die gesteigerte DA-Bindung bei der Parkinson-Krankheit erklärt (als Reaktion auf den verminderten DA-Spiegel), dann wird es schwierig, die gleichermaßen gewonnenen Befunde sowohl verminderter DA-Bindung wie verminderter DA-Spiegel bei normalem Altern damit zu vereinbaren. Eine Erklärung wäre, daß alternde Lebewesen einen Großteil ihrer Kapazität zu kompensatorischer Rezeptorvermehrung verlieren [89, 90, 191]. Die Parkinson-Krankheit tritt häufig im mittleren Lebensalter auf; so könnte der DA-Mangel eintreten vor dem Verlust der Fähigkeit im Alter, Rezeptoren hochzuregulieren. Beim normalen Altern hingegen könnten sowohl die DA-Hochregulierung wie der DA-Gehalt gleichzeitig verloren gehen. Eine solche Erklärung ist sehr elegant, aber gänzlich spekulativ (zu anderen Versuchen, Parkinson-Krankheit und Chorea Huntington mit normalem DA-Altern in Übereinstimmung zu bringen, siehe 72).

Funktion

In mehreren DA-Systemen (z.B. nigro-striatalen) ist der DA-Rezeptor funktionell mit cAMP als Second messenger verknüpft. Wie zu erwarten, herrscht eine gute Übereinstimmung zwischen einer verringerten Rezeptorbindung in diesen Systemen und einer geschmälerten Fähigkeit von exogen zugeführtem DA, die cAMP-Akkumulation zu stimulieren.

So zeigt Material aus Nucleus caudatus, Substantia nigra und Striatum von Ratten und Kaninchen Altersrückgänge an cAMP nach Inkubation mit DA [87, 116, 117, 160, 210]. Kortex, Hippokampus, Hypothalamus und Kleinhirn können diese Veränderungen auch aufweisen [117, 210].

Die basale, d.h. nichtstimulierte cAMP-Aktivität zeigt keinen so konsistenten DA-Rückgang beim Altern. Schmidt [176] berichtet in einer Übersicht von Untersuchungen, die keine Altersveränderungen im basalen cAMP finden [87, 101, 116, 160], einschließlich eigener unveröffentlichter Daten. Er bemerkt jedoch, daß er mit einer neuen Mikrowellenapparatur zum Töten von Ratten signifikant verminderte cAMP-Basalwerte zwischen 12 und 24 Monaten im Striatum, Hippokampus und Hypothalamus von Ratten beobachtet hat [176]. Die Basalaktivität der Adenylatzyklase fällt ebenfalls signifikant in Gesamthirnproben alter Mäuse [146]. Andererseits finden Zimmermann u. Berg [219] keine Veränderungen bei der Adenylatzyklase im Kortex alter Ratten, trotz eines signifikanten Rückgangs der basalen cAMP-Konzentrationen; Walker u. Walker [210] berichten von einer signifikant erhöhten basalen Adenylatzyklaseaktivität im Nucleus caudatus und Kleinhirn alter Ratten.

Die DA-Stimulierung der Adenylatzyklase weist einen konsistenten Altersrückgang auf, mangelnde Übereinstimmung herrscht jedoch bei den Ergebnissen über basale Adenylatzyklase. Andere Neurotranmitter als DA, insbesondere Noradrenalin, machen wohl auch von cAMP als second messenger Gebrauch; cAMP spielt ebenfalls eine wichtige Rolle in vielen zellulären Vorgängen, die nicht spezifisch mit Neuronen oder Neurotransmission zu tun haben. Eine relative Stabilität dieser Vorgänge könnte leicht Altersdefizite in der funktionalen Verbindung zwischen DA und Adenylatzyklase überdecken. In der Tat spricht die Konsistenz der Ergebnisse, wenn man das Enzym mit DA inkubiert (und die Inkonsistenz der Ergebnisse, wenn nur die basale, nichtstimulierte Aktivität gemessen wird) für ein spezifisches Kopplungsdefizit der DA-Rezeptoren mit cAMP-produzierenden Mechanismen.

Vom tuberoinfundibulären DA-System nimmt man an, daß es die Regulation der Freisetzung von Prolaktin und möglicherweise luteinisierendem Hormon (LH) aus dem Hypophysenvorderlappen unterstützt [213].

In ihrer Untersuchung, die eine verminderte DA-Synthese und -Konzentration in der Eminentia mediana bei alten männlichen Ratten nachwies, beobachteten Demarest et al. [56] ebenfalls einen signifikanten Prolaktinanstieg im Serum sowie eine signifikante Verringerung von Serum-LH mit dem Alter. Die Daten zum Prolaktin wurden von Barden et al. [9] repliziert. Diese Ergebnisse zum Prolaktin passen zur Hypothese aus anderen Untersuchungen, daß DA die Prolaktinfreisetzung aus der Hypophyse hemmt [213]. Demnach kann erwartet werden, daß ein Altersabfall an tuberoinfundibulärem DA zu einer vermehrten Prolaktinfreisetzung in den Kreislauf führt.

Auch die Befunde zum Verhalten sind im allgemeinen konsistent mit der Abnahme an DA-Systemen im Lauf des Lebens. Typische Reaktionen (wie gesteigerte lokomotorische Aktivität, Stereotypien) auf hohe Dosen von DA-Agonisten (z.B. Apomorphin) sind bei alten Nagetieren abgemildert [24, 107, 189, 207].

Papavasiliou et al. [146] berichten, daß die Langzeitzufuhr von L-DOPA mit der Nahrung Mäuse vor einer altersbedingten Abnahme motorischer Aktivitäten schützt, die bei Kohorten ohne eine solche Zufuhr beobachtet wurde. Darüber hinaus scheint die L-DOPA-Zufuhr in dieser Studie die vielleicht stärkste funktionale Wirkung auf das Altern ausgeübt zu haben: Sie verlängerte die mittlere Lebensdauer der behandelten Mäuse um 50% [146]. Leider verlangt dieses potentiell wichtige Ergebnis nach weiterer Bestätigung, da die maximale Lebensdauer der Kontrollgruppe (N = 100) in dieser Untersuchung nur 23 Monate betrug, fast dreimal weniger als für die meisten Mäusestämme üblich [194]. Tatsächlich belief sich die behauptete 50prozentige Verlängerung der mittleren Lebensdauer bei den L-DOPA-behandelten Mäusen auf eine mittlere Länge von nur 650 Tagen, was in anderen Studien recht typisch für unbehandelte Mäuse ist [1]. Darüber hinaus kann man die erhöhte Lebensdauer der Mäuse, deren Nahrung L-DOPA zugesetzt wurde, mit einer Abnahme von Mammatumoren im Gefolge verminderter Prolaktinspiegel in Verbindung bringen.

Noradrenalin

Noradrenalin (NA) teilt mit DA mehrere Enzyme der Synthese und des Katabolismus. So treffen viele der Altersveränderungen, die oben für den DA-Metabolismus beschrieben wurden, gleichermaßen auf NA zu. Zum Beispiel führen verminderte Tyrosinhydroxylasespiegel zu einer verringerten DA- und NA-Synthese. Die zentralen NA-Systeme stammen in der Hauptsache vom Locus coeruleus, einem wichtigen Kern der Formatio reticularis im Hirnstamm auf Höhe des Isthmus. Die Zellen des Locus coeruleus, die NA enthalten, sind reich kollateralisiert und projizieren in fast alle Hirnregionen einschließlich Telenzephalon, Dienzephalon, Hirnstamm, Kleinhirn und Rückenmark.

Synthese

NA wird durch die Einwirkung von Dopamin-β-Hydroxylase (DBH) auf DA synthetisiert (Abb. 2). Altersveränderungen der Tyrosinhydroxylase, DOPA-Dekarboxylase und des DA wurden im vorigen Abschnitt beschrieben. Wenn man die weitgehende Überlappung in der allgemeinen regionalen Verteilung von NA und DA im Gehirn betrachtet (wenn auch nicht in den spezifischen Zielkernen) und dazu die parallelen Synthesemechanismen, ist es möglich, daß die für den DA-Metabolismus beschriebenen Veränderungen in Wirklichkeit eher von Veränderungen in den NA-Systemen herrühren (die, mit Ausnahme von DBH, die gleichen Enzyme und Vorläufer enthalten). Dies trifft z.B. besonders für die Arbeit von Yurkewicz et al. zu, die einen 50prozentigen Abfall der Tyrosinhydroxylaseaktivität im Locus coeruleus von sehr alten Hühnern (60 Monate) berichten. Wie oben erwähnt, ist der Locus coeruleus eine Hauptquelle für zentrales NA. Altersverringerungen der DBH wurden für den Rattenhypothalamus [162] beschrieben, aber weder im NA-reichen Locus coeruleus [162], noch im DA-reichen Nucleus caudatus von Mäusen [162], noch im Striatum oder der Substantia nigra beim Menschen nachgewiesen [91].

Gehalt

Wie bei den DA-Bestimmungen werden auch Altersveränderungen des NA-Spiegels gefunden, wenn man Gesamthirnhomogenate untersucht [68, 120, 146, 174]. Sofern der Anatomie des Systems einige Aufmerksamkeit geschenkt wird, sind jedoch die biochemischen Ergebnisse sowohl brauchbarer als auch empfindlicher. So weisen Hirnstammbestimmungen, die den Locus coeruleus mit einschließen, gewöhnlich Altersrückgänge beim Menschen [166, 167, 142], bei Affen [173], bei Mäusen [62, 200] und Ratten [156] auf. Wenn das untersuchte Areal eher NA-Projektionsfasern als Zellkörper enthält, werden die biochemischen Ergebnisse uneinheitlicher. Finch [68, 71] berichtet von unverändertem NA im Kleinhirn oder Gesamthypothalamus alter Mäuse. Ponzio et al. [156] finden im Rattenhypothalamus ebenfalls keine Altersveränderungen. Jedoch beobachten Miller et al. [132], Simpkins et al. [186] und Huang et al. [97] einen Altersrückgang im Rattenhypothalamus; dieses Ergebnis wurde kürzlich an Obduktionsmaterial vom Menschen repliziert [34]. Estes u. Simpkins [66] berichten sowohl von erhöhten wie unveränderten Befunden im Hypothalamus alter Ratten, in Abhängigkeit von der jeweils untersuchten hypothalamischen Region. Desgleichen finden Demarest et al. [56] einen signifikanten Rückgang der NA-Konzentrationen in der Eminentia mediana alter Ratten, aber keine Veränderung im restlichen Hypothalamus. Ein ähnliches Ergebnis läßt sich bei Mäusen zeigen: Die Eminentiae arcuata und mediana und die Area suprachiasmatica weisen signifikante NA-Abfälle beim Altern auf, andere hypothalamische Kerne jedoch nicht [144]. Keine seneszenten Veränderungen der NA-Spiegel wurden im Hippokampus [172], Nucleus accumbens oder Hypophysenhinterlappen [56] der Ratte nachgewiesen, ebensowenig im Kortex, Striatum, Hypothalamus und Thalamus des Menschen [34]. Kaninchen weisen ebenfalls geringe Altersveränderungen im NA-Gehalt von Kortex oder Striatum auf [117]. Spokes [192] beobachtet einen NA-Verlust von 64% im Septum und von 50% in der Substantia nigra aus Obduktionsgewebe von 25–85jährigen Menschen.

Inaktivierung und Katabolismus

Die synaptische Inaktivierung von NA wird in erster Linie durch Wiederaufnahme erreicht. Eine Untersuchung berichtet von unveränderter NA-Aufnahme hypothalamischer Synaptosomen mit dem Altern, aber einem signifikanten Abfall im Striatum [100]. Obwohl Haycock et al. [92] „Alters"rückgänge der NA-Aufnahme in Vorderhirnsynaptosomen der Maus verzeichnen, fällt es schwer, ihre Daten in den Rahmen der Altersforschung einzubeziehen, da die „alten" Mäuse in ihrer Untersuchung nahezu das gleiche Alter aufwiesen wie die „jungen" Mäuse in anderen Studien zur NA-Aufnahme. Sun [200] sieht nur eine geringe (15%) Verminderung der NA-Aufnahme bei 4–24 Monate alten Mäusen.

NA wird hauptsächlich durch MAO katabolisiert, deren Altersveränderungen im vorangegangenen Abschnitt über DA behandelt wurden. Der NA-Gesamtumsatz ist im Hirnstamm und Hypothalamus von Mäusen [17], im Hypothalamus [97, 156, 186] und Hirnstamm [156] von Ratten erniedrigt.

Rezeptoren

Adrenerge β-Rezeptoren nehmen im Keinhirn im allgemeinen mit dem Alter ab. Untersucht wurden Ratten [89, 115], Mäuse [64] und Menschen [64, 115]. Erwähnenswert ist, daß zerebellare Purkinje-Zellen β-adrenerge Rezeptoren enthalten und daß ein Altersverlust an Purkinje-Zellen auch ein konsistenter Befund ist [42, 157, 170, 220]. Altersverringerungen der β-adrenergen Bindung werden ebenfalls für Striatum, Epiphyse [89] und Hirnstamm [64] der Ratte mitgeteilt. Eine Untersuchung zeigt einen signifikanten Verlust kortikaler β-Rezeptoren [133]; dies konnte in zwei anderen Studien nur teilweise [115] bzw. überhaupt nicht [154] repliziert werden. Darüber hinaus findet sich im Rattenkortex eine verminderte α-adrenerge Bindung im Alter [133].

β-adrenerge Rezeptoren sind auch außerhalb des Nervengewebes lokalisiert; ein Altersabfall der β-adrenergen Bindung kann auch in Lymphozyten [178] und Adipozyten [84] demonstriert werden.

Funktion

β-adrenerge Rezeptoren sind funktionell mit cAMP als second messenger verbunden, genau wie die D_1-Form des DA-Rezeptors. Deshalb sind Messungen von Ruhe- oder Basal-cAMP an jungen und alten Tieren, wie sie im Abschnitt über DA beschrieben wurden, im allgemeinen gleichermaßen relevant für NA. Genauere Daten werden durch Experimente geliefert, die NA oder NA-Agonisten als Stimulation der Adenylzyklase oder der cAMP-Akkumulation benutzen. Bei diesem Vorgehen ließen sich Altersverluste im Kleinhirn [176, 178, 210], Hippokampus [210], Kortex [22, 210] und Nucleus caudatus [87, 210] der Ratte nachweisen. Schmidt [176] konnte den Kleinhirnabfall bestätigen, fand aber keine Veränderungen im Hirnstamm, Hypothalamus, dem limbischen Vorderhirn oder dem Hippokampus. Er beobachtete auch einen signifikanten Altersanstieg der NA-stimulierten cAMP-Produktion in Kortikalschnitten, während Zimmermann u. Berg [219] oder Walker u. Walker [210] in Kortexhomogenaten zu einem gegenteiligen Ergebnis gelangten.

Die Einheitlichkeit der biochemischen Befunde zu β-Rezeptoren und cAMP im alternden Kleinhirn findet sich auch in den physiologischen Ergebnissen wieder. So beobachteten Marwaha u. Mitarbeiter eine verminderte Purkinje-Zell-Antwort (Hemmung) auf elektrische Stimulation des Locus coeruleus [119], iontophoretisches NA und iontophoretisches cAMP [118].

Schließlich ist die Chronologie der NA-Altersveränderungen ein möglicherweise übersehener Faktor, um die experimentellen Ergebnisse über NA-Systeme und Altern in Einklang zu bringen. Im Rattenkleinhirn, so stellen wir fest, zeigen Rückgänge auf fast jeder Analyseebene den stärksten Abfall im Alter zwischen 3 und 12 Monaten und danach kaum noch wesentliche Veränderungen. So verringern sich beispielsweise β_2-adrenerge Rezeptoren im Kleinhirn um 33% von 3 bis 10 Monaten, während im höheren Alter keine weiteren Veränderungen beobachtet werden [154]. Die Bindung von Dihydroalprenolol (einem NA-Antagonisten mit hoher β-Rezeptoraffinität) im Kleinhirn der Ratte sinkt annähernd zweimal so stark im Alter von 6–12 Monaten als im Alter von 12–24 Monaten [89]. Die basalen und NA-stimulierten cAMP-Spiegel im Kleinhirn der Ratte fallen dreimal stärker zwischen 3 und 12 Monaten als zwischen 12 und 24 Monaten. Die signifikant veränderten elektrophysiologischen Reaktionen von Rattenpurkinjezellen auf NA und Stimulation des Locus coeruleus sind im Alter von 12 Monaten voll ausgeprägt; spätere Änderungen treten kaum noch auf [119]. Goldman u. Coleman [85] finden keine Änderung der Neuronenzahl im Locus coeruleus der Ratte mit dem Alter und betonen gleichzeitig den Unterschied ihrer Ergebnisse zu denen, die einen signifikanten Abfall in menschlichem Obduktionsmaterial zeigen [209, 216]. Jedoch untersuchten Goldman u. Coleman nur Ratten im Alter von 12–32 Monaten, eine Zeitspanne, in der andere Merkmale der NA-Systeme wenig altersabhängige Änderungen aufweisen. Es wäre interessant zu wissen, ob

Locus-coeruleus-Zellen der Ratte sich – parallel zu den postsynaptischen NA-Mechanismen – signifikant zwischen 3 und 12 Monaten verringern.

Hypothalamisches NA soll nach einigen Forschern eine Rolle in der Regulation der Gonadotropinsekretion spielen [114, 213]. Demarest et al. [56] haben eine mögliche Beziehung zwischen den signifikanten Verlusten von NA in der Eminentia mediana und des Serum-LH, die sie bei den gleichen gealterten Ratten beobachteten, nahegelegt.

Serotonin

Die Herkunftszellen von Serotonin (5-HT) liegen in 9 Haufen in oder nahe dem Raphegebiet der Brücke und des oberen Hirnstamms. Die Projektionen sind weit über das ganze Nervensystem verstreut, einschließlich absteigender Bahnen, die Medulla oblongata und Rückenmark innervieren, und aufsteigender Bahnen zum Telenzephalon und Dienzephalon. Die Epiphyse, dorsal über dem Thalamus gelegen, ist ebenfalls reich an 5-HT.

Synthese

5-HT wird im Gehirn aus Tryptophan synthetisiert. Letzteres wird von der Tryptophanhydroxylase zu 5-Hydroxytryptophan (5-HTP) hydroxyliert und dann zu 5-HT dekarboxyliert (Abb. 3). Der Hydroxylierungsschritt ist der geschwindigkeitsbegrenzende Faktor und offenbar ziemlich empfindlich gegenüber dem Sauerstoffgehalt [58], was für Studien zum Altern von Interesse sein könnte. Altersveränderungen in der Tryptophanaufnahme wurden bisher nicht untersucht. Meek et al. [127] haben Altersverringerungen der Tryptophanhydroxylaseaktivität in der Raphe (und im Hippokampus) beschrieben, aber Reis et al. [162] konnten diese Ergebnisse nicht bestätigen.

Ursprünglich hielt man das Enzym für die 5-HTP-Dekarboxylierung für identisch mit der DOPA-Dekarboxylase. Wenn dem so wäre, dann wären Altersveränderungen, die für dieses Enzym in den Abschnitten über DA und NA beschrieben wurden, in gleicher Weise relevant für den 5-HT-Metabolismus. Bei Bestimmungen zur Selektion optimaler Bedingungen für diese Neurotransmitter legen andererseits neuere Ergebnisse ein getrenntes 5-HTP-Dekarboxylierungsenzym nahe [43, 187]. Hierdurch kann gegenwärtig wenig zu Altersveränderungen bei diesem Schritt der 5-HT-Synthese ausgesagt werden. Simpkins et al. [186] hemmten die MAO mit Pargylin, das den ersten Schritt des 5-HT-Abbaus blockiert, und konnten damit einen signifikanten Anstieg der 5-HT-Synthese im Hypothalamus alter Ratten demonstrieren.

Gehalt

Die Ergebnisse zu Altersveränderungen des 5-HT-Gehaltes sind gemischt. Bestimmungen aus Gesamthirn zeigen einen geringen Abfall [174] oder keine Ände-

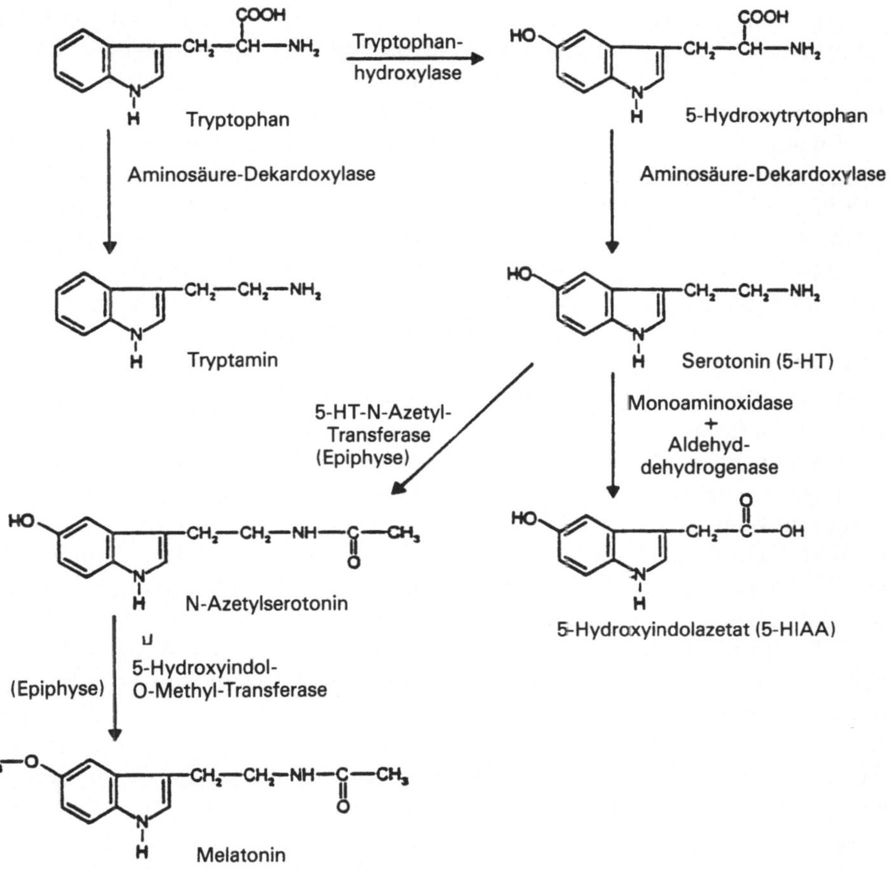

Tryptophan
Tryptophan-hydroxylase
5-Hydroxytrytophan
Aminosäure-Dekardoxylase
Aminosäure-Dekardoxylase
Tryptamin
Serotonin (5-HT)
5-HT-N-Azetyl-Transferase (Epiphyse)
Monoaminoxidase + Aldehyd-dehydrogenase
N-Azetylserotonin
5-Hydroxyindolazetat (5-HIAA)
(Epiphyse) 5-Hydroxyindol-O-Methyl-Transferase
Melatonin

Abb. 3. Synthese und Metabolismus von Serotonin (5-HT)

rung [68] bei Mäusen und einen Anstieg [179] oder Stabilität [186] bei Ratten. Der Affenhypothalamus weist einen signifikanten Rückgang während des Wachstums (3–5 Jahren), aber nicht beim Altern (12–18 Jahren) auf [173]. Im Rattenhypothalamus bleibt 5-HT im Alter von 3–21 Monaten unverändert [186]. 5-HT aus Raphekernen alter Ratten ist erniedrigt [127], während 5-HT aus Metenzephalonmaterial alter Menschen in einer Untersuchung stabil bleibt [167], in einer anderen jedoch (Medulla-oblongata-Material) mit dem Alter signifikant erhöht ist [34]. Im Hippokampus der Ratte ist 5-HT entweder im Alter unverändert [172] oder es fällt um 42% ab [127].

Inaktivierung und Katabolismus

5-HT teilt mit DA und NA einen gemeinsamen Modus der synaptischen Inaktivierung, der präsynaptischen Wiederaufnahme und möglicherweise ein gemeinsames Abbausystem, MAO. Die ^{3}H-5-HT-Aufnahme in hypothalamische Synaptosomen der Maus weist keine altersspezifischen Veränderungen auf [100]. Diese Altersstabilität im Hypothalamus wurde bestätigt und ausgeweitet auf den Kortex und septo-präoptische Areale [6]. Jedoch fand sich in dieser Studie eine signifikant verringerte Wiederaufnahme im Hippokampus.

Im allgemeinen berichten die meisten Untersuchungen von einem Anstieg der MAO-Aktivität im Alter [168]. Diese Daten sind in den Abschnitten über DA und NA behandelt worden. Bemerkenswert jedoch ist, daß möglicherweise eine weitere MAO-Form – spezifischer für 5-HT als für DA und NA – existiert [140]. So soll MAO-A, das mögliche 5-HT-spezifische Isoenzym, mit dem Alter abnehmen oder stabil bleiben [21, 31, 34, 146], während bei der nichtspezifischen Form die Belege für einen Altersanstieg überwiegen [34]. Wenn die Differenzierung in MAO-A und MAO-B weiterhin aufrechterhalten werden kann, muß eine ganze Anzahl von Theorien über metabolische Altersveränderungen von 5-HT aufgegeben werden (siehe unten).

Als konsistenteste Veränderung wurde im 5-HT-Metabolismus ein altersabhängiger Anstieg des 5-Hydroxyindolazetaldehyds (5-HIAA) beobachtet. Dieser Katabolit kommt durch 5-HT-Oxidation zustande. Eine Erhöhung von 5-HIAA im Blut, Gehirn und Liquor ist bei alten Menschen [30, 86, 142] und alten Ratten [31, 186] nachgewiesen. Viele Forscher führen den Altersanstieg von 5-HIAA auf den generell übereinstimmenden Befund einer im Alter erhöhten MAO-Aktivität zurück. Obwohl Robinson et al. [167] z.B. keine signifikanten Altersveränderungen von 5-HIAA im Metenzephalon des Menschen fanden, so beobachteten sie doch eine signifikant positive Korrelation zwischen 5-HIAA und MAO. Andererseits wären verschiedene Lücken zu füllen, um die Hypothese aufrechtzuerhalten, daß eine erhöhte MAO-Aktivität einen Altersanstieg des 5-HIAA verursacht. Erstens ist es unklar, ob oder ob nicht die in vielen dieser Berichte diskutierte MAO tatsächlich diejenige ist, die 5-HT desaminiert [140]. MAO-A (die wahrscheinlichere 5-HT-spezifische Form) zeigt Altersrückgänge in vielen Hirnarealen [21]. Zweitens sind die MAO-Spiegel im Gehirn bei jungen Tieren schon um ein Vielfaches höher als notwendig, um seinen Monoamingehalt abzubauen. Darum sagt eine steigende MAO im alten Gehirn nicht notwendigerweise vermehrte Monoaminkataboliten voraus. Alternative Mechanismen zur verstärkten MAO-Aktivität könnten ebenso für den Altersanstieg von 5-HIAA bei alten Lebewesen verantwortlich sein; so könnten z.B. die Clearance oder Exkretion von 5-HIAA bei alten Lebewesen gestört sein.

Rezeptoren

Untersuchungen der Rezeptorbindung bei 5-HT-Systemen können in einer bestimmten Hinsicht problematischer sein als für DA oder NA. Zwei Rezeptortypen, 5-HT_1 und 5-HT_2 scheinen zu existieren. Sie sind im Gehirn verschieden verteilt und haben unterschiedliche Spezifität für Liganden. Spiroperidol verbindet sich gut mit beiden Rezeptoren, aber leider verbindet sich dieser Ligand auch gut mit DA-spezifischen Stellen. 5-HT selbst ist tatsächlich ein relativ schwacher 5-HT_2-Ligand im Vergleich zu Spiroperidol. LSD, als häufig benutzter 5-HT-Ligand, weist ebenfalls eine unterschiedliche Bindung auf in Abhängigkeit von der untersuchten Hirnregion und der Verteilung der 5-HT-Rezeptoren. Aus diesen Gründen gibt es vielleicht erst wenige Daten über Altersveränderungen in der 5-HT-Bindung. Shih u. Young [184] finden eine herabgesetzte ^{3}H-5-HT-Bindung in Kortexschnitten von alten Menschen; Chorea-Huntington-Patienten weisen auch eine geringere Bindung in den Basalganglien auf [63]. Alte Kaninchen haben eine verringerte Anzahl von Spiroperidol-Bindungsstellen im Kortex nach Thal et al. [201], die darüber hinaus durch pharmakologische Charakterisierung zeigen, daß Spiroperidol sich in ihrem Kortexmaterial in erster Linie an 5-HT-Rezeptoren bindet.

Weitere Untersuchungen zur 5-HT-Rezeptorbindung könnten dazu beitragen, Mechanismen geänderten 5-HT-Umsatzes beim Altern aufzuklären, und weiterhin erklären helfen, warum die Daten zum 5-HT-Gehalt so inkonsistent sind. Zum Beispiel haben Aghajanian u. Mitarbeiter [3] eine Modulation des 5-HT-Umsatzes durch postsynaptische Rückkopplung demonstriert. Dies liefert noch eine weitere Alternative zu erhöhter MAO als Erklärung für Altersveränderungen des 5-HT-Metabolismus. Der Verlust rückläufiger kollateraler Hemmung der 5-HT-Neurone würde ihre Aktivität verstärken, den 5-HT-Umsatz erhöhen und das 5-HIAA/5-HT-Verhältnis steigern.

Funktion

Serotonerge und Hippokampusfunktion wurden beide mit explorativem Verhalten bei Nagetieren in Verbindung gebracht. Exploratives Verhalten nimmt bekanntlich mit dem Alter ab. Brennan et al. [31] entdeckten bei Verknüpfung dieser Fakten signifikante Korrelationen zwischen dem erhöhten 5-HIAA/5-HT-Verhältnis im Hippokampus alter Mäuse und den veränderten Reaktionen der gleichen alten Mäuse auf neue Stimuli in einer schon erkundeten Umwelt.

γ-Aminobuttersäure

Es ist merkwürdig, daß wir viel mehr über das Altern von ACh, DA, NA und 5-HT wissen als bei mutmaßlichen Aminosäure-Neurotransmittern wie γ-Aminobuttersäure (GABA): Denn letztere ist im ZNS viel reichhaltiger vorhanden als die Monoamine und ACh. Die meisten Kandidaten für Aminosäure-Neurotransmitter (z.B. Glutamat, Glyzin, Aspartat, aber nicht GABA) sind jedoch Proteinbausteine. Deshalb hat es sich bisher als fast unmöglich erwiesen, Aminosäuren getrennt in ihrer Neurotransmitterrolle zu bestimmen. Die strukturellen und metabolischen Vorräte für die meisten Aminosäuren überwiegen den Neurotransmitterpool bei weitem, und die Techniken, den einen Pool von dem anderen zu unterscheiden, sind immer noch recht beschränkt.

GABA ist wahrscheinlich der wesentliche inhibitorische Neurotransmitter im Gehirn, dessen Vorkommen sich im Bereich von µM/g bewegt (im Gegensatz zu nM/g-Konzentrationen für Monoamine). Ihre Verteilung ist weitgestreut, mit Höchstkonzentrationen in der Substantia nigra, dem Globus pallidus, dem Hypothalamus, den Colliculi inferior und superior, dem zentralen Höhlengrau und dem Nucleus dentatus (hippocampi).

Bei der folgenden Übersicht über Altersveränderungen im GABA-Metabolismus sollte man besondere Vorsicht bei der Beurteilung von Studien walten lassen, die Sektionsmaterial benutzen: Die GABA-Spiegel im Rattenhirn, so konnte gezeigt werden [39], steigen um nahezu 50% innerhalb von zwei Minuten nach dem Tod.

Synthese

GABA wird aus Glutamat in einer Reaktion synthetisiert, die durch das ZNS-spezifische Enzym Glutamatdekarboxylase (GD) katalysiert wird (Abb. 4). Obwohl eine Anzahl von Untersuchungen einen altersbezogenen GD-Abfall feststellten, beschränken sich die schlüssigsten von ihnen auf das Striatum; und selbst hierbei gibt es bemerkenswerte Ausnahmen und Inkonsistenzen. GD-Verluste in den Basalganglien des Menschen werden von McGeer u. McGeer [123], Cote u. Kremzner [45] und Dowen et al. [29] beobachtet, aber nicht (im Putamen) von

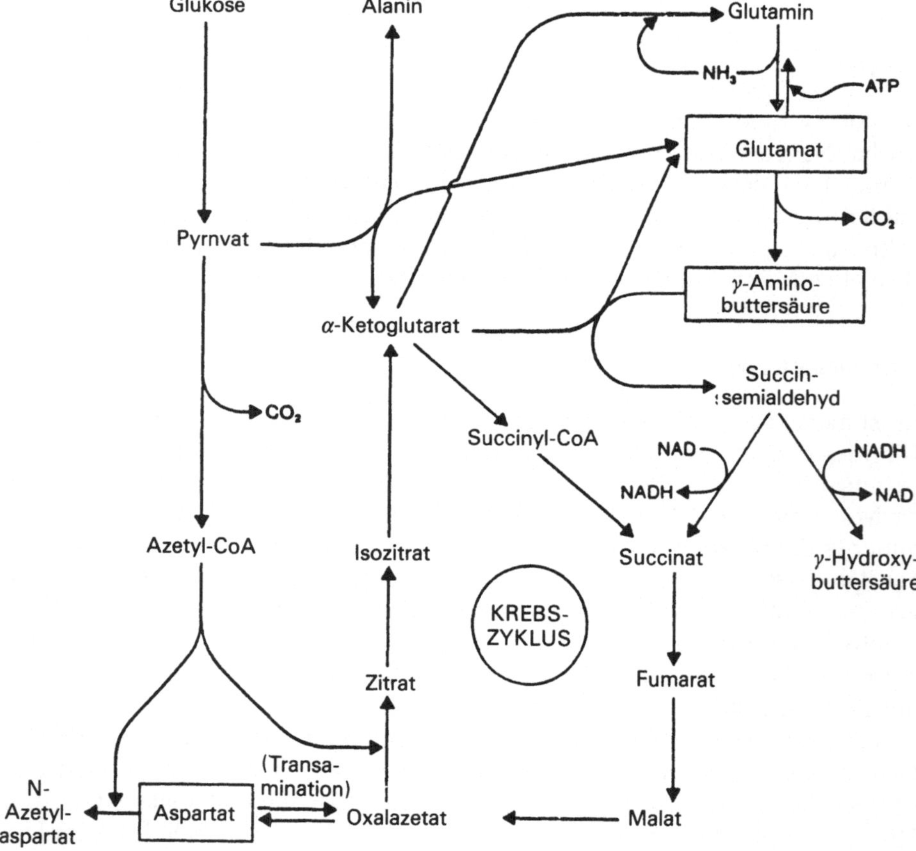

Abb. 4. Verbindungen zwischen γ-Aminobuttersäure, Asparaginsäure, Glutaminsäure und dem Kohlenhydratstoffwechsel

Bird u. Iversen [25]. Die GD-Aktivität im Striatum von Nagetieren weist in den meisten Fällen einen Altersverlust auf [120, 198, 211]. Obwohl Waller et al. [211] von GD-Abfällen im Striatum alter A/J-Mäuse berichten, verzeichnen sie jedoch auch Anstiege im Striatum alter C57BL/6J-Mäuse. Dieses Ergebnis scheint mit Sicherheit falsch, wenn man die Daten aus anderen Untersuchungen (siehe oben) berücksichtigt, die GD-Abfälle im Nagetierstriatum zeigen, ganz zu schweigen von dem Trend zur GD-Verringerung im Striatum, den Strong et al. [198] bei C57BL/6J-Mäusen beschrieben haben.

Kortikale GD-Änderungen sind sehr inkonsistent. Was Ratten angeht, berichtet eine Studie von einem Altersabfall [198], eine andere nicht [98]. Beim Menschen stellen McGeer u. McGeer [124] fest, daß kortikale GD-Verluste in der Entwicklungs- und Reifezeit (5–20 Jahre) gewöhnlich viel größer sind als in fortgeschrittenerem Alter (20–50 Jahre); dieses Ergebnis wurde von Bowen et al. [29] teilweise bestätigt. Andere Areale, in denen signifikante altersbezogene GD-Verluste gefunden wurden, schließen Hypothalamus [124], Kleinhirn, Substantia nigra, Hippokampus [124, 192], Oliva inferior, Locus coeruleus [124], Amygdala und Nucleus ruber [192] beim Menschen ein. Die Veränderungen im Hippokampus lassen sich weder bei Ratten [198] oder Mäusen [98, 198] replizieren noch gibt es einen Altersverlust von GD im Mäusekleinhirn [205]. Eine etwas ältere Studie [65] beschreibt im Gegenteil einen seneszenten GD-Anstieg im Kleinhirn und Hirnstamm. Endlich soll die GD-Aktivität im Gesamthirn der Maus im Alter von 37 Monaten um 20% abnehmen [73].

Gibson et al. [82] haben die Synthese markierter GABA aus ^{14}C-Glukose in Gesamthirnproben von 3–30 Monate alten Mäusen verglichen. Sie finden konsistente altersbezogene Rückgänge sowohl bei C57BL/6J- wie BALB/c-Stämmen.

Im Gegensatz zu Studien über normales Altern gibt es klare und konsistente Befunde zu degenerativen Veränderungen in den GABA- und ACh-Systemen bei Chorea Huntington, einer erblichen Störung mit altersabhängigem Beginn. Diese Veränderungen schließen eine Abnahme der GD [26, 125] und der GABA-Bindung [113, 164] ein. Man sollte dabei jedoch mehrere Punkte beachten, die nahelegen, daß diese biochemischen Veränderungen erst im Gefolge von morphologischen Veränderungen auftreten. Chorea Huntington zieht bekanntlich eine neuronale Degeneration nach sich, besonders im Kortex und den Basalganglien [7]. Es sind aber diese Gebiete, die den auffälligsten GABAergen Rückgang zeigen. Anstelle einer Begrenzung auf ein einziges Neurotransmittersystem, wie es bei einer biochemischen Veränderung als primärem Geschehen zu erwarten wäre, zeigen fast alle in den Basalganglien vorherrschenden Neurotransmittersysteme einen Abfall, einschließlich ACh [63, 212], 5-HT [63] und DA [163]. Solche Ergebnisse lassen eher auf eine primär morphologische Degeneration als auf eine veränderte biochemische Aktivität bei Chorea Huntington schließen (einen gegensätzlichen Standpunkt findet man unter 72).

Gehalt

Unseres Wissens gibt es nur zwei Berichte über GABA-Spiegel im Gehirn und Altern: Einer beschreibt einen signifikanten, aber sehr kleinen (12%) Altersabfall

[73], der andere findet keine signifikante Änderung [82]. Die GABA-Spiegel sind im Liquor von Patienten mit Multiinfarktdemenz erhöht (aber nicht bei der Alzheimer-Krankheit). Dies könnte jedoch ein Sekundäreffekt sein, der nichts mit dem Neurotransmittermetabolismus per se zu tun hat. GABA durchdringt die Blut-Hirn-Schranke nicht leicht; unter normalen Umständen wird es im Liquor in 1 000fach niedrigeren Konzentrationen als im Gehirn angetroffen. Es könnte sein, daß multiple Infarkte schlicht mehr endogenen GABA Eintritt in den Liquor gestatten als daß sie die GABA-Synthese erhöhten.

Inaktivierung und Katabolismus

Obwohl es noch endgültig zu beweisen bleibt, legt die aktive und wirksame GABA-Aufnahme durch Hirnschnitte und Synaptosomen nahe, daß die synaptische Inaktivierung von GABA, zumindest teilweise, wie bei DA und NA durch Wiederaufnahme erreicht wird. Kein Unterschied findet sich in der GABA-Aufnahme bei jungen Mäusen (2 Monate) und solchen mittleren Alters (12 Monate) [92]. GABA wird zu Succinsemialdehyd durch die GABA-Transferase (GABA-T) abgebaut. Bisher gibt es eine Alternsstudie über diesen Schritt des GABA-Metabolismus. Fonda et al. [73] beschreiben einen signifikanten Anstieg der Gesamthirn-GABA-T bei sehr alten (37 Monate) Mäusen.

Rezeptoren

Die GABA-Rezeptorbindung ändert sich mit dem Alter nicht im Kleinhirn, Hirnstamm, Kortex, Striatum, Nucleus accumbens [88, 115], Hippokampus [111] der Ratte, nimmt aber signifikant ab in der Substantia nigra und im Hypothalamus [88]. Ein fast entgegengesetztes Verteilungsmuster findet sich bei Chorea Huntington, wo die GABA-Bindung in den Basalganglien vermindert [113, 163], im Kortex unverändert [63] und im Kleinhirn erhöht ist [113].

Funktion

Bei alten Ratten ist die Fähigkeit iontophoretischer GABA, die Pyramidenzellen im Hippokampus zu hemmen, signifikant erhöht, obwohl sich die GABA-Rezeptorbindung im gleichen Gewebe nicht ändert [111]. Die Hemmung der Purkinje-Zellen im Kleinhirn der Ratte durch iontophoretische GABA ist stabil im Alter von 4–22 Monaten [118].

Was das Verhalten angeht, haben Ingram et al. [98] bei jungen und alten Ratten eine Korrelation zwischen kortikaler GD-Aktivität und der Leistung im Speichenradlabyrinth (radial arm maze) nachgewiesen (letztere weist einen signifikanten Altersabfall auf).

Klinische Studien haben eine erhöhte Empfindlichkeit älterer Patienten gegenüber den Nebenwirkungen der Benzodiazepine festgestellt [28]. Früher hielt man es für möglich, daß dies auf Altersveränderungen in den GABA-ergen Systemen zurückzuführen sei, da GABA nachgewiesenermaßen die Benzodiazepinbindung fördert [103]. In der Folge zeigte sich jedoch, daß weder die Benzodiazepinbindung [147, 164] noch die funktionelle allosterische Interaktion von GABA mit der Benzodiazepinbindung [147] sich im Alter ändern.

Andere mutmaßliche Aminosäure-Neurotransmitter

Neben GABA wurden mehrere andere Aminosäuren als Kandidaten für den Neurotransmitterstatus vorgeschlagen. An der Spitze rangieren Glyzin als (quantitativ) bedeutender inhibitorischer Neurotransmitter und Glutamat als exzitatorischer Neurotransmitter. Taurin u. Aspartat gelten auch als mögliche Neurotransmitter. Obwohl die Techniken zur Bestimmung dieser Substanzen immer besser werden, bleiben normative (geschweige denn Alters-) Daten spärlich.

Synthese

Unseres Wissens gibt es derzeit keine Daten zu Altersveränderungen in der Aminosäuresynthese mit spezifischem Bezug zu ihrer Neurotransmitterrolle. Jedoch haben Gibson et al. [82] die Gesamtsynthese von markiertem Glutamat und Aspartat aus ^{14}C-Glukose gemessen. Sie finden signifikante Verringerungen von 3–30 Monaten sowohl bei C57BL/6J- und BALB/c-Mäusen. Diese Ergebnisse ließen sich bei 3–30 Monate alten Ratten nicht replizieren [54].

Gehalt

Im Gesamthirn der Ratte sinkt der Asparaginsäurespiegel [54, 203], Glyzin- und Taurinspiegel bleiben konstant, und der Alaninspiegel steigt mit dem Alter [203]. Zwei Untersuchungen am Gesamthirn der Maus [78, 82] bestätigen den Altersabfall der Asparaginsäure nicht. Ausgedehntere Daten gibt es derzeit für Glutamat; bisher lassen sie relativ einheitliche Altersveränderungen erkennen. Der Gehalt an dieser potenten exzitatorischen Substanz zeigt einen Altersrückgang im Striatum [159] und Gesamthirn [54] der Ratte. Die Spiegel im Striatum sind stabil zwischen 3 und 6 Monaten und fallen dann bis zum Alter von 19 Monaten (der ältesten Untersuchungsgruppe) signifikant ab [159]. Die Gesamthirn-Glutamatspiegel verringern sich bis zum Alter von 30 Monaten in der Ratte [54]. Sowohl Fonda et al. [73] wie Gibson et al. [82] berichten jedoch von geringen Altersveränderungen der Glutamatkonzentrationen im Gesamthirn, selbst bei sehr alten Mäusen (37 bzw. 30 Monate).

Inaktivierung und Katabolismus

Obwohl es keine abschließenden Daten gibt, ist es wahrscheinlich, daß die synaptische Inaktivierung der Aminosäure-Neurotransmitter zumindest teilweise durch Wiederaufnahme erreicht wird. Der Glutamatverlust im Striatum findet seine zeitliche Parallele in der signifikanten Senkung der hochaffinen synaptosomalen Aufnahme [159]. Interessanterweise gehen sowohl V_{max} wie auch K_m des Aufnahmesystems mit dem Alter zurück, was auf einen Verlust an Transportstellen und eine kompensatorisch erhöhte Affinität der verbleibenden Stellen schließen läßt [159, 214].

Glutamat kann von der Glutamatdehydrogenase abgebaut werden. Patienten mit einer im Erwachsenenalter beginnenden spinozerebellaren Degeneration weisen eine gestörte oxidative Desaminierung von Glutamat, eine Glutamatämie und eine verringerte Aktivität der Glutamatdehydrogenase auf [155].

Rezeptoren

Die basale Glutamatrezeptorbindung steigert sich im Alter von 3–24 Monaten im Hippokampus der Ratte, aber die maximale stimulierende Wirkung von CA^{++} auf die Glutamatrezeptorbindung ist gleichzeitig vermindert [18].

Funktion

Verschiedene funktionale Korrelate zu den oben genannten Befunden über Glutamat bieten sich an. Auf eine kurze elektrische Hochfrequenzreizung reagieren Synapsen im Hippokampus der Ratte mit einer langfristigen Potenzierung (LTP = long-term potentiation) auf nachfolgende Reizung. Dieses Phänomen soll sich an Glutamatsynapsen abspielen [195, 196] und durch die Ca^{++}-stimulierte Glutamatbindung vermittelt werden [19]. Letztere nimmt im hohen Alter ab [18] wie auch LTP [10, 108, 109]. Darüber hinaus ist der Altersabfall der Hippokampus-LTP eng korreliert (innerhalb der Versuchstiere) mit Altersbehinderungen in der Labyrintherinnerung [10].

Olney (persönliche Mitteilung) stellte die interessante Spekulation auf, daß, wenn die synaptische Inaktivierung von Glutamat im wesentlichen durch Wiederaufnahme erreicht wird, die verringerte synaptosomale Glutamataufnahme, die er [159] und andere [214] an alten Ratten beobachtet hatten, toxische Wirkungen auf postsynaptische Elemente haben könnte, ähnlich wie Schädigungen durch Kainsäure (kainic acid). Eine solche Vorstellung paßt zu der axospinalen Degeneration, die wir in der oberen Molekularschicht des Kleinhirns alter Ratten beobachten [220], wobei eine hohe Wahrscheinlichkeit besteht, daß diese Synapsen glutamaterge Parallelfaser-Purkinjezell-Kontakte sind. Unser Befund, daß zerebellare Purkinje-Zellen auf Parallelfaserstimulierung weniger reagieren [169, 170], ist sowohl mit dieser Hypothese konsistent wie auch mit dem Altersabfall der Glutamatspiegel in anderen Hirnregionen. Darüber hinaus ist die Glutamatdesaminierung, ein weiterer möglicher Mechanismus der synaptischen Inaktivierung der Aminosäuren, bei einer im Erwachsenenalter einsetzenden Störung behindert, die durch spinozerebellare Degeneration gekennzeichnet ist [155].

Die Hypothermie, die durch zentrale Verabreichung von Taurin herbeigeführt wird, scheint bei alten Totenkopfäffchen gedämpft zu sein [37]. Die Fähigkeit von Histamin, die Adenylatzyklase zu aktivieren, ist im Hypothalamus und Kortex alter Ratten um 50% gesenkt [117].

Opioidpeptide

Verschiedene Arten von Opioidpeptiden, in erster Linie β-Endorphin, Met-Enkephalin und Leu-Enkephalin scheinen im Gehirn als Neurotransmitter zu wirken. Ein Proopiokortin mit 31 K Molekulargewicht wurde isoliert, das die Sequenzen für Endorphin, Lipotropin, Melanozyten-stimulierendes Hormon (MSH), adrenokortikotropes Hormon (ACTH) und Met-Enkephalin enthält (Abb. 5). Ursprünglich glaubte man, daß alle diese Peptide aus dem Proopiokortin-Vorläufer stammten. Inzwischen gibt es viele Belege, die darauf schließen lassen, daß Endorphin und Enkephalin unterschiedliche, getrennte Systeme im ZNS darstellen (trotz der Tatsache, daß die Sequenz für Met-Enkephalin auch das NH_2-terminale Pentapeptid von β-Endorphin ist). So werden immunreaktive (IR) β-Endorphin-Zellkörper im Tuber cinereum des Hypothalamus gefunden, mit Projektionen zum lateralen Hypothalamus, der Area praeoptica, dem Corpus amygdaloideum mediale und der Mittellinie des Thalamus und des Hirnstamms (periventrikuläres System) kaudal bis zum Locus coeruleus. Im allgemeinen enthalten solche an IR-β-Endorphin reichen Gebiete auch IR-MSH und -ACTH, und Maßnahmen, die einen Spiegel verändern, ändern damit auch die anderen. Im Gegensatz hierzu haben Areale, die reich an IR-Enkephalin sind, wenig oder kein IR-β-Endorphin. Dies gilt besonders für das Striatum, wo IR-β-Endorphin praktisch nicht vorkommt, die Enkephalinimmunreaktivität dagegen zu den höchsten im Gehirn zählt. IR-Enkephalin-Zellkörper findet man im Nucleus caudatus und Putamen (die den Globus pallidus innervieren), dem Corpus amygdaloideum [das den Bettkern (bed nucleus) der Stria terminalis innerviert] und im paraventrikulären und supraoptischen Teil des Hypothalamus (die die Neurohypophyse innervieren). Die Spiegel von IR-Met-Enkephalin sind im allgemeinen 5–10fach höher als die von IR-Leu-Enkephalin.

Abb. 5. Struktur von β-Lipotropin und seiner neurotropen Untereinheiten (Opioidpeptide)

H-Glu	Leu	Ala	Gly	Ala 5	Pro	Pro	Glu	Pro	Ala 10	Arg	Asp	Pro	Glu	Ala 15
Pro	Ala	Glu	Gly	Ala 20	Ala	Ala	Arg	Ala	Glu 25	Leu	Glu	Tyr	Gly	Leu 30
Val	Ala	Glu	Ala	Gln 35	Ala	Ala	Glu	Lys	Lys 40	[Asp	Glu	Gly	Pro	Tyr 45
Lys	Met	Glu	His	Phe 50	Arg	Trp	Gly	Ser	Pro 55	Pro	Lys	Asp]	Lys	Arg 60
[Tyr 61	Gly	Gly	Phe	Met 65	Thr	Ser	Glu	Lys	Ser 70	Gln	Thr	Pro	Leu	Val 75
Thr] α	Leu γ	Phe	Lys	Asn 80	Ala	Ile	Val	Lys	Asn 85	Ala	His	Lys	Lys	Gly 90
Porzin														Gln-OH β

61–65 = Met⁵-Enkephalin 61–67 = γ-Endorphin 41–58 = α-MSH
61–76 = α-Endorphin 61–91 = β-Endorphin

Synthese

Wie oben schon angedeutet, bleiben viele Fragen zur Synthese und Herkunft der Gehirnendorphine und -enkephaline bei jungen Tieren unbeantwortet. Dementsprechend existieren keine Daten über diesen Schritt des Opioidpeptidmetabolismus beim Altern.

Gehalt

IR-β-Endorphin, so wird berichtet [79], fällt zwischen 6 und 20–24 Monaten signifikant im Striatum der Ratte ab, aber nicht in der Hypophyse, im Gesamthypothalamus oder im Frontallappen. Wie bei mehreren anderen Neurotransmittern auch, werden die hypothalamischen Daten empfindlicher, wenn die anatomische Organisation in Betracht gezogen wird: Während Gambert et al. [79] einen nichtsignifikanten Trend zu erniedrigten IR-β-Endorphinspiegeln im Gesamthypothalamus von 20–24 Monate alten Ratten beobachten, finden Barden et al. [9] signifikante IR-β-Endorphinverluste in einzelnen Hypothalamuskernen ähnlicher Rattenstämme. Es überrascht nicht, daß der Abfall am deutlichsten im Nucleus arcuatus ist, der Zellkörper enthält, aus denen das Gehirn-β-Endorphin stammt. Forman et al. [74] finden signifikant verminderte Konzentrationen (ng/mg Protein), nicht jedoch einen verringerten Gehalt (ng/Probe) an IR-β-Endorphin im Hypothalamus alter Ratten. Diese Autoren berichten auch von signifikanten Altersanstiegen des IR-β-Endorphins in Hypophyse und Plasma. Im Gegensatz hierzu weist das zentrale Höhlengrau, ein Hauptprojektionsgebiet für β-Endorphinfasern, einen Altersabfall in der Konzentration dieses Peptids auf [9].

Aus anatomischer Sicht ist der Altersabfall von IR-β-Endorphin im Rattenstriatum, von dem Gambert [79] berichtet und den er in einer Folgeuntersuchung [78] bestätigen kann, verblüffend, weil es sowohl immunzytochemische wie biochemische Nachweise dafür gibt [vgl. 27], da im Rattenstriatum β-Endorphin in keiner Altersstufe vorkommt, geschweige denn in Konzentrationen von ng/mg Protein, wie sie in diesen Alternsstudien beobachtet wurden [79, 80].

Die möglichen Gründe einer solchen Diskrepanz sind zahlreich, auch wenn die meisten der Forschung bekannt sind und unter Kontrolle gehalten werden (z.B. Kreuzreaktivität der Antiseren oder Unterschiede in den Sektionstechniken). Wir haben kürzlich eine Übersicht über Probleme und Fallstricke beim Gebrauch von immundiagnostischen Methoden zusammengestellt [20]; eine der notwendigen Vorsichtsmaßnahmen vor einem Radioimmunoassay von Opiatpeptiden besteht darin, das Gewebe in Säure zu kochen. Dieses Vorgehen, dem Gambert et al. [78, 79] nicht folgten, sichert die Inaktivierung der Proteasen, die sonst die Bestimmung stören und zu abnorm hohen Spiegeln führen würden [20].

Die Getrenntheit der Endorphin- und Enkephalinsysteme kann durch die unterschiedlichen Wirkungen des Alterns auf sie exemplifiziert werden: Während IR-β-Endorphin im Hypothalamus männlicher Ratten mit dem Alter abzunehmen scheint [9, 80], scheint IR-Met-Enkephalin anzusteigen [193]. Alte weibliche Ratten können ebenfalls ein erhöhtes IR-Met-Enkephalin im mediobasalen Hypothalamus aufweisen, obwohl Vergleiche schwer zu ziehen sind, weil der Pentapeptidspiegel mit dem Ovarialzyklus fluktuieren kann. Wenn man demnach junge

Weibchen in der Brunst mit alten Weibchen mit konstantem Östrogenspiegel vergleicht, dann findet man einen signifikanten seneszenten IR-Met-Enkephalinanstieg (0,48 ± 0,08 ng/mg versus 0,82 ± 0,20 ng/mg; N = 9 bzw. 11), aber dies wird zu einem nichtsignifikanten Trend, wenn die Daten von alten Weibchen mit Pseudoschwangerschaften und irregulärem Zyklus mit in die Analyse aufgenommen werden [106]. IR-Met-Enkephalin im Hypophysenvorderlappen ist in der letzteren Studie ebenfalls im Alter signifikant erhöht, und zwar unabhängig vom Östrogenstatus [106].

Inaktivierung und Katabolismus

Unseres Wissens gibt es zu diesem Schritt des Opioidpeptidmetabolismus keine Daten.

Rezeptoren

Signifikante B_{max}-, nicht jedoch K_d-Abfälle der ^{3}H-Etorphinbindung werden bei 24 Monate alten Ratten in den Frontalpolen, dem Hippokampus und dem Striatum gefunden, ohne Altersveränderungen im vorderen Kortex oder dem Corpus amygdaloideum [93]. Diese Ergebnisse sind replizierbar in den Frontalpolen und im Striatum und können auf Thalamus und Mittelhirn ausgedehnt werden [129, 130], wenn ein ^{3}H-Dihydromorphinligand benutzt wird. Es wird jedoch auch von einer signifikanten altersabhängigen Reduktion der Bindung im vorderen Kortex bei diesem Liganden berichtet [129]. Die anatomische Signifikanz dieser Befunde erfordert weitere Untersuchungen, da es so gut wie kein IR-Enkephalin oder IR-β-Endorphin im Kortex gibt.

Funktion

Die Opiate, besonders Met-Enkephalin, können die LH-Freisetzung aus der Hypophyse hemmen und die Serumspiegel von Testosteron senken. Diese Wirkungen können von Naloxon, einem Opiatantagonisten, wieder rückgängig gemacht werden, bei alten Ratten jedoch in geringerem Ausmaß [193]. Darüber hinaus sind die LH- und Testosteronspiegel im Blut bei alten männlichen Ratten niedriger [193]; dieses Ergebnis ist konsistent mit den oben beschriebenen erhöhten hypothalamischen Met-Enkephalinspiegeln [106, 193].

Endogene Opiatsysteme spielen angeblich in fast jedem nur denkbaren Verhalten eine Rolle, einschließlich der Kontrolle der Nahrungsaufnahme, der Temperaturregulation; dem Fortpflanzungsverhalten und dem Gedächtnis. Viele dieser Verhaltensweisen zeigen Altersveränderungen, und einige wenige von ihnen haben wohl sogar Beziehungen zu Altersveränderungen der endogenen Opiate. Zum Beispiel weisen alte Ratten eine verringerte Fähigkeit, auf Morphin eine Wärmetoleranz zu entwickeln, auf [93]. Es wird jedoch beträchtliche Anstrengungen kosten, eine primäre Rolle der Opioidpeptide bei solchen Verhaltensäußerungen von jungen, geschweige denn alternden Tieren nachzuweisen.

Abb. 6. Aminosäuresequenz einiger Neuropeptide (Abkürzungen s. u.)

	Glukagonartige Peptide	
Gastrisches inhibitorisches Peptid (GIP)	YAEGTFISDYSIAMDKIRQQDFVNWLLAQQ...	Magenmukosa
Glukagon	HSQGTFTSDYSKYLDSRRAQDFVQWLMDT	Pankreasinseln
Sekretin	HSDGTFTSELSRLRDSARLQRLLQGLV-NH_2	Darmmukosa, ?ZNS
Vasoaktives intestinales Polypeptid (VIP)	HSDAVFTDNYTRLRKQMAVKKYLNSILN-NH_2	Darmmukosa, PNS, ZNS
	Substanz-P-artige Peptide	
Physalaemin	pEADPNKFYGLM-NH_2	Froschhaut
Eledoisin	pEPSKDAFIGLM-NH_2	Speicheldrüsen des Oktopus
Substanz P	RPKPQQFFGLM-NH_2	Nervensystem allgemein
Bombesin	pEQRLGNQWAVGHLM-NH_2	Froschhaut, Säugetier-ZNS
Neurotensin	pELYENKPRRPYIL	Säugetier-ZNS
	Gastrinartige Peptide	
Gastrin	pEGPWLEEEEEAYGWMDF-NH_2 (* unter Y)	Säugetiergastrointestinaltrakt
Cholezystokinin-oktapeptide	...EYGWMDF-NH_2 (* unter Y)	Darm und Säugetier-ZNS
Zerulein	pEQDYTGWMDF-NH_2 (* unter Y)	Amphibienhaut

Die Peptidsequenzen werden durch Ein-Buchstaben-Symbole ausgedrückt (A–Ala; R–Arg; N–Asn; D–Asp; C–Cys; Q–Gln; E–Glu; G–Gly; H–His; I–Ile; L–Leu; K–Lys; M–Met; F–Phe; P–Pro; S–Ser; T–Thr; W–Trp; Y–Tyr; Y–Tyrosinsulfat; V–Val). Ein kleines p am N-terminalen Ende zeigt ein Pyroglutamat an; einige C-terminale Enden sind amidiert (NH_2)

Andere mutmaßliche Peptid-Neurotransmitter

Neben den Opioidpeptiden hat man verschiedene andere Peptide als Neurotransmitterkandidaten vorgeschlagen. An erster Stelle rangieren hier Somatostatin, Substanz P, das vasoaktive intestinale Polypeptid, Vasopressin und Neurotensin (Abb. 6). Die spärlichen vorhandenen Altersdaten für diese Peptide könnten in erster Linie mit Hilfe von Radioimmunoassays gewonnen werden.

Somatostatin

In einer Untersuchung an Ratten wurden keine Altersveränderungen von IR-Somatostatin im Nucleus accumbens, Tuberculum olfactorium, Striatum, Frontalkortex, Septum, Hypothalamus oder der Substantia nigra [33] beobachtet. Hoffman u. Sladek [95] berichten jedoch von einem Abfall der Somatostatin-Immunfluoreszenz im mediobasalen Hypothalamus der Ratte. In einer Post-mortem-Untersuchung am Menschen [32] wurden keine IR-Somatostatin-Altersveränderungen im Nucleus caudatus, Putamen, Frontalkortex oder der Substantia nigra entdeckt, was mit den Ergebnissen an der Ratte im allgemeinen übereinstimmt. Diese fehlenden Somatostatin-Veränderungen während des normalen Alterns können dieses von der Alzheimer-Krankheit unterscheiden: Davies u. Terry [50] fanden kürzlich signifikante IR-Somatostatin-Verluste in verschiedenen Kortexbereichen und im Hippokampus von Patienten mit Alzheimer-Krankheit. Darüber hinaus fand sich eine signifikante Korrelation zwischen IR-Somatostatin-Verlusten und Rückgängen der CAT-Aktivität.

Substanz P

Burks et al. [33] finden signifikante Substanz-P-Verluste im Putamen der Ratte, aber nicht im Nucleus caudatus, Frontalkortex, Hypothalamus, Thalamus, Nucleus accumbens, Septum, Tuberculum olfactorium oder der Substantia nigra. Diese Ergebnisse sind im großen und ganzen konsistent mit solchen aus einer anderen Untersuchung der gleichen Gruppe [32], die menschliches Obduktionsgewebe benutzte.

Vasoaktives intestinales Polypeptid (VIP)

Ein neuerer Bericht [152] zeigt signifikant erhöhtes IR-VIP im menschlichen Temporallappen zwischen 61 und 92 Jahren (Obduktionen).

Neurotensin

Weder in Autopsien von Ratten noch von Menschen finden sich Altersveränderungen von Neurotensin im Nucleus caudatus, Putamen oder Frontalkortex. In der Substantia nigra des Menschen [33], aber nicht der Ratte [33] läßt sich ein Rückgang feststellen. Die Daten an der Ratte wurden auch auf den Nucleus accumbens, das Tuberculum olfactorium, Septum und den Hypothalamus ausgedehnt, die alle keine Altersverringerungen aufweisen.

Vasopressin

Vasopressin im Rattenhypothalamus scheint bei alten Ratten abzufallen [204]; diese Änderung soll der verringerten Fähigkeit dieser Versuchstiere zugrunde liegen, konditionierte Geschmacksaversionen aufrecht zu erhalten [40, 126]. Es herrscht auch eine Altersverringerung an IR-Vasopressin im Processus infundibularis der Hypophyse, die mit einem alterierten Flüssigkeits- und Elektrolytgleichgewicht bei alten Tieren in Verbindung gebracht werden kann [189].

Zusammenfassung und Schlußfolgerungen

Auf den ersten Blick scheint eine Übersicht der Altersveränderungen von Neurotransmittermetabolismus und -funktion fast so viele Probleme wie Fortschritte zu offenbaren. Es gibt praktisch keinen metabolischen Schritt an irgendeinem Neurotransmittersystem, wo nicht zumindest zwei widersprüchliche Berichte über die Alterseffekte zitiert werden könnten. Welche Gründe lassen sich für diese offenkundige Verschiedenheit benennen, und gibt es eine Perspektive, mit deren Hilfe sich das Potential dieser Datenfülle vereinheitlichen läßt?

Betrachten wir noch einige der Probleme, die charakteristisch für die Alternsforschung, besonders das Altern des Gehirns, sind und zwar in konstanter Klarheit durch die ganze Übersicht durchziehen. Diese Schwierigkeiten liefern in der Tat gute Gründe dafür, warum ein Konsens hinsichtlich altersbezogener neurochemischer Ergebnisse schwer zu erreichen ist, und sie bieten Wege an, mit denen die Signifikanz abweichender Ergebnisse evaluiert werden kann. Auf der Grundlage einiger dieser Punkte wollen wir schließlich die Daten in einer Weise zusammenfassen und neu bewerten, daß wir hoffen, hierdurch ihre potentielle Übereinstimmung eher zu erhellen als zu trüben.

Forschungsprobleme

Jede Alternsstudie beginnt mit stillschweigenden Annahmen über angemessene Methoden, Versuchstier/-personengruppen, Spezies und den Alternsprozeß selbst. Es liegt vielleicht eher an Unterschieden in diesen Vorannahmen, die häufig in den einzelnen Berichten unangesprochen bleiben, warum Forscher verschiedene Ergebnisse gewinnen, als einfach an ihrem unterschiedlichen Können im Labor. Die folgenden Vorbehalte und Fragen sollten deutlicher machen, wie einzigartig schwierig Untersuchungen des alternden Gehirns sein können und wie abweichende einzelne Befunde sich doch noch als verträglich erweisen mögen.

Wie alt ist alt?

Viele Meinungsverschiedenheiten über Altersveränderungen bei einem besonderen Neurotransmittersystem können fast gänzlich auf Altersunterschiede der in den Experimenten benutzten Versuchspersonen und -tiere zurückgeführt werden. Es ist enttäuschend, Fälle zu finden, in denen eine Forschergruppe 12 Monate alte Ratten als die „alten“ Versuchstiere bezeichnete, während ein anderes Team 12 Monate alte Ratten als die „jungen“ Versuchstiere verwandte. In der Tat fördert eine Computersuchaktion nach der Neurobiologie des Alterns unweigerlich Hunderte von Papieren über adoleszente Entwicklung zutage. Es wäre hilfreich, wenn gerontologische Zeitschriften Autoren dazu verpflichten würden, sowohl veröffentlichte Daten zur Lebensdauer ihrer Versuchstiere zu zitieren wie auch auf der Basis solcher Kurven ihre Experimentalgruppen zu identifizieren.

Lokalisierung der Veränderungen

Ein Teil der Unterschiede zwischen den Ergebnissen zu Altersveränderungen von Neurotransmittern ist darauf zurückzuführen, wohin die Forscher im Gehirn blicken. Gesamthirnhomogenate mögen wohl reichlich Gewebe und höchste Empfindlichkeit für die Bestimmung liefern, aber vielleicht zu Lasten der Fähigkeit, signifikante Änderungen an bestimmten Arealen zu entdecken: Ein großer Abfall in einem kleinen Gebiet kann erdrückt werden durch fehlende Änderungen in der übrigen Masse an Gewebe. Es ist ebenfalls zutreffend, daß Ganzhirnbestimmungen, selbst wenn sie signifikante Ergebnisse hervorbringen, wenig darüber aussagen, wo die Veränderung stattfindet. Allgemein gilt, je mehr Aufmerksamkeit der spezifischen anatomischen Lokalisierung eines Neurotransmittersystems geschenkt wird, um so einheitlicher sind die Befunde. Dies kann man z.B. am Neurotransmitter Noradrenalin sehen. Bestimmungen aus dem Hirnstamm, der die Ursprungszellkörper für das gesamte zentrale Noradrenalin enthält, zeigen fast universell einen signifikanten Abfall. Bestimmungen von Hirnstrukturen, die zahlreiche noradrenerge Projektionen besitzen, zeigen der Tendenz nach ebenfalls eine Verringerung, aber die Ergebnisse sind weniger konsistent von Forscher zu Forscher. Bestimmungen von Strukturen, die mäßig von Noradrenalinfasern innerviert werden, ergeben variable Resultate. Bestimmungen an Gesamthirnhomogenaten vermögen nicht die geringste Änderung zu entdecken. Im allgemeinen läßt sich durch die Anordnung der neurochemischen Daten nach der neuroanatomischen Struktur die Kohärenz der Ergebnisse eher aufzeigen als durch eine strenge Neurotransmiter-nach-Neurotransmitter-Abfolge. Von den 82 neueren Untersuchungen z.B. über Veränderungen der Synthese oder des Gehalts an DA im Gehirn, die wir in die Übersicht aufgenommen haben, berichten 47% von einem seneszenten Rückgang, 44% von keinen Altersveränderungen und 9% von einer signifikanten Erhöhung bei alten Versuchspersonen und -tieren. Dieses entmutigende Bild läßt sich beträchtlich erhellen, wenn man einmal akzeptiert, daß neuropharmakologische Änderungen beim Altern in engster Weise mit gebietsspezifischen neuroanatomischen Änderungen verknüpft sind. Wenn man demnach nur auf das Striatum schaut, zeigt die große Mehrheit der Untersuchungen einen einheitlichen DA-Verlust beim Altern: Es sind andere Strukturen, die zu den negativen Ergebnissen beitragen. Tatsächlich nehmen sogar die negativen Ergebnisse, wenn man sie regional betrachtet, einige Konsistenz an. So zeigt die Mehrheit von kortikalen DA-Bestimmungen wenig Alterseinflüsse.

Sekundäre Pathologie als Wirkung

Korrelationen mit anatomischen und physiologischen Veränderungen sind erforderlich, um viele neurochemische Ergebnisse zum Altern interpretieren zu können. Der Pharmakologe mag von einem Altersabfall eines Transmitterspiegels berichten, aber ohne korrelative Anatomie kann nicht genauer geklärt werden, ob der Rückgang auf Änderungen im biochemischen Apparat oder Verlust der Zellen, die ihn enthalten, zurückzuführen ist. In ähnlicher Weise haben zahlreiche Forscher Hirnstrukturen katalogisiert, die Alterspigment (Lipofuszin) akkumulieren; aber ohne korrelative Physiologie kann nicht spezifiziert werden, ob eine solche Akkumulation pathologisch [139], ohne Konsequenz [170] oder gar vorteilhaft [185] ist.

In vielen Fällen legen die biochemischen Daten sogar eine primäre anatomische Veränderung nahe. So sind z.B. Altersveränderungen bei den Enzymen des Neurotransmittermetabolismus fast immer nur B_{max}-, nicht K_d-Veränderungen. Da K_m und K_d die Affinität von Enzymen und Rezeptoren für Substrate und Liganden widerspiegeln, wohingegen V_{max} und B_{max} Enzym- oder Rezeptormengen wiedergeben, legen diese Daten nahe, daß die Enzyme und Rezeptoren, die von älteren Tieren produziert werden, qualitativ nicht von denen verschieden sind, die von jungen Tieren aufgebaut werden. Eine zugrundeliegende morphologische Degeneration (z.B. Dendriten- oder Zellverlust) wäre eine der einfachsten Erklärungen für unveränderte K_m und K_d bei gleichzeitiger Verminderung von V_{max} und B_{max} im höheren Alter. Zur gleichen Erklärung sollte man auch greifen, wenn nicht ein, sondern viele Neurotransmittersysteme in der gleichen Hirnstruktur einen Rückgang aufweisen. Zum Beispiel berichten 38 neuere Untersuchungen in unserer Übersicht über Altersveränderungen der hypothalamischen Neurotransmitterkonzentrationen: 9 von einem DA-Abfall, 6 von einem NA-Abfall, 4 von einem β-Endorphinabfall und 2 von einer Rückgangstendenz der Substanz P. Von 24 Studien über Altersveränderungen der Neurotransmitter-Rezeptorbindung im Striatum beobachten 6 Rückgänge für ACh-Liganden, 11 Rückgänge für DA-Liganden, 1 einen Rückgang für NA-Liganden, 2 Rückgänge für GABA-Liganden und 2 schließlich Rückgänge für Opiatliganden. Defekte in der Rezeptorbindung für nahezu alle Neurotransmitter, selbst die, über deren Auftreten in einer bestimmten Struktur, wie hier dem Striatum, nur entfernt spekuliert wird, weisen sehr stark auf einen allgemeinen neuronalen Niedergang dort hin, nicht nur den von neurotransmitterspezifischen Elementen.

Sekundäre Pathologie als Ursache

Viele Untersucher fühlen sich verpflichtet, offensichtlich ungesunde ältere Tiere aus ihren Studien zu entfernen, bevor die Experimente beginnen. Die am häufigsten bevorzugte Erklärung hierfür ist der Wunsch, „normales Altern“ zu studieren. Andere Forscher lesen solche Versuchstiere wahrscheinlich nicht so gewissenhaft aus, und dies kann eine Variationsquelle zwischen ihren Daten und denen anderer sein. Unter diesen Umständen könnten Veränderungen, die mit dem Alter gewonnen werden, besonders bei einigen Neuropeptiden, mehr sekundären Krankheitszuständen zu verdanken sein, die mit dem Altern korreliert sind, als dem Altern selbst. Wenn es andererseits wahr ist, daß viele sekundäre Krankheitszustände kennzeichnend für das Altern sind [38], könnte in gleicher Weise argumentiert werden, daß Tiere, die an diesen Zuständen leiden, gerade in die Alternsstudien aufgenommen werden sollten, um so eine typischere Stichprobe der Population zu liefern. Die beste Lösung für dieses Dilemma ist wahrscheinlich, alle Versuchstiere in die Bestimmung mit aufzunehmen, aber denen mit offensichtlicher Krankheit besondere Beachtung zu schenken (z.B. bei rapidem Gewichtsverlust) und solche Daten getrennt aufzuführen [141]. Schließlich können bestimmte

Krankheitszustände wegen ihrer klaren altersbezogenen Inzidenz (wie Chorea Huntington, Parkinson-Krankheit, Alzheimer-Krankheit) sogar selbst zum Brennpunkt der Alternsforschung werden. Insoweit als diese Pathologien viele der Neurotransmitterveränderungen einschließen, die für normales Altern charakteristisch sind, wurden sie hier teilweise abgedeckt. Ein vollständiger Überblick würde jedoch den Rahmen dieses Papiers sprengen; der Leser sei auf spezifische Literatur verwiesen [67, 104].

Spezies, Stämme und Mitglieder einer Population

Es ist ein Gemeinplatz, daß Menschen, Affen und Ratten mit unterschiedlicher Geschwindigkeit altern. Die Unterscheidungen gehen jedoch tiefer. Verschiedene Stämme der gleichen Spezies altern oft mit unterschiedlicher Schnelligkeit [80]. Fast jeder kennt eine alte Person, die sowohl physisch wie geistig jung geblieben ist, und jüngere Leute, die vorzeitig zu altern scheinen. Die Differenz zwischen chronologischem Alter und biologischem Alter kann Versuchsgruppen hervorbringen, die eher heterogen als homogen sind trotz eines gemeinsamen Geburtstags. Unter solchen Umständen wird sich die Variabilität der in der Gruppe gewonnenen Daten wahrscheinlich erhöhen, ebenso wie die Wahrscheinlichkeit, keinen signifikanten Unterschied zu finden, wenn er tatsächlich existiert (statistischer β-Fehler). So sollten bei der Alternsforschung vielleicht mehr als in anderen Feldern Ergebnisse, die keine Änderung in einem System zeigen, nicht notwendigerweise als unbestreitbar stabil angesehen werden.

Die experimentelle Variabilität, die auf Unterschiede der Geschwindigkeit des Alterns zurückzuführen ist, führt auf gewisse Weise auch zu dem Wunsch nach Alternsexperimenten, die „within-subject“-Designs und multiple Analyseebenen benutzen [98]. Wo ein t-Test keine signifikanten Unterschiede zwischen jungen und alten Versuchstieren oder -personen nachweisen kann, weil die Daten für die alte Gruppe zu heterogen sind, kann eine Korrelation bezogen auf das gleiche Versuchstier („within subject“) erhellend sein. Betrachten Sie den Fall, wo zum Beispiel 6 alte Ratten einen Abfall der Cholinaufnahme zeigen und 4 nicht. Ein t-Test zwischen diesen Tieren und jungen normalen Kontrolltieren wird fast sicher keine signifikante Differenz zutage fördern. Nehmen Sie jedoch an, daß alle 4 alten Ratten mit normaler Cholinaufnahme auch eine gute passive Vermeidungserinnerung haben. Solch ein Befund läßt zwei möglicherweise falsch negative Ergebnisse wiederaufleben (fehlende Altersveränderungen in der Cholinaufnahme und Gedächtnisfunktion), wie er auch neue Belege über mögliche Korrelate eines senilen Gedächtnisabfalls liefert.

Die Untersuchung Überlebender

Es ist vielleicht eine letzte Ironie, daß die meisten Studien, die nach den Wurzeln seniler Dysfunktion und des Todes suchen, dies an gesunden, lebendigen Tieren tun müssen. Man sollte sich klarmachen, daß Versuchstiere in unseren Experimenten gerade deshalb leben mögen, weil sie sich noch nicht die besondere Alterspathologie zugezogen haben, die wir gerade untersuchen. Dies ist ein weiterer guter Grund, nicht zu eng an den negativen Ergebnissen zu kleben, die eine fehlende Korrelation mit dem Alter aufweisen.

Post-mortem-Veränderungen

Auf der Rückseite der Medaille der Untersuchung Überlebender steht die Untersuchung toter Versuchstiere und -personen. Wenn letztere auch manche Probleme der ersteren elegant umschiffen, haben Obduktionsuntersuchungen ihre eigenen Vorsichtsmaßregeln [192]. Der Abbau von Geweben und biochemischen Substanzen, die sie enthalten, kann nach dem Tod in Erscheinung treten, so daß ein Bodeneffekt entsteht, wodurch die Werte so tief gefallen sind, daß die ursprünglichen Unterschiede zwischen den Altersgruppen nicht länger zu entdecken sind. Biochemische Mechanismen, die auf einem aktiven Metabolismus oder der Integrität der Membranen beruhen, können sich abnorm verhalten. Darüber hinaus sind Obduktionsbestimmungen gewöhnlich auf Material von Menschen gegründet, bei denen es schwierig ist, die frühere Umwelt, die Krankheitsanamnese und die medikamentöse Behandlung zu kontrollieren. Die meisten Untersucher sind darauf bedacht, diese und andere Punkte in ihren Berichten zu betonen [2], aber sie sollten im Gedächtnis behalten werden, wenn der Versuch gemacht wird, die Ergebnisse der Tieruntersuchungen und die der Sektionsproben zu vereinbaren.

Vergleichsmaßstäbe

In den meisten Experimenten ist es üblich und auch vernünftig, die biochemischen Daten für jedes Versuchstier/jede Versuchsperson zu normalisieren (z.B. durch Teilung durch den Proteingehalt), um so Unterschieden in der untersuchten Gewebemenge Rechnung zu tragen.

Bei Alternsuntersuchungen birgt diese Methode jedoch verschiedene Fallen, die in anderen Forschungsbereichen gewöhnlich nicht auftreten [21]. Ein Experimentator mag von dem Mißlingen berichten, einen Endorphinabfall in der Hypophyse zu replizieren, weil er z.B. den signifikant reduzierten hypophysären Endorphingehalt durch eine gleichzeitige, signifikante und gleichermaßen wichtige Reduktion des Naßgewichts geteilt hat. Schätzungen, die auf mg Protein oder RNA/DNA-Gehalt basieren, haben ebenfalls ihre Probleme, weil keines der Maße zwischen neuralen und nichtneuralen Elementen unterscheidet (es besteht z.B. Grund zu glauben, daß ein Neuronenverlust im hohen Alter von einer Gliaproliferation begleitet ist). Es wäre hilfreich, wenn die Alternsforscher deshalb dafür sorgten, getrennte Gewichts- und oder Proteinbestimmungen für das untersuchte Gewebe zu liefern, zusätzlich zu Gewicht- oder Protein-korrigierten biochemischen Daten.

Danksagung. Wir danken Ms. Nancy Callahan für ihre Unterstützung bei der Vorbereitung des Manuskripts.

Anhang: Literatur zu Aspekten der hauptsächlichen Neurotransmitter in Untersuchungen zum alternden Gehirn

AZETYLCHOLIN	
Gehalt:	54, 82, 106, 108, 127, 128, 136, 183
Synthese:	25, 29, 34, 38, 63, 64, 81, 82, 83, 98, 105, 106, 108, 111, 117, 120, 123, 124,, 127, 136, 138, 151, 152, 162, 132, 183, 198, 202, 211, 212, 215
Katabolismus:	21, 25, 105, 106, 108, 120, 124, 128, 136, 143, 150, 174, 175
Freisetzung:	175
Rezeptoren:	62, 64, 88, 99, 111, 112, 115, 117, 128, 136, 150, 198, 212, 217
Funktionen:	111, 112
NORADRENALIN	
Gehalt:	5, 34, 56, 66, 67, 68, 91, 97, 117, 120, 132, 142, 144, 146, 156, 158, 166, 172, 173, 174, 186, 192, 197, 200
Katabolismus:	21, 34, 166, 168
Umsatz:	67, 97, 144, 156, 186
Aufnahme:	92, 100
Rezeptoren:	63, 64, 89, 115, 133, 191
Funktion:	22, 118, 119, 176, 177, 210
DOPAMIN	
Gehalt:	2, 5, 21, 25, 34, 56, 66, 68, 91, 97, 101, 116, 117, 120, 132, 144, 146, 158, 165, 172, 186, 197, 206
Synthese:	3, 45, 68, 91, 98, 120, 124, 146, 156, 162, 168, 211
Katabolismus:	21, 34, 166, 168
Umsatz:	97, 144, 186
Aufnahme:	92, 100
Rezeptoren:	64, 88, 101, 110, 115, 116, 133, 154, 180, 181, 191, 201
Funktion:	9, 87, 116, 117, 160, 177, 210
γ-AMINOBUTTERSÄURE (GABA)	
Gehalt:	25, 73, 82
Synthese:	25, 29, 45, 63, 65, 73, 82, 98, 120, 123, 124, 186, 192, 198, 205, 211
Aufnahme:	92
Rezeptoren:	63, 88, 111, 113, 115, 163
Funktion:	111, 118
5-HYDROXYTRYPTAMIN (SEROTONIN)	
Gehalt:	21, 31, 34, 68, 91, 127, 146, 158, 167, 172, 174, 179, 186
Synthese:	127, 162
Katabolismus:	21, 166, 167, 168
Umsatz:	100
Aufnahme:	6, 100
Rezeptoren:	63, 87, 184, 201
Funktion:	31
GLUTAMAT UND ASPARTAT	
Gehalt:	54, 73, 82, 159
Synthese:	54, 82
Aufnahme:	159, 214
Rezeptoren:	18
Funktion:	10, 108, 109, 111, 112
NEUROPEPTIDE	
Somatostatingehalt:	9, 32
Neurotensingehalt:	9, 32
Substanz-P-gehalt:	9, 32, 152
β-Endorphingehalt:	9, 74, 78, 79
Met-Enkephalingehalt:	106, 193
Vasopressingehalt:	189
VIP-Gehalt:	152
Opiatrezeptoren:	93, 129, 130
Met-Enkephalinfunktion:	193

Literatur

1. Abbey H (1979) Survival characteristics of mouse strains. In: Gibson DC, Adelman RC, Finch CE (eds) Development of the rodent as a model system of aging. U.S. Government Printing Office, Washington D.C., DHEW Publication No. (NIH), pp 79–161
2. Adolfsson R, Gottfries CG, Roos BE, Winblad B (1979) Postmortem distribution of dopamine and homovanillic acid in human brain, variations related to age, and a review of the literature. J Neural Transm 45, p 81
3. Aghajanian GK, Rosecrans JA, Sheard MH (1967) Serotonin: Release in the forebrain by stimulation of the midbrain raphe. Science 156, p 402
4. Algeri S, Bonati M, Brunello N, Ponzio F (1977) Dihydropteridine reductase and tyrosin hydroxylase activities in rat brain during development and senescence: a comparative study. Brain Res 132, p 569
5. Algeri S, Ponzio F, Bonati M, Brunello N (1976) Biochemical changes in monoaminergic nerves in the CNS of the senescent rat. Paper presented at Xth CINP meeting, Québec, Canada
6. Azmitia EC, Quartermain D, Brennan MJ (1979) Hippocampal ^{3}H-5HT uptake and behavioral change in young and aged mice. Exp Brain Res 36 (Suppl), R4
7. Barbeau A, Chase T, Paulson GW (1973) Advances in neurology, vol 1, Huntington's Chorea, 1872–1972, In: Barbeau A, Chase T, Paulson GW (eds). Raven Press, New York
8. Barbeau A, Growdon JH, Wurtman RJ (1979) Nutrition and the brain, vol 5: Choline and lecithin in brain disorders. Raven Press, New York
9. Barden N, Dupont A, Labrie F, Merand Y, Rouleu D, Vaudry H, Boissier JR (1981) Age-dependent changes in the beta-endorphin content of discrete rat brain nuclei. Brain Res 208, p 209
10. Barnes CA (1979) Memory deficits associated with senescence: A neurophysiological and behavioral study in the rat. J Comp Physiol Psychol 93, p 74
11. Bartus RT (1979) Physostigmine and recent memory: Effects in young and aged nonhuman primates. Science 206, p 1087
12. Bartus RT (1978) Evidence for a direct cholinergic involvement in the scopolamine-induced amnesia in monkeys: Effects of concurrent administration of physostigmine and methyphenidate with scopolamine. Pharm Biochem Behav 9, p 833
13. Bartus RT, Dean RL, Beer B (1980) Memory deficits in aged cebus monkeys and facilitation with central cholinomimetics. Neurobiol Aging 1, p 145
14. Bartus RT, Dean RL III, Beer B, Lippa AS (1982) The cholinergic hypothesis of geriatric memory disfunction. Science 217, p 408
15. Bartus RT, Dean RL III, Sherman KA, Friedman E, Beer B (1981) Profound effects of combining choline and piracetam on memory enhancement and cholinergic function in aged rats. Neurobiol Aging 2, p 105
16. Bartus RT, Dean RL, Goas JA, Lippa AS (1980) Age-related changes in passive avoidance retention: Modulation with dietary choice. Science 209, p 301
17. Bartus RT, Johnson HR (1976) Short-term memory in the rhesus monkey: Disruption from the anti-cholinergic scopolamine. Pharm Biochem Behav 5, p 39
18. Baudry M, Arst DS, Lynch G (1981) Increased [^{3}H] glutamate receptor binding in aged rats. Brain Res 223, p 195
19. Baudry M, Lynch G (1980) Hypothesis regarding the cellular mechanisms responsible for long-term synaptic potentation in the hippocampus. Exp Neurol 68, p 202
20. Bayon A, Shoemaker WJ, McGinty J, Bloom FE (1982) Immunodetection of endorphins and enkephalins: A search for reliability. International review of neurobiology, vol 24, in press
21. Benedetti MS, Keane PE (1980) Differential changes in monoamine oxidase A and B activity in the aging rat brain. J Neurochem 35, p 1026
22. Berg A, Zimmerman ID (1975) Effects of electrical stimulation and norepinephrine on cyclic-AMP levels in the cerebral cortex of the aging rat. Mech Ageing Develop 4, p 377
23. Bertler A (1961) Occurrence and localization of catecholamines in the human brain. Acta Physiol Scand 51, p 97

24. Bhattacharyya AK, Pradhan SN (1980) Comparative effects of dopamine agonists in young and old rats. Fed Proc 39, p 508
25. Bird ED, Iversen LL (1974) Huntington's chorea: Post-mortem measurement of glutamic acid decarboxylase, choline acetyltransferase and dopamine in basal ganglia. Brain 97, p 457
26. Bird ED, Mackay AVP, Rayner CN, Iversen LL (1973) Reduced glutamic-acid-decarboxylase activity of post-mortem brain in Huntington's chorea. Lancet 1, p 1090
27. Bloom FE, McGinty JF (1981) Cellular distribution and function of endorphins. In: Endogenous peptides and learning and memory processes. Academic Press, New York, p 199
28. Boston Collaborative Drug Surveillance Program Report (1973) Clinical depression of the CNS due to diazepam and chlordiazepoxide in relation to cigarette smoking and age. N Engl J Med 288, p 277
29. Bowen DM, Smith CB, White P, Davison AN (1976) Neurotransmitter-related indices of hypoxia in senile dementia and other abiotrophies. Brain 99, p 459
30. Bowers MB, Gerbode FA (1968) Relationship of monoamine metabolites in human cerebrospinal fluid to age. Nature 219, p 1256
31. Brennan MJ, Dallob A, Friedman E (1981) Involvement of hippocampal serotonergic activity in age-related changes in exploratory behavior. Neurobiol Aging 2, p 199
32. Buck SH, Deshmukh PP, Burks TF, Yamamura HI (1981) A survey of substance P, somatostatin, and neurotensin levels in aging in the rat and human central nervous system. Neurobiol Aging 2, p 257
33. Burks TF, Buck SH, Yamamura HI, Deshmukh PP (1981) Level of substance P, somatostatin, and neurotensin in rodent and human CNS in aging. Age 4, p 143
34. Carlsson A, Adolfsson R, Aquilonius SM, Gottfries CG, Oreland L, Svennerholm L, Winblad B (1980) Biogenic amines in human brain in normal aging, senile dementia, and chronic alcoholism. In: Goldstein M, Lieberman A, Caine DB, Thorner MO (eds) Ergot compounds and brain function. Neuroendocrine and neuropsychiatric aspects. Raven Press, New York, p 295
35. Carlsson A, Winblad B (1976) The influence of age and time interval between death and autopsy on dopamine and 3-methoxytyramine levels in human basal ganglia. J Neural Transm 38, p 271
36. Christe JE, Shering A, Ferguson J, Glen AIM (1981) Physostigmine and arecholine: Effects of intravenous infusions in Alzheimer presenile dementia. Brit J Psychiat 138, p 46
37. Clark SM, Lipton JM (1981) Hypothermia produced in aged squirrel monkeys by central administration of taurine. Exp Aging Res 7, p 17
38. Coleman GC, Barthold SW, Osbaldiston GW, Foster SJ, Jonas AM (1977) Pathological changes during aging in barrier-related Fischer 344 male rats. J Gerontol 32, p 258
39. Cooper JR, Bloom FE, Roth RH (1978) The biochemical basis of neuropharmacology. Oxford University Press, New York, p 225
40. Cooper RL, McNamara MC, Thompson WG (1980) Vasopressin and conditioned flavor aversion in aged rats. Neurobiol Aging 1, p 53
41. Corkin S (1981) Acetylcholine, aging and Alzheimer's disease. TINS 42, p 287
42. Corsellis JAN (1976) Some observations on the Purkinje cell population and on brain volume in human aging. In: Terry RD, Gershon S (eds) Neurobiology of aging. Raven Press, New York, p 205
43. Costa E, Meek J (1974) Regulation of the biosynthesis of catecholamines and serotonin in the CNS. Ann Rev Pharmacol 14, p 491
44. Cote LJ, Kebabian TW (1978) Beta-adrenergic receptor in brain: Comparison of ^{3}H-dihydroalprenolol binding sites and a beta-adrenergic receptor regulating the adenyl cyclase activity in cell free homogenates. Life Sci 23, p 1703
45. Cote LJ, Kremzner LT (1974) Changes in neurotransmitter systems with increasing age in human brain. Trans Am Soc Neurochem 5, p 83
46. Crook T, Gershon S (eds) (1981) Strategies for the development of an effective treatment for senile dementia. Mark Powley Associates, New Canaan, Connecticut, 322 pages
47. Davies P (1978) Studies on the neurochemistry of central cholinergic systems in Alzheimer's disease. In: Katzman R, Terry RD, Bick KL (eds) Alzheimer's disease: Senile dementia and related disorders. Raven Press, New York, p 453

48. Davies P, Fiesullin S (1981) Postmortem stability of α-bungarotoxin binding sites in mouse and human brain. Brain Res 216, p 449
49. Davies P, Verth AH (1977) Regional distribution of muscarinic acetylcholine receptor in normal and Alzheimer's type dementia brains. Brain Res 138, p 385
50. Davies P, Terry RD (1981) Cortical somatostatin-like immunoreactivity in cases of Alzheimer's disease and SDAT. Neurobiol Aging 2, p 9
51. Davis KL, Berger PA (1979) Brain acetylcholine and neuropsychiatric disease. Plenum Press, New York
52. Davis KL, Mohs RC, Tinklenberg JR (1979) Enhancement of memory by physostigmine. N Engl J Med 301, p 946
53. Davis KL, Yamamura HI (1978) Cholinergic underactivity in human memory disorders. Life Sci 23, p 1729
54. De Koning-Verest IF (1980) Glutamate metabolism in ageing rat brain. Mech Ageing Develop 13, p 83
55. Demarest KT, Moore KE, Riegle GD (in press) Dopaminergic neuronal function, anterior pituitary dopamine content, and serum concentrations of prolactin, luteinizing hormone and progesterone in the aged female rat. Brain Res
56. Demarest KT, Riegle GD, Moore KE (1980) Characteristics of dopaminergic neurons in the aged male rat. Neuroendocrinology 31, p 222
57. Deutsch JA (1973) The cholinergic synapse and the site of memory. In: Deutsch JA (ed) The physiological basis of memory. Academic Press, New York, p 59
58. Diaz PM, Ngai SH, Costa E (1968) Factors modulating brain serotonin turnover. In: Costa E, Sandler M (eds) Advances in pharmacology, vol 6, part B. Academic Press, New York, p 75
59. Drachman DA, Leavitt JL (1974) Human memory and the cholinergic system. A relationship to aging? Arch Neurol 30, p 113
60. Drachman DA (1977) Memory and cognitive function in man: Does the cholinergic system have a specific role? Neurology 27, p 783
61. Drachman DA, Sahakian BJ (1980) Memory and cognitive function in the elderly: A preliminary trial of physostigmines. Arch Neurol 37, p 674
62. Drachman DA, Noffsinger D, Sahakian BJ, Kurdzeil S, Fleming P (1980) Aging, memory and the cholinergic system: A study of dichotic listening. Neurobiol Aging 1, p 39
63. Enna SJ, Bird ED, Bennet JP, Bylund DB, Yamamura HI, Iversen LL, Snyder SH (1976) Huntington's chorea: Changes in neurotransmitter receptors in the brain. N Engl J Med 294, p 1305
64. Enna SJ, Strong R (1981) Age-related alterations in CNS neurotransmitter receptor binding. In: Enna S, Samorajski T, Beer B (eds) Brain neurotransmitters and receptors in aging and age-related disorders. Raven Press, New York, p 133
65. Epstein MH, Barrows CH Jr (1969) The effects of age on the activity of glutamic acid decarboxylase in various regions of the brains of rats. J Gerontol 24, p 136
66. Estes KS, Simpkins JW (1980) Age-related alterations in catecholamine concentrations in discrete preoptic area and hypothalamic regions in the male rat. Brain Res 194, p 556
67. Finch CE, Potter DE, Kenny AD (1978) Advances in experimental medicine and biology. In: Finch CE, Potter DE, Kenny AD (eds) Parkinson's disease-II, vol 113. Plenum Press, New York
68. Finch CE (1973) Catecholamine metabolism in the brains of aging male mice. Brain Res 52, p 261
69. Finch CE (1976) The regulation of physiological changes during mammalian aging. Quart Rev Biol 51, p 49
70. Finch CE (1977) Neuroendocrine and autonomic aspects of aging. In: Finch CE, Hayflick I (eds) Handbook of the biology of aging. Van Nostrand Reinhold, New York, p 262
71. Finch CE (1978) Age-related changes in brain catecholamines: A synopsis of findings in C57BL/6J mice and the rodent models. In: Finch CE, Potter DE, Kenny AD (eds) Advances in experimental medicine and biology, vol 113: Parkinson's disease-II. Plenum Press, New York, p 15
72. Finch CE (1980) The relationships of aging changes in the basal ganglia to manifestations of Huntington's chorea. Ann Neurol 7, p 406

73. Fonda ML, Acree DW, Auerbach SB (1973) The relationships of gamma-aminobutyrate levels and its metabolism to age in brains of mice. Arch Biochem Biophys 159, p 622
74. Forman LJ, Sonntag WE, Van Vugt DA, Meites J (1981) Immunoreactive β-endorphin in the plasma, pituitary and hypothalamus of young and old male rats. Neurobiol Aging 2, p 281
75. Friede RL, Magee KR (1962) Alzheimer's disease. Neurology 12, p 213
76. Friede RL (1965) Enzyme histochemical studies of senile plaques. J Neuropathol Exp Neurol 24, p 477
77. Friedman E, Sherman KA, Ferris SH, Reisberg B, Bartus RT, Schneck MK (1981) Clinical response to choline plus piracetam in senile dementia: Relation to red-cell choline levels. N Engl J Med 304, p 1490
78. Gambert SR (1981) Interaction of age and thyroid hormone status on β-endorphin content in rat corpus striatum and hypothalamus. Neuroendocrinology 32, p 114
79. Gambert SR, Garthwaite TL, Pontzer CH, Hagen TC (1980) Age-related changes in CNS β-endorphin and ACTH. Neuroendocrinology 31, p 252
80. Gibson DC, Adelman RC, Finch CE (1978) Development of the rodent as a model system of aging. U.S. Government Printing Office, Washington D.C., DHEW Publication no (NIH), pp 79–161
81. Gibson GE, Peterson C, Jenden DJ (1981) Brain acetylcholine synthesis declines with senescence. Science 213, p 674
82. Gibson GE, Peterson C, Sansone J (1981) Neurotransmitter and carbohydrate metabolism during aging and mild hypoxia. Neurobiol Aging 2, p 165
83. Gibson GE, Peterson C (1981) Regional acetylcholine metabolism in senescent mice. Age 4, p 143
84. Giudicelli Y, Pequerry R (1978) β-adrenergic receptors and catecholamine-sensitive adenylate cyclase in rat fat-cell membrane: Influence of growth, cell size and ageing. Eur J Biochem 90, p 413
85. Goldman G, Coleman PD (1981) Neuron numbers in locus coeruleus do not change with age in Fisher 344 rat. Neurobiol Aging 2, p 33
86. Gottfries CS, Gottfries I, Johansson B, Olsson R, Persson T, Roos BE, Sjostrom R (1971) Acid monoamine metabolites in human cerebrospinal fluid and their relations to age and sex. Neuropharm 10, p 665
87. Govoni S, Loddo P, Spano PF, Trabucchi M (1977) Dopamine receptor sensitivity in brain and retina of rats during aging. Brain Res 138, p 565
88. Govoni S, Memo M, Saiani L, Spano PF, Trabucchi M (1980) Impairment of brain neurotransmitter receptors in aged rats. Mech Ageing Develop 12, p 39
89. Greenberg LH, Weiss B (1978) Beta-adrenergic receptors in aged rat brain: Reduced number and capacity of pineal gland to develop supersensitivity. Science 201, p 61
90. Greenberg LH, Weiss B (1979) Ability of aged rats to alter beta adrenergic receptors of brain in response to repeated administration of reserpine and desmethylimipramine. J Pharmacol Exp Ther 211, p 309
91. Grote SS, Moses SG, Robins E, Hudgens RW, Croninger AB (1974) A study of selected catecholamine-metabolizing enzymes: A comparison of depressive suicides and alcoholic suicides with controls. J Neurochem 23, p 791
92. Haycock JW, White WF, McGaugh JL, Cotman CW (1977) Enhanced stimulus-secretion coupling from brains of aged mice. Exp Neurol 57, p 873
93. Hess GD, Joseph JA, Roth GS (1981) Effects of age on sensitivity to pain and brain opiate receptors. Neurobiol Aging 2, p 49
94. Hicks P, Rolsten C, Hsu L, Schoolar J, Samorajski T (1979) Brain uptake index for choline in aged rats. Soc Neurosci Abstr. 5, p 6
95. Hoffman GE, Sladek JR Jr (1980) Age-related changes in dopamine, LHRH and somatostatin in the rat hypothalamus. Neurobiol Aging 1, p 27
96. Hornykiewicz O (1974) Abnormalities of nigrostriatal dopamine metabolism: Neurochemical, morphological and clinical correlations. J Pharmacol 5 [Suppl], p 64
97. Huang HH, Simpkins JW, Meites J (1977) Hypothalamic norepinephrine (NE), dopamine (DA) turnover and relation to LH, FSH, and prolactin release in old female rats. Endocrinology [Suppl] 100, p 331

98. Ingram DK, London ED, Goodrick CL (1981) Age and neurochemical correlates of radial maze performance in rats. Neurobiol Aging 2, p 41
99. James TC, Kanungo MS (1976) Alterations in atropine sites of the brain of rats as a function of age. Biochem Biophys Res Commun 72, p 170
100. Jonec VJ, Finch CE (1975) Senescence and dopamine uptake by subcellular fractions of the C57BL/6J male mouse brain. Brain Res 91, p 197
101. Joseph JA, Berger RE, Engel BT, Roth GS (1978) Age-related changes in the nigrostriatum: A behavioral and biochemical analysis. J Gerontol 33, p 643
102. Karnaukhov VN (1973) The role of carotenoids in the formation of lipofuscin and the adaptation of animal cells to oxygen insufficiency. Tsitologica 15, p 538
103. Karobath M, Placheta P, Lippitsch M, Krogsgaard-Larsen P (1980) Characterization of GABA-stimulated benzodiazepine receptor binding. In: Pepeu G, Kuhar MJ, Enna SJ (eds) Receptors for neurotransmitters and peptide hormones. Raven Press, New York, p 313
104. Katzman R, Terry RD, Bick KL (eds) (1978) Alzheimer's disease: Senile dementia and related disorders. Raven Press, New York
105. Kubanis P, Zornetzer SF (1981) Age-related behavioral and neurobiological changes. A review with emphasis on memory. Behav Neural Biol 31, p 115
106. Kumar MSA, Chen CL, Huang HH (1980) Pituitary and hypothalamic concentration of met-enkephalin in young and old rats. Neurobiol Aging 1, p 153
107. Lal H, Gianforcano R, Nandy K (1979) Marked alterations in responsivity to psycho-stimulation and cholingergic drugs associated with senescence in the female mouse. Soc Neurosci Abstr 5, p 7
108. Landfield PW, Lynch G (1977) Impaired monosynaptic potentation in *in vitro* hippocampal slices from aged, memory-deficient rats. J Gerontol 32, p 523
109. Landfield PW, McGaugh JL, Lynch G (1978) Impaired synaptic potentation processes in the hippocampus of aged, memory-deficient rats. Brain Res 150, p 85
110. Lee T, Seeman P, Rajput A, Farley IJ, Hornykiewicz O (1978) Receptor basis for dopaminergic supersensitivity in Parkinson's disease. Nature 273, p 59
111. Lippa AS, Critchett DJ, Ehlert F, Yamamura HI, Enna SJ, Bartus RT (1981) Age-related alterations in neurotransmitter receptors: An electrophysiological and biochemical analysis. Neurobiol Aging 2, p 3
112. Lippa AS, Pelham RW, Beer B, Critchett DJ, Dean RL, Bartus RT (1980) Brain cholinergic dysfunction and memory in aged rats. Neurobiol Aging 1, p 13
113. Lloyd KG, Drekser S, Bird ED (1977) Alterations in ^{3}H-GABA binding in Huntington's chorea. Life Sci 21, p 747
114. Lofstrom AP, Eneroth JA, Gustafsson JA, Skett P (1977) Effect of estradiol benzoate on catecholamine levels and turnover in discrete areas of the median eminence and the limbic forebrain, and on serum LH, FSH, and prolactin concentrations in the ovariectomized female rat. Endocrinology 101, p 1559
115. Maggi A, Schmidt MJ, Shetti B, Enna SJ (1979) Effect of aging on neurotransmitter receptor binding in rat and human brain. Life Sci 24, p 367
116. Makman MH, Ahn HS, Thal LJ, Dvorkin B, Horowitz SG, Sharpless NS, Rosenfeld M (1978) Decreased brain biogenic amine-stimulated adenylate cyclase and spiroperidol-binding sites with aging. Fed Proc 37, p 548
117. Makman MH, Ahn HS, Thal LJ, Sharpless NS, Dvorkin B, Horowitz SG, Rosenfeld M (1980) Evidence for selective loss of brain dopamine and histamine-stimulated adenylate cyclase activities in rabbits with aging. Brain Res 192, p 177
118. Marwaha J, Hoffer BJ, Freedman R (1981) Changes in noradrenergic neurotransmission in rat cerebellum during aging. Neurobiol Aging 2, p 95
119. Marwaha J, Hoffer BJ, Pittman R, Freedman R (1980) Age-related electrophysiological changes in rat cerebellum. Brain Res 201, p 85
120. McGeer EG, Fibiger HC, McGeer PL, Wickson V (1971) Aging and brain enzymes. Exp Gerontol 6, p 391
121. McGeer EG, McGeer PL (1975) Age changes in the human for some enzymes associated with metabolism of catecholamines, GABA, and acetylcholine. In: Ordy JM, Brizzee KR (eds) Neurobiology of aging. Plenum Press, New York, p 287

122. McGeer EG, McGeer PL (1976) Neurotransmitter metabolism and the aging brain. In: Terry RD, Gershon S (eds) Neurobiology of aging. Raven Press, New York, p 389
123. McGeer PL, McGeer EG (1978) Aging and neurotransmitter systems. In: Finch CE, Potter DE, Kenny AD (eds) Parkinson's disease-II. Aging and neuroendocrine relationships. Plenum Press, New York, p 41
124. McGeer PL, McGeer EG (1976) Enzymes associated with the metabolism of catecholamines, acetylcholine and GABA in human controls and patients with Parkinson's disease and Huntington's chorea. J Neurochem 26, p 65
125. McGeer PL, McGeer EG, Fibiger HC (1973) Glutamic acid decarboxylase and choline acetylase in Huntington's chorea and Parkinson's disease. Lancet II:623
126. McNamara ML, Cooper RL (1979) Age differences in conditioned taste aversion: Possible role of vasopressin. Soc Neurosci Abstr 5, p 8
127. Meek JL, Bertilsson L, Cheney DL, Zsilla G, Costa E (1977) Aging-induced changes in acetylcholine and serotonin content of discrete brain nuclei. J Gerontol 32, p 129
128. Meier-Ruge W, Reichlmeier K, Iwangoff P (1976) Enzymatic and enzyme histochemical changes of the aging animal brain and consequences for experimental pharmacology of aging. In: Terry RD, Gershon S (eds) Neurobiology of aging. Raven Press, New York, p 379
129. Messing RB, Vasquez BJ, Samaniego B, Jensen RA, Martinez J, McGaugh JL (1981) Alterations in dihydromorphine binding in cerebral hemispheres of aged male rats. J Neurochem 36, p 784
130. Messing RB, Vasquez BJ, Spiehler VR, Martinez JL, Jensen RA, Rigter H, McGaugh JL (1980) ^{3}H-dihydromorphine binding in brain regions of young and aged rats. Life Sci 26, p 921
131. Miller NE, Cohen GD (eds) (1981) Clinical aspects of Alzheimer's disease and senile dementia. Raven Press, New York
132. Miller AE, Shaar CJ, Riegle GD (1976) Aging effects on hypothalamic dopamine and norepinephrine content in the male rat. Exp Aging Res 2, p 475
133. Misra CH, Shelat HS, Smith RC (1980) Effect of age on adrenergic and dopaminergic receptor binding in rat brain. Life Sci 27, p 521
134. Mohs RC, Davis KL, Tinklenberg JR, Hollister LE (1980) Choline chloride effects on memory in the elderly. Neurobiol Aging 1, p 21
135. Mohs RC, Davis KL, Tinklenberg JR, Hollister LE, Yesavage JA, Kopell BS (1979) Choline chloride treatment of memory deficits in the elderly. Am J Psychiat 136, p 1275
136. Morin AM, Wasterlain CG (1980) Aging and rat brain muscarinic receptors as measured by quinuclidinyl benzilate binding. Neurochem Res 5, p 301
137. Moss DE, Deutsch JA (1975) Cholinergic mechanisms and memory. In: Waser PG (ed) Cholinergic mechanisms. Raven Press, New York, p 483
138. Muramoto O, Sugishita M, Sugota H, Toyokura Y (1979) Effect of physostigmine on constructional and memory tasks in Alzheimer's disease. Arch Neurol 36, p 501
139. Nandy K (1981) Morphological changes in the cerebellar cortex of aging Macaca nemestrina. Neurobiol Aging 2, p 61
140. Neff NH, Yang HT, Fuentes JA (1974) The use of selective MAO inhibitory drugs to modify amine metabolism in brain. In: Usdin E (ed) Neuropsychopharmacology of the monoamines and their regulatory enzymes. Raven Press, New York
141. Nelson FJ, Latham KR, Finch CE (1975) Plasma testosterone levels in C57BL/6J mice: Effects of age and disease. Acta Endocrinol 80, p 744
142. Nies A, Robinson DS, Davis JM et al. (1973) Changes in MAO with aging. In: Eisdorfer C, Fann WE (eds) Psychopharmacology and aging. Plenum Press, New York, p 41
143. Ordy JM, Scheide OA (1973) Univariate and multivariate models for evaluating long-term changes in neurobiological development, maturity, and aging. In: Ford DH (ed) Prog. in brain res., vol 40: Neurobiol aspects of maturation and aging. Elsevier, Amsterdam, p 25
144. Osterburg HH, Donahue HG, Severson IA, Finch CE (1981) Catecholamine levels and turnover during aging in brain regions of male C57BL/6J mice. Brain Res 224, p 337
145. Ostfeld AM, Gibson DC (1972) Epidemiology of aging. U.S. Government Printing Office, Washington D.C.

146. Papavasiliou PS, Miller ST, Thal LJ, Nerder LJ, Houlihan G, Rao SN, Stevens JM (1981) Age-related motor and catecholamine alterations in mice on L-DOPA-supplemented diet. Life Sci 28, p 2947
147. Pedigo NW, Schoemaker H, Morelli M, McDougal JN, Malick JB, Burks TF, Yamamura HI (1981) Benzodiazepine receptor binding in young, mature and senescent rat brain and kidney. Neurobiol Aging 2, p 83
148. Perry EK, Perry RH, Blessed G, Tomlinson BE (1977) Necropsy evidence of central cholinergic deficits in senile dementia. Lancet I:189
149. Perry EK, Gibson PH, Blessed G, Perry RH, Tomlinson BF (1977) Neurotransmitter enzyme abnormalities in senile dementia. J Neurol Sci 34, p 247
150. Perry EK (1980) The cholinergic system in old age and Alzheimer's disease. Age Ageing 9, p 1
151. Perry EK, Perry RH, Blessed G, Gibson PH, Tomlinson BE (1977) A cholinergic connection between normal ageing and senile dementia in the human hippocampus. Neurosci Lett 6, p 85
152. Perry EK, Blessed G, Tomlinson BE, Perry RH, Crow TJ, Cross AJ, Dockray GJ, Dimaline R, Aggregui A (1981) Neurochemical activities in human temporal lobe related to aging and Alzheimer-type changes. Neurobiol Aging 2, p 251
153. Peters BH, Leving HS (1978) Effects of physostigmine and lecithin on memory in Alzheimer's disease. Ann Neurol 6, p 219
154. Pittman RN, Minneman K, Molinoff PB (1980) Alterations in α- and β-adrenergic receptor density in the cerebellum of aging rats. J Neurochem 35, p 273
155. Plaitakis A, Berl S, Yahr MD (1982) Abnormal glutamate metabolism in an adult-onset degenerative neurological disorder. Science 216, p 193
156. Ponzio F, Brunello N, Algeri S (1978) Catecholamine synthesis in brain of aging rats. J Neurochem 30, p 1617
157. Porta EA, Nitta RT, Nguyen L (1980) Effects of dietary fat, vitamin E, and aging on cerebellar Purkinje cells of the rat. Fed Proc 39, p 500
158. Prange AJ, White JE, Lipton MA, Kindead MA (1967) Influence of age on MAO and catechol-O-methyl transferase in rat tissues. Life Sci 6, p 581
159. Price MT, Olney JW, Haft R (1981) Age-related changes in glutamate concentration and synaptosomal glutamate uptake in adult rat striatum. Life Sci 28, p 1365
160. Puri SK, Volicer L (1977) Effects of aging on cyclic AMP levels and adenylate cyclase and phosphodiesterase activities in the rat corpus striatum. Mech Ageing Develop 6, p 53
161. Randall PK, Severson JA, Finch CE (1981) Aging and the regulation of striatal dopaminergic mechanisms in mice. J Pharm Exp Ther 219, p 695
162. Reis DJ, Ross RA, Joh TH (1977) Changes in the activity and amounts of enzymes synthesizing catecholamines and acetylcholine in brain, adrenal medulla, and sympathetic ganglia of aged rat and mouse. Brain Res 136, p 465
163. Reisine TD, Beaumont K, Bird ED, Spokes E, Yamamura HI (1979) Huntington's disease: Alterations in neurotransmitter receptor binding in the human brain. In: Barbeau A, Chase T, Paulson GW (eds) Advances in neurology, vol 23: Huntington's disease. Raven Press, New York, p 717
164. Reisine TD, Pedigo NW, Meiners C, Iqbal K, Yamamura HI (1980) Alzheimer's disease: Studies on neurochemical alterations in the brain. In: Amaducci L, Davison AN, Antuono P (eds) Aging of the brain and dementia. Raven Press, New York, p 147
165. Riederer P, Wuketich ST (1976) Time course of nigrostriatal degeneration in Parkinson's disease. J Neural Transm 38, p 277
166. Robinson DS (1975) Changes in MAO and monoamines with human development and aging. Fed Proc 34, p 103
167. Robinson DS, Nies A, Davis JN, Bunney WE, Davis JM, Colburn RW, Bourne HR, Shaw DM, Coppen AJ (1972) Aging, monoamines and MAO levels. Lancet I:290
168. Robinson DS, Sourkes RL, Nies A, Harris LS, Spector S, Bartlett DL, Kaye IS (1977) Monoamine metabolism in human brain. Arch Gen Psychiat 34, p 89
169. Rogers J, Zornetzer SF, Bloom FE (1981) Senescent pathology of cerebellum: Purkinje neurons and their parallel fiber afferents. Neurobiol Aging 2, p 15

170. Rogers J, Silver MA, Shoemaker WJ, Bloom FE (1980) Senescent changes in a neurobiological model system: Cerebellar Purkinje cell electrophysiology and correlative anatomy. Neurobiol Aging 1, p 3
171. Rogers J, Zornetzer SF, Shoemaker WJ, Bloom FE (1981) Electrophysiology of aging brain: Senescent pathology of cerebellum. In: Enna SJ, Samorajski T (eds) Brain neurotransmitters and receptors in aging and age-related disorders. Raven Press, New York, p 81
172. Roubein IF, Embree LJ, Kay D, Jackson DJ (1981) Aging effect on biogenic amines in rat hippocampus. Age 4, p 144
173. Samorajski T, Rolsten C (1973) Age and regional differences in the chemical composition of brains of mice, monkeys, and humans. In: Ford DH (ed) Progress in brain res, vol 40: Neurobiological aspects of maturation and Aging. Elsevier, Amsterdam, p 251
174. Samorajski T, Rolsten C, Ordy JM (1971) Changes in behavior, brain and neuroendocrine chemistry with age and stress in C57BL/10 male mice. J Gerontol 26, p 168
175. Sastry BV, Janson VE, Jaiswal N, Tayeb OS (1981) Deficiencies in the cholinergic nervous system of the rat cerebrum as a function of age. Age 4, p 142
176. Schmidt MJ (1981) The cyclic nucleotide system in the brain during aging. In: Enna SJ, Samorajski T, Beer B (eds) Brain neurotransmitters and receptors in aging and age-related disorders. Raven Press, New York, p 171
177. Schmidt MJ, Thornberry JF (1978) Cyclic AMP and cyclic GMP accumulation in vitro in brain regions of young, old, and aged rats. Brain Res 139, p 159
178. Schocken DD, Roth GS (1977) Reduced beta-adrenergic receptor concentrations in ageing man. Nature 267, p 856
179. Segal PE, Miller C, Timiras PS (1975) Abstr 10th Cong Gerontol 2, p 33
180. Severson JA, Finch CE (1980) Age changes in human basal ganglion dopamine receptors. Fed Proc 39, p 508
181. Severson JA, Finch CE (1980) Reduced dopaminergic binding during aging in the rodent striatum. Brain Res 192, p 147
182. Sherman KA, Dallob A, Dean RL, Bartus RT, Friedman E (1980) Neurochemical and behavioral deficit in aging rats. Fed Proc 39, p 508
183. Sherman KA, Friedman E, Bartus RT (1981) Presynaptic cholinergic mechanisms in brains of aged, memory impaired Fisher 344 rats. Age 4, p 142
184. Shih JC, Young H (1978) The alteration of serotonin binding sites in aged human brain. Life Sci 23, p 1441
185. Siakatos AN, Armstrong D (1976) Advances in behavioral biology, vol 16, In: Ordy JM, Brizzee KR (eds). Plenum Press, New York, p 369
186. Simpkins JW, Mueller GP, Huang HH, Meites J (1977) Evidence for depressed catecholamine and enhanced serotonin metabolism in aging male rats: Possible relation to gondotropin secretion. Endocrinology 100, p 1672
187. Sims KL, Bloom FE (1973) Rat brain 3,4-dihydroxyphenylalanine and 5-hydroxytryptophan decarboxylase activities: Differential effects of 6-hydroxydopamine. Brain Res 49, p 165
188. Sitaram N, Weingartner H, Gillin JC (1978) Human serial learning: enhancement with arecholine and choline and impairment with scopolamine. Science 201, p 274
189. Sladek CD, McNeill TH, Gregg CM, Blair ML, Baggs RB (1981) Vasopressin and renin response to dehydration in aged rats. Neurobiol Aging 2, p 293
190. Smith AM, Swash M (1979) Physostigmines in Alzheimer's disease. Lancet I:42
191. Smith RC, Shelat HS, Sammeta J, Misra CH (1981) Aging, receptors and neuroleptic drugs. In: Enna SJ, Samorajski T, Beer B (eds) Aging, vol 17: Brain Neurotransmitters and receptors in aging and age-related disorders. Raven Press, New York, p 231
192. Spokes GS (1979) An analysis of factors influencing measurements of dopamine, noradrenaline, glutamate decarboxylase and choline acetylase in human postmortem brain tissue. Brain 120, p 333
193. Steger RW, Sonntag WE, Van Vugt DA, Forman LJ, Meites J (1980) Reduced ability of naloxone to stimulate LH and testosterone release in aging male rats; possible relation to increase in hypothalamic met^5-enkephalin. Life Sci 27, p 747

194. Storer JB (1969) Longevity and gross pathology at death in 22 inbred mouse strains. J Gerontol 21, p 404
195. Storm-Mathisen J (1976) Distribution of the components of the GABA system in neuronal tissue: cerebellum and hippocampus. In: Roberts E, Chase TN, Tower DB (eds) GABA in nervous system function. Raven Press, New York, p 149
196. Storm-Mathiesen J (1977) Localization of transmitter candidates in the brain: The hippocampal formation as a model. Prog Neurobiol 8, p 119
197. Stramentinoli G, Gualano M, Catto E, Algeri S (1977) Tissue levels of S-adenosylmethionine in aging rats. J Gerontol 32, p 392
198. Strong R, Hicks P, Hsu L, Bartus RT, Enna SJ (1980) Age-related alterations in the rodent brain cholinergic system and behavior. Neurobiol Aging 1, p 59
199. Strong R, Hsu L, Hicks P, Enna SJ (1979) Age-related decrease in mouse brain cholinergic muscarinic receptor binding. Soc Neurosci Abstr 5, p 11
200. Sun AY (1976) Aging and in vivo norepinephrine-uptake in mammalian brain. Exp Aging Res 2, p 207
201. Thal LJ, Horowitz SG, Dvorkin B, Makman MH (1980) Evidence for loss of brain [^{3}H]spiroperidol and [^{3}H]ADTN binding sites in rabbit brain with aging. Brain Res 192, p 185
202. Timiras PS, Vernadakis A (1972) Structural, biochemical, and functional aging of the nervous system. In: Timiras PS (ed) Developmental physiology and aging. Macmillan, New York, p 502
203. Timaras PS, Hudson DB, Oklund S (1973) Changes in CNS free amino acids with development and aging. In: Ford DH (ed) Progress in brain research, vol 40: Neurobiological aspects of maturation and aging. Elsevier, Amsterdam, p 267
204. Turkington MR, Everitt AV (1976) The neurohypophysis and aging with special reference to the antidiuretic hormone. In: Everitt AV, Burgess JA, Charles C (eds)Hypothalamus, pituitary and aging. Thomas, Springfield, III, p 123
205. Unsworth BR, Fleming LH, Caron PC (1980) Neurotransmitter enzymes in telencephalon, brain stem, and cerebellum during the entire life span of the mouse. Mech Ageing Develop 13, p 205
206. Vernadakis A (1973) Comparative studies of neurotransmitter substances in the maturing and aging CNS of the chicken. In: Ford DH (ed) Progress in brain research, vol 40: Neurobiological aspects of maturation and aging. Elsevier, Amsterdam, p 341
207. Verzar F (1961) The age of the individual as one of the parameters of pharmacological action. Acta Physiol Acad Sci Hungary 19, p 313
208. Vijayan VK (1977) Cholinergic enzymes in the cerebellum and the hippocampus of the senescent mouse. Exp Gerontol 12, p 7
209. Vijayashankar N, Brody H (1979) A quantitative study of the pigmented neurons in the nuclei locus coeruleus and subcoeruleus in man as related to aging. J Neuropathol Exp Neurol 38, p 490
210. Walker JB, Walker JP (1973) Properties of adenylate cyclase from senescent rat brain. Brain Res 54, p 391
211. Waller SB, Ingram DK, Reynolds MA, London ED (1981) Changes in neurotransmitter synthetic enzymes as a function of genotype and age. Age 4, p 143
212. Wastek GJ, Stern LZ, Johnson PC, Yamamura HI (1976) Huntington's disease: Regional alteration in muscarinic cholinergic receptor binding in human brain. Life Sci 19, p 1033
213. Weiner RI, Ganong WF (1978) Role of brain monoamines and histamine in regulation of anterior pituitary secretion. Physiol Rev 58, p 905
214. Wheeler DD (1980) Aging of membrane transport mechanisms in the CNS. High-affinity glutamic acid transport in rat cortical synaptosomes. Exp Gerontol 15, p 269
215. White P, Hiley CR, Goodhardt MJ, Carrasco LH, Keet JP, Williams IEI, Bowen DM (1977) Neocortical cholinergic neurons in elderly people. Lancet I:668
216. Wree A, Braak H, Schleicher A, Zilles K (1980) Biomathematical analysis of the neuronal loss in the aging human brain of both sexes, demonstrated in pigment preparations of the pars cerebellaris locus coerulei. Anat Embryol 160, p 105

217. Yamamura HI (1981) Neurotransmitter receptor alterations in age-related disorders. In: Enna SJ, Samorajski T, Beer B (eds) Brain neurotransmitters and receptors in aging and age-related disorders. Raven Press, New York, p 143
218. Yates CM, Simpson J, Maloney AFJ, Gordon A, Reid AH (1980) Alzheimer-like cholinergic deficiency in Down syndrome. Lancet II:979
219. Zimmerman ID, Berg AP (1975) Phosphodiesterase and adenyl-cyclase activities in the cerebral cortex of the aging rat. Mech Ageing Develop 4, p 89
220. Zornetzer SF, Bloom FE, Mervis R, Rogers J (1981) Senescent changes in balance, coordination, and cerebellar microanatomy. Neurosci Abstr 7, p 690

Neurochemische Wirkungen von Ergolinderivaten

A. MORETTI*, N. CARFAGNA, C. CACCIA, M. CARPENTIERI,
A. AMICO, G. MARCHI und F. TRUNZO

Einleitung

Nicergolin** ist ein Ergolinderivat mit klinischer Aktivität bei chronischer zerebraler Gefäßinsuffizienz [1] und bei Patienten mit seniler Demenz [2].

Pharmakologische Studien an verschiedenen Tierarten haben gezeigt, daß dieses Medikament den zerebralen Energiestoffwechsel unter hypoxischen und ischämischen Bedingungen verbessert (Literaturübersicht in [3]). Die Dauerverabreichung von Sermion an normoxische Ratten moduliert die Aktivität einiger Schlüsselenzyme der Energieumwandlung im Gehirn der Versuchstiere verschiedenen Alters bis zur Seneszenz [4].

Diese Wirkungen auf die Energieumwandlung im Gehirn veranlaßten uns, die Aktivität von Sermion an zwei grundlegenden Systemen zu untersuchen, deren Funktion in hohem Maße vom Energiestoffwechsel abhängt, dem Neurotransmittersystem und der Proteinsynthese. Veränderungen in den Neurotransmittersystemen, wie denen der Katecholamine (insbesondere Dopamin) und des Azetylcholins, sind am alternden Gehirn [5] und in Zuständen mit verringerter Energieversorgung des Gehirns [6] gut dokumentiert. Auch wir fanden einen verkleinerten Dopamingehalt und -umsatz in verschiedenen Gehirnarealen älterer Ratten [7]. Es ist allgemein anerkannt, daß die Einflüsse von Pharmaka auf das Verhalten im wesentlichen auf Prozessen beruhen, die sich auf neuronaler Ebene abspielen.

Auch die Proteinsynthese ist bei zerebraler Ischämie [8, 9] und beim Altern [10] eingeschränkt.

In der vorliegenden Untersuchung studierten wir als erstes die Interaktion von Sermion mit verschiedenen Neurotransmitterrezeptoren durch Bindungsverfahren in vitro. Darauf untersuchten wir die Wirkung kurz- und langfristiger Sermiongabe auf den zerebralen Neurotransmitterstoffwechsel. Die Konzentration der Aminmetaboliten galt hierbei als biochemischer Index ihres Umsatzes. Schließlich studierten wir die Wirkung von Sermion auf die Proteinsynthese nach oraler Langzeittherapie.

---

* Farmitalia Carlo Erba, Centro Ricerche, I-20014 Nerviano (Milano)
** Sermion/Sermion Forte, Farmitalia

Material und Methoden

Versuchstiere

Wir benutzten männliche Sprague-Dawley-Ratten (200–250 g), die in einem 12-h-Hell-Dunkel-Rhythmus bei freiem Zugang zu Nahrung und Wasser gehalten wurden. Sie wurden durch Köpfen getötet. Die Hirnareale wurden rasch auf einer Eisplatte seziert (nach [11]).

Hemmung der Rezeptorbindung in vitro

Die Bindung der ^{3}H-Liganden wurde an Membranen, die wir frisch aus spezifischen Hirnregionen gewannen, wie folgt bestimmt: ^{3}H-Prazosin (0,8 nM) für α-1-noradrenerge Rezeptorstellen (receptor sites) im frontalen Kortex, Hypothalamus, Striatum und Kleinhirn nach [12]; ^{3}H-Clonidin (0,8 nM) für α-2-noradrenerge Rezeptorstellen im frontalen Kortex [13]; ^{3}H-Dihydroalprenolol (0,8 nM) für β-noradrenerge Rezeptorstellen im frontalen Kortex [14]; ^{3}H-Domperidon (0,2 nM) oder ^{3}H-Spiperon (0,4 nM) und ^{3}H-Norpropylapomorphin (0,4 nM) für dopaminerge Rezeptorstellen im Striatum und mesolimbischen Arealen [15–17]; ^{3}H-Serotonin (4 nM) für S_1-Rezeptorstellen im Hippokampus [18]; ^{3}H-GABA (5 nM) für GABA-erge Rezeptorstellen im Kleinhirn [19]; ^{3}H-Quinuklinidylbenzylat (0,5 nM) im frontalen Kortex für Muskarinrezeptorstellen [20].

Bei den Hemmungsuntersuchungen enthielt das Inkubationsmedium Sermion oder entsprechende Referenzverbindungen. Die IC_{50} (d.h. die erforderliche Konzentration des Pharmakons, um 50% der Bindung des ^{3}H-Liganden an seine eigene Rezeptorstelle zu hemmen) wurde nach der Methode der kleinsten Quadrate berechnet und war der Mittelwert aus mindestens drei Bestimmungen; hierbei deckten 6 Konzentrationsstufen eines jeden Pharmakons einen 100000fachen Bereich (10^{-10}–10^{-5} M) ab.

Wirkung auf den Neurotransmitterumsatz

Der Umsatz von Monoaminen wurde zuerst durch Messung ihrer sauren Metaboliten in spezifischen Hirnregionen untersucht. In Kurzzeitexperimenten erhielten Ratten Sermion peroral und wurden in verschiedenen Abständen (1–8 h) getötet. Für die Langzeitexperimente wurde das Medikament zweimal täglich über 45–60 Tage peroral verabreicht; die Tiere wurden zwei Stunden nach der letzten Dosis getötet. Die Hirnareale wurden rasch auf Trockeneis tiefgefroren und bei -80 °C bis zur Bestimmung aufbewahrt, die immer innerhalb von 5 Tagen durchgeführt wurde.

Dopamin und seine Metaboliten Homovanillinsäure (HVA) und 3,4-Dihydroxyphenylessigsäure (DOPAC) im Striatum und mesolimbischen Regionen (Tuberculum olfactorium und Nucleus accumbens), Noradrenalin im Hypothalamus, Serotonin und sein Metabolit 5-Hydroxy-Indol-Essigsäure (5-HIAA) im Hirnstamm wurden zuerst mit fluorometrischen Methoden [21, 22] bestimmt, nachdem sie in 0,4 m kalter Perchlorsäure homogenisiert und bei 20000 g 15 Minuten lang bei 4 °C zentrifugiert worden waren. Seit kurzem werden sie gleichzeitig durch gegenphasische HPLC (Hochdruckflüssigkeitschromatographie) mit amperometrischem Nachweis bestimmt. In diesem schnellen und hochempfindlichen Verfahren werden Gewebeextrakte direkt ohne vorherige Reinigung auf die Chromatographiesäule aufgebracht. Die erhältliche Methode [23] wurde modifiziert, um auch Dopamin nachzuweisen. Der Noradrenalinmetabolit 3-Methoxy-4-hydroxyphenyl-glykol (MOPEG-SO_4) wurde spektrofluorometrisch [24] im Kortex bestimmt.

In einem nachfolgenden Kurzzeitexperiment wurde der Katecholaminumsatz evaluiert, indem der Abfall ihres Gehalts nach α-Methyl-p-Tyrosin (α-MT) gemessen wurde. Sermion wurde in einer Dosis von 10 mg/kg s.c. zum Zeitpunkt 0 zusammen mit α-MT gegeben und ein zweites Mal 60 min später. Die Ratten wurden 2 h nach α-MT-Gabe getötet und die Katecholamine wie beschrieben bestimmt.

Wirkung auf den ^{3}H-Leucineinbau in Proteine

Die Langzeitbehandlungen wurden wie vorstehend beschrieben durchgeführt. Der Einbau von ^{3}H-Leucin in Proteine wurde nach [25] bestimmt. Schnitte von Gehirnregionen wurden mit Krebs-Ringer-Phosphatpuffer (pH 7,4) inkubiert, der den ^{3}H-markierten Vorläufer enthielt. Nach der Inkubation wurden die Schnitte in 0,5 m Perchloressigsäure homogenisiert, die Proteine wurden präzipitiert und von den Nukleinsäuren getrennt.

Daraufhin wurde ihre Radioaktivität bestimmt und auf ihren Gehalt bezogen [26].

Ergebnisse

Hemmung der Rezeptorbindung in vitro

Tabelle 1 zeigt, daß Sermion eine auffällige Affinität zu α_1-noradrenergen Rezeptorstellen besitzt, veranschaulicht durch die Fähigkeit, den spezifischen Liganden ^{3}H-Prazosin mit einer IC_{50} zwischen 0,03 nM (Hypothalamus) und 0,2 nM (frontaler Kortex) zu verdrängen. Diese Affinität war geringer als die von Prazosin (IC_{50} = 0,003–0,06 nM) und stärker als die von Dihydroergotoxin (IC_{50} = 3–6 nM; Daten sind nicht dargestellt). Sermion zeigte eine mäßige Interaktion mit Norpropylapomorphin(NPA)-markierten dopaminergen und S_1-serotoninergen Stellen (IC_{50} = 0,3–0,1 μM), jedoch geringe Affinität zu α_2-noradrenergen und keine Interaktion mit β-, GABA-ergen und Muskarinrezeptorstellen.

Tabelle 1. In vitro Affinität von Sermion und Referenzverbindungen zu Neurotransmitter-Rezeptorstellen im Rattenhirn

Rezeptor	^{3}H-Ligand	Gehirnregion	IC_{50} (nM) Sermion	IC_{50} (nM) Referenzverbindungen
Noradrenerg α_1	Prazosin	Hypothalmus	0,03	Prazosin 0,003
		Frontaler Kortex	0,2	Prazosin 0,06
α_2	Clonidin	Frontaler Kortex	750	Clonidin 3
β	DHA[a]	Frontaler Kortex	3000	Alprenolol 2
Dopaminerg	NPA[b]	Striatum	300	Pergolid 5
	Domperidon	Striatum	6000	Spiperon 0,02
	Spiperon	Striatum	3000	Haloperidol 3
		Mesolimbische Areale[c]	2000	Haloperidol 100
Serotoninerg S_1	Serotonin	Hippokampus	120	Methergolin 40
GABA	GABA	Kleinhirn	50000	GABA 400
Muskarin	QNB[d]	Frontaler Kortex	9000	Atropin 2

[a] DHA = Dihydroalprenolol
[b] NPA = Morpropylapomorphin
[c] Nucleus accumbens and Tuberculum olfactorium
[d] QNB = 3-Quinuklinidylbenzylat

Wirkung auf die Konzentration biogener Amine und ihrer Metaboliten im Gehirn

Abbildung 1 zeigt, daß eine einmalige Sermiongabe (50 mg/kg p.o.) den Noradrenalinumsatz in der Hirnrinde förderte, wie es der erhöhte Spiegel seines Metaboliten MOPEG-SO_4 und der leichte Anstieg des Dopamin im Striatum (HVA-Anstieg) anzeigen, während Serotonin unbeeinflußt blieb (5-HIAA unverändert).

Diese Ergebnisse werden weiterhin bestätigt durch die Analyse des zerebralen Katecholamingehaltes nach Hemmung ihrer Synthese durch α-MT (Abb. 2). Sermion förderte signifikant den Abfall von Dopamin in mesolimbischen Arealen und von Noradrenalin im Hypothalamus, was auf einen beschleunigten Umsatz hindeutet.

Wie Abb. 3 zeigt, konnte nach oraler Langzeitbehandlung mit Sermion (25 mg/kg zweimal tägl.) der Konzentrationsanstieg von MOPEG-SO_4 in der Hirnrinde (60% nach 8 Wochen Behandlung) bestätigt werden. Diese Wirkung blieb aus bei 5 mg/kg zweimal tägl. Darüber hinaus führte Sermion zu einem Anstieg der Dopaminmetaboliten (insbesondere HVA), was schon bei 5 mg/kg evident wurde und in mesolimbischen Regionen größer als im Striatum war. Bei dieser Dosis betrug der HVA-Anstieg 37% nach 8wöchiger Behandlung (63% bei 25 mg/kg zweimal tägl.). Die Konzentration an Dopamin (DA) wurde nur bei der höheren Dosis leicht vergrößert, während Serotonin (5-HT) und 5-HIAA unbeeinflußt blieben.

In einem nachfolgenden Experiment wurden Versuchstiere 6 Wochen entweder mit Sermion (5 mg/kg zweimal tägl.) oder Dihydroergotoxin (1 mg/kg zweimal tägl.) behandelt. Wie Abb. 4 zeigt, bestätigte Sermion seine Fähigkeit, die Konzentration von Dopaminmetaboliten in mesolimbischen Regionen zu erhöhen (HVA bis 26%), d.h. den Dopaminumsatz anzuregen, während Dihydroergotoxin zu keiner Änderung führte. Der Umsatz von Noradrenalin (MOPEG-

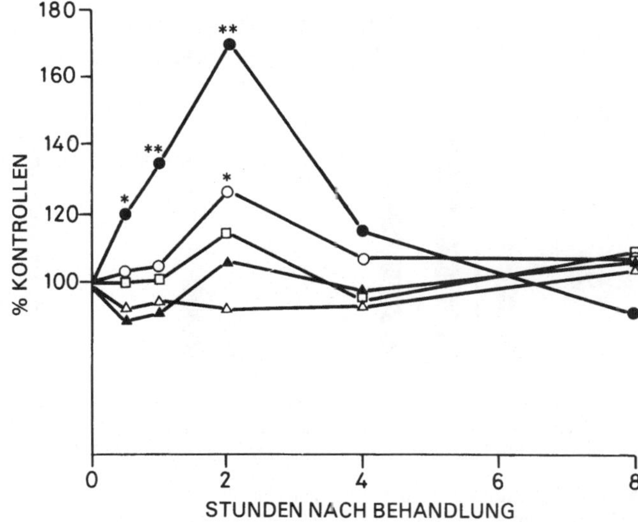

Abb. 1. Wirkung einer einmaligen oralen Dosis von Sermion (50 mg/kg) auf den Monoaminumsatz in Gehirnregionen junger erwachsener Ratten. ● MOPEG-SO_4 (Kortex); ○ HVA (Striatum); □ DOPAC (Striatum); ▲ DOPAC (mesolimbische Regionen: Tuberculum olfactorium und Nucleus accumbens); △ 5-HIAA (Hirnstamm). Jeder Punkt repräsentiert den Mittelwert von 8 Versuchstieren. Die Differenz zu den Kontrollratten ist signifikant: * $p < 0{,}05$; ** $p < 0.01$

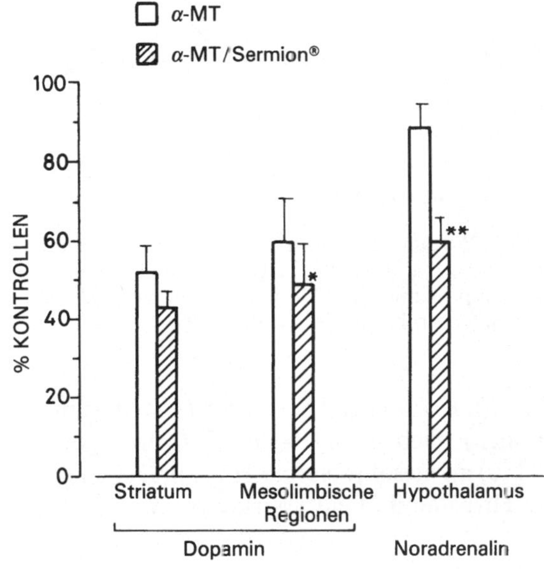

Abb. 2. Wirkung von Sermion auf die α-MT-induzierte Katecholaminverarmung. Die Ratten wurden 2 h nach α-MT-Gabe (250 mg/kg i.p.) getötet. Sermion (10 mg/kg s.c.) wurde zum Zeitpunkt 0 mit α-MT und 60 min später verabreicht. Die Signifikanzen wurden mit dem t-Test berechnet zwischen der Gruppe, die nur mit α-MT und jener, die mit der Kombination behandelt wurde. * $p < 0{,}05$; ** $p < 0{,}01$

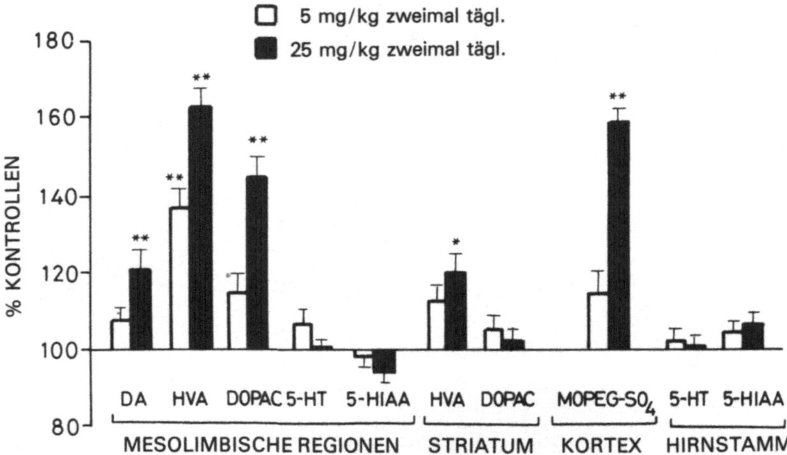

Abb. 3. Wirkung der oralen Langzeitgabe von Sermion (5 oder 25 mg/kg zweimal tägl. über 60 Tage) auf den Monoaminumsatz im Rattenhirn. Jede Säule repräsentiert den Mittelwert ± Standardabweichung bei 10–13 Versuchstieren. Die Differenz zu den Kontrollratten ist signifikant: * $p<0{,}05$; ** $p<0{,}01$

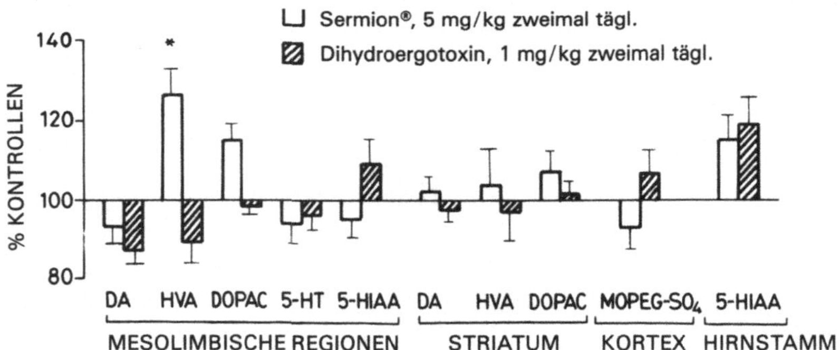

Abb. 4. Wirkung der oralen Langzeitgabe von Sermion (5 mg/kg zweimal tägl.) oder Dihydroergotoxin (1 mg/kg zweimal tägl.) über 45 Tage auf den Monoaminumsatz im Rattenhirn. Jede Säule repräsentiert den Mittelwert ± Standardabweichung bei 10 Versuchstieren. Die Differenz zu den Kontrollratten ist signifikant: * $p<0{,}05$

SO_4 im Kortex) und Serotonin (5-HIAA im Hirnstamm und mesolimbischen Regionen) blieb unangetastet. Dihydroergotoxin führte zu einem leichten Abfall (11%) an mesolimbischer HVA und einer geringen Steigerung (19%) an 5-HIAA im Hirnstamm. Beide Wirkungen waren jedoch nicht signifikant.

Wirkung auf den ^{3}H-Leucineinbau in Proteine

Tabelle 2 zeigt, daß Sermion (5 mg/kg zweimal tägl. 6 Wochen lang) zu einem 49prozentigen Anstieg des ^{3}H-Leucineinbaus in die Proteine der mesolimbischen Regionen führte. Dihydroergotoxin steigerte den Einbau um 20%.

Tabelle 2. Wirkung der oralen Langzeitgabe von Sermion oder Dihydroergotoxin auf den ^{3}H-Leucineinbau in Proteine in mesolimbischen Regionen des Rattenhirns

Behandlung mg/kg zweimal täglich	^{3}H-Leucineinbau in Proteine nmol/mg Protein
–	0,918 ± 0,111
Sermion, 5	1,361 ± 0,302 (+49%)
Dihydroergotoxin, 1	1,105 ± 0,217 (+20%)

Die Pharmaka wurden peroral 6 Wochen lang verabreicht. Die Ratten wurden 24 h nach der letzten Behandlung getötet. Die Daten stellen den Mittelwert ± Standardabweichung bei 10 Versuchstieren dar

Diskussion

Die vorliegende Untersuchung zeigt, daß Sermion in vitro eine hohe Affinität zu α_1-Adrenorezeptorstellen hat, wie seine Fähigkeit, einen spezifischen Liganden von Membranen verschiedener Gehirnareale mit einer IC_{50} in der Größenordnung von 10^{-10} M zu verdrängen, erkennen läßt. Eine starke Interaktion von Sermion mit zerebralen α_1-Adrenorezeptorstellen in vivo ist auch berichtet worden [27]. Die Affinität zu anderen aminergen Rezeptoren (Dopamin, Serotonin) ist schwächer.

Neurochemische Daten zeigen, daß Sermion den Noradrenalin- und Dopaminumsatz im Gehirn beschleunigt, was sowohl durch den Anstieg ihrer Metaboliten wie durch die gesteigerte Verarmung an Aminen bewiesen wurde. Die Wirkung auf Noradrenalin ist vermutlich eine Folge der Blockade seiner Rezeptoren, aber es ist interessant, daß sie sich durch Langzeitbehandlung nicht grundlegend ändert.

Die Wirkung oraler Langzeitbehandlung auf den Dopaminumsatz:

1. ist schon bei einer Dosis von 5 mg/kg zweimal tägl. offensichtlich, die eindeutig niedriger liegt als die, die den Noradrenalinumsatz beeinflußt;
2. wird bei dieser Dosis frühestens nach 6 Wochen offenbar und erreicht 40% nach 8 Wochen;
3. zeigt sich hauptsächlich in den mesolimbischen Regionen, d.h. in Hirnarealen, die eine grundlegende Rolle für motiviertes Verhalten spielen;
4. ist nicht mit der In vitro Interaktion mit Dopamin-D-2-Rezeptoren, die mit ^{3}H-Butyrophenonen markiert wurden, verknüpft.

Während die Wirkung auf den Noradrenalinumsatz bei Ergolinderivaten nicht ungewöhnlich ist, ist der Dopamineffekt praktisch nur bei Sermion zu finden. In der Tat wird berichtet, daß die meisten dieser Verbindungen den Dopaminumsatz zumindest nach einmaliger Behandlung hemmen [28, 29], obwohl in der vorliegenden Studie die orale Langzeitgabe von Dihydroergotoxin den Spiegel der Dopaminmetaboliten nicht signifikant beeinflußte. Unsere Ergebnisse zeigen, daß geriatrische Pharmaka, die Versuchstieren in Langzeitform verabreicht werden, unterschiedliche neurochemische Wirkungen haben können. Sie unterstreichen auch die Notwendigkeit, die Aktivität dieser Pharmaka unter denselben

Bedingungen [Weg (route) und Dauer der Therapie] wie in der Klinik zu untersuchen.

Schließlich fördert die orale Langzeittherapie mit Sermion den ^{3}H-Leucineinbau in Proteine. Wiederum ist dieser Effekt in mesolimbischen Gebieten besonders offensichtlich. So beeinflußt also die Dauergabe von Sermion einige grundlegende Vorgänge in diesen Arealen bei gleichzeitiger Aktivierung des Dopaminumsatzes. Unsere Ergebnisse bestätigen jene, die Chandra et al. [30] am Gehirn *in toto* über die Wirkung von Nicergolin auf den ^{3}H-Leucineinbau mit unterschiedlichem Behandlungsprotokoll und Dosierungsschema erzielten.

Danksagungen. Die Autoren danken Frau L. Frontini für ihre technische Assistenz und Frau D. Boioli für ihre Hilfe bei der Erstellung des Manuskripts.

Diskussion

siehe Seite 133

Literatur

1. Lehrl S, Blaha L (1981) Untersuchung von Verlaufstypen bei zerebralen Hypoxidosen am Beispiel einer Doppelblindstudie mit Nicergolin (Sermion®). Therapiewoche 31:3143–3155
2. Arrigo A, Moglia A, Borsotti L, Massarini M, Alfonsi E, Battaglia A, Sacchetti G (1982) A double-blind, placebo controlled, crossover trial with nicergoline in patients with senile dementia. Int J Clin Pharmacol Res [Suppl I] 2:23–41
3. Moretti A (1979) Metabolische und neurochemische Wirkung von Nicergolin auf das Zentralnervensystem. Arzneim-Forsch 29:1213–1223
4. Benzi G, Arrigoni E, Dagani F, Marzatico F, Curti D, Raimondo S, Dossena M, Polgatti M, Villa RF (1980) Age-dependent modification of drug interference on the enzymatic activities of the rat brain. Exp Geront 15:593–603
5. Pradhan SN (1980) Central neurotransmitters and aging. Life Sci 26:1643–1656
6. Brown RM, Kehr W, Carlsson A (1975) Functional and biochemical aspects of catecholamine metabolism in brain under hypoxia. Brain Res 85:491–509
7. Carfagna N, Caccia C, Sammartini U (1984) Brain aging and turnover of biogenic amines. Int Congress on "Functions in the Ageing Brain. From Physiological Ageing to Dementia", Saint Germain an Laye (France)
8. Dienel GA, Pulsinelli WA, Duffy TE (1980) Regional protein synthesis in rat brain following acute hemispheric ischemia. J Neurochem 35:1216–1226
9. Cooper HK, Zalewska T, Kawakami S, Hossmann KA, Kleihues P (1977) The effect of ischaemia and recirculation on protein synthesis in the rat brain. J Neurochem 28:929–934
10. Fando JL, Salinas M, Wasterlain CG (1980) Age-dependent changes in brain protein synthesis in the rat. Neurochem Res 5:373–383
11. Glowinski J, Iversen LL (1966) Regional studies of catecholamines in the rat brain-I. The disposition of [^{3}H] norepinephrine, [^{3}H] dopamine and [^{3}H] DOPA in various regions of the brain. J Neurochem 13:655–669
12. Greengrass P, Bremner R (1979) Binding characteristics of ^{3}H-prazosin to rat brain α-adrenergic receptors. Eur J Pharmacol 55:323–326
13. U'Prichard DC, Greenberg DA, Snyder SH (1977) Binding characteristics of a radiolabeled agonist and antagonist at central nervous system alfa noradrenergic receptors. Mol Pharmacol 13:454–473
14. Bylund DB, Snyder SH (1976) Beta adrenergic receptor binding in membrane preparations from mammalian brain. Mol Pharmacol 12:568–580

15. Lazareno S, Nahorski SR (1982) Selective labelling of dopamine (D_2) receptors in rat striatum by [^{3}H]-domperidone but not by [^{3}H]-spiperone. Eur J Pharmacol 81:273–285
16. Creese I, Schneider R, Snyder SH (1977) ^{3}H-Spiroperidol labels dopamine receptors in pituitary and brain. Eur J Pharmacol 46:377–381
17. Battaglia G, Titeler M (1982) [^{3}H] N-propylapomorphine and [^{3}H] Spiperone binding in brain indicate two states of the D_2-Dopamine receptor. Eur J Pharmacol 81:493–498
18. Nelson DL, Herbet A, Bourgoin S, Glowinski J, Hamon M (1978) Characteristics of central 5-HT receptors and their adaptive changes following intracerebral 5,7-dihydroxytryptamine administration in the rat. Mol Pharmacol 14:983–995
19. Enna SJ, Snyder SH (1975) Properties of γ-aminobutyric acid (GABA) receptor binding in rat brain synaptic membrane fractions. Brain Res 100:81–97
20. Yamamura HI, Snyder SH (1974) Muscarinic cholinergic binding in rat brain. Proc Natl Acad Sci USA 71:1725–1729
21. Westerink BHC, Korf J (1977) Rapid concurrent automated fluorimetric assay of noradrenaline, dopamine, 3,4-dihydroxyphenylacetic acid, homovanillic acid and 3-methoxytyramine in milligram amounts of nervous tissue after isolation on Sephadex G10. J Neurochem 29:697–706
22. Curzon G, Green AR (1970) Rapid method for the determination of 5-hydroxytryptamine and 5-hydroxyindoleacetic acid in small regions of rat brain. Br J Pharmacol 39:653–655
23. Sperk G (1982) Simultaneous determination of serotonin, 5-hydroxyindoleacetic acid, 3,4-dihydroxyphenylacetic acid and homovanillic acid by high performance liquid chromatography with electrochemical detection. J. Neurochem 38:840–843
24. Meek JL, Neff NH (1972) Fluorometric estimation of 4-hydroxy-3-methoxyphenylethyleneglycol sulphate in brain. Br J Pharmacol 45:435–441
25. Giuffrida AM, Gadaleta MN, Serra I, Renis M, Geremia E, Del Prete G, Saccone C (1979) Mitochondrial DNA, RNA, and protein synthesis in different regions of developing rat brain. Neurochem Res 4:37–52
26. Lowry OH, Rosebrough NJ, Farr AL (1951) Protein measurement with Folin phenol reagent. J Biol Chem 193:265–275
27. Caccia C, Moretti A (1983) *In vivo* labeling of α_1-adrenoceptors with [^{3}H] Prazosin. Neuroscience Lett [Suppl] 14:S49
28. Burki HR, Asper H, Ruch W, Züger PE (1978) Bromocriptine, Dihydroergotoxine, Methysergide, d-LSD, CF 25–397 and 29–712: Effects on the metabolism of the biogenic amines in the brain of the rat. Psychopharmacology 57:227–237
29. Hofmann M, Tonon GC, Spano PF, Trabucchi M (1979) Mechanisms of dihydroergotoxine's effect on prolactin release. J Pharm Pharmacol 31:42–44
30. Paul A, Chandra P (1979) Einfluß von Nicergolin auf molekularbiologische Prozesse im Gehirn und seine Auswirkung auf die Lernfähigkeit der Ratte. Arzneim-Forsch 29:1238–1251

Pharmakologische Intervention bei einigen Enzymaktivitäten in verschiedenen Gehirnarealen während Hypoxie und posthypoxischer Erholung

G. Benzi *

Einleitung

In der Pathophysiologie des Gehirns treten Hypoxie und Altern häufig in unterschiedlicher Kombination gemeinsam auf. Das Verhalten des Gehirnmetabolismus unter diesen Bedingungen ist ein bedeutendes Problem für die experimentelle Forschung und Klinik. Die Komplexität dieses Problems hat zu spezifischen experimentellen Untersuchungen geführt, die verschiedene Modelle und Evaluationsparameter benutzen. Über lange Jahre wurde die Wirkung von Pharmaka auf das Altern des Gehirns und auf zerebrovaskuläre Erkrankungen ihrem Einfluß auf die zerebrale Durchblutung zugeschrieben und die metabolische Wirkung dabei als sekundär eingestuft. Vor kurzem ließ sich nun nachweisen, daß Pharmaka den Energiestoffwechsel des Gehirns, gemessen an Enzymaktivitäten, verändern. Diese pharmakologischen Wirkungen wurden von einer Vielzahl von Faktoren wie Alter, Dauer eines Insultes, Gehirnareal und subzellulare Fraktion beeinflußt [1, 3, 4, 5, 8, 10, 25, 26, 27].

In der vorliegenden Untersuchung untersuchten wir das Verhalten von Enzymen des Energiestoffwechsels verschiedener Gehirnareale und subzellulärer Fraktionen während des Alterns bei normalen und hypoxischen Beagles. Die Hypoxie wurde durch Senkung des inspiratorischen Sauerstoffpartialdrucks hervorgerufen; die Wirkung der medikamentösen Behandlung wurde während der Hypoxie und der Erholungsphase untersucht. Als Medikament wählten wir Nicergolin **, dessen Wirkung auf den Energiestoffwechsel des Gehirns unter normalen und hypoxischen Bedingungen bei verschiedenen Tierarten und beim Menschen schon eingehend erforscht wurde.

Material und Methoden

Versuchstiere und Anästhesie

Die Experimente wurden mit 15 weiblichen Beagles im Alter von 2 Jahren („young-adult“ Hunden) und 9 im Alter von 8 Jahren („mature“ Hunden), die Standardumweltbedingungen unterworfen waren, durchgeführt. In der Vorberei-

* Istituto di Farmacologia, Facoltà di Scienze MM.FF.NN., Piazza Botta, 11, I-27100 Pavia

** Sermion/Sermion Forte, Farmitalia

tungsphase fasteten die Versuchstiere über Nacht und wurden mit Urethan prämediziert (1 g/kg i.p.). Während der Operationsphase und des Experiments erhielten die Versuchstiere eine intravenöse Injektion Gallamintriäthiodid (2–3 mg/kg), um ungestörte künstliche Beatmung und einen konstanten $paCO_2$ zu gewährleisten.

Experimentelles Design

Die drei Versuchsabschnitte waren:

1. 30 Minuten Frischluftbeatmung in Homöostase (normoxische normokapnische Hunde);
2. 12 Minuten akute Hypoxie, induziert durch Änderung der eingeatmeten Sauerstoffkonzentration auf eine 93:7-Stickstoff-Sauerstoff-Mischung unter künstlicher Beatmung (hypoxische normokapnische Hunde);
3. 3 Minuten erneuter Frischluftbeatmung (posthypoxische normokapnische Hunde).

Am Ende jeder Periode entnahmen wir Gehirnproben für Enzymbestimmungen. Durch eine Femoralvene wurde physiologische Kochsalzlösung ($0{,}1$ ml $\times$ $kg^{-1} \times min^{-1}$) über 15 Minuten vor Hypoxiebeginn bei den heranwachsenden und ausgewachsenen Kontrollhunden infundiert (Normoxie). Kochsalz- oder Nicergolinlösungen ($2{,}5 \times 10^{-3}$ m) wurden infundiert über 15+12 Minuten (Normoxie plus 12 Minuten Hypoxie; nur bei heranwachsenden Hunden) oder 15+12+3 Minuten (desgleichen plus 3 Minuten posthypoxischer Erholung; bei den heranwachsenden und ausgewachsenen Hunden).

Gehirnproben und Aufbereitung der subzellulären Fraktionen

Zum vorbestimmten Zeitpunkt wurde die linke Gehirnhemisphäre rasch entfernt und in kalte 0,32 m Sukroselösung gebettet. Die folgenden Areale wurden in einem vorgekühlten Gefäß (0–5 °C) seziert: (1) motorischer Kortex; (2) Hörrinde; (3) Sehrinde; (4) Hippokampus; (5) Striatum; (6) Hypothalamus. Das mit Sukrose gespülte, gewogene Gewebe wurde in 0,32 m Sukrose (10% w/v) bei 800 U/min über 60 s unter dreimaligem Auf- und Abschütteln homogenisiert. Das Homogenat wurde auf verschiedene Enzymaktivitäten hin analysiert oder zentrifugiert, um folgende subzellulare Präparate zu gewinnen: (a) gereinigte Mitochondrienfraktion; (b) ungereinigte Synaptosomenfraktion; (c) synaptische Mitochondrienpopulationen Typ 1 (SM1) und Typ 2 (SM2). Die gereinigte Mitochondrienfraktion und die ungereinigte Synaptosomenfraktion wurden nach der Methode von De Robertis et al. [11] unter geringfügigen Abänderungen gewonnen. Um Zellkerne und Verunreinigungen zu entfernen, wurde zweimalig bei 1000 $\times$ $g_{max} \times$ 10 min (Sorvall RC-5 Superzentrifuge; Rotor SS-34) zentrifugiert. Die ungereinigte Mitochondrienfraktion erhielten wir durch zweimaliges Zentrifugieren bei 11500 $\times$ $g_{max} \times$ 20 min. Diese ungereinigte Mitochondrienfraktion wurde erneut vorsichtig in einem festgelegten Volumen von 0,32 m Sukroselösung suspendiert, auf einen diskontinuierlichen Sukrosegradienten geschichtet (1,4; 1,2; 1,0; 0,8 m) und mit 88 000 × g_{max} × 1 h zentrifugiert (Sorvall OTD65B; Rotor AH-650). Das gereinige Mitochondriensediment wurde erneut in 0,32 m Sukroselösung suspendiert; die Synaptosomenfraktion wurde durch Aspiration gewonnen, mit 0,32 m Sukroselösung verdünnt und bei 48 000 × g_{max} × 30 min (Sorvall OTD65B; Rotor AH-650) pelletiert. Die zwei synaptischen Mitochondrienpopulationen wurden nach Lai et al. [15], modifiziert von Dagani et al. [10], gewonnen. Um diese Technik auf Hundehirngewebe anzuwenden, wurde der erste Ficollgradient aus Ficollmedium 4,5% (w/v) und 6% (w/v) zusammengestellt, um den verschiedenen Sedimentierungseigenschaften der Hundehirnmitochondrien gerecht zu werden.

Analytische Technik

Alle Fraktionen wurden in 0,32 m Sukroselösung suspendiert, und die Eiweißkonzentration wurde analysiert (Lowry et al. 1951). Die Höchstrate (V_{max}) folgender Enzymaktivitäten, die sich auf Energieumwandlung und Neurotransmission beziehen, wurde an Proben des Gesamthomogenats bestimmt: Hexokinase, EC 2.7.1.1 [13]; Phosphofruktokinase, EC 2.7.1.11 [23]; Laktatdehydrogenase, EC 1.1.1.27 [9]; Malatdehydrogenase, EC 1.1.1.37 [19]; Gesamt-NADH-Zytochrom-c-Reduktase, EC 1.6.99.3 [18]; Zytochromoxidase, EC 1.9.3.1 [21, 28]; Azetylcholinesterase, EC 3.1.1.7 [12]. Die folgenden lysosomalen Enzymaktivitäten wurden ebenfalls an Homogenatproben bestimmt: saure Phosphatase, EC 3.1.3.2 [17]; alkalische Phosphatase, EC 3.1.3.1 [17]; Betaglukosidase, EC 3.2.1.21 [20]; Betaglukuronidase, EC 3.2.1.31 [17]; Kathepsin D, EC 3.4.23.5 [2]. Für die letzte Enzymaktivität wurden Abbauprodukte von nicht ausfällbarem Eiweiß im Filtrat nach der Methode von Lowry et al. [16] gemessen.

Die Höchstrate folgender Enzymaktivitäten wurde an Proben gereinigter Mitochondrienpräparate gemessen: Zitratsynthase, EC 4.1.3.7 [23]; Malatdehydrogenase [19]; Gesamt-NADH-Zytochrom-c-Reduktase [18]; Zytochromoxidase [21, 28]; Glutamatdehydrogenase, EC 1.4.1.3 [23]; Aspartataminotransferase, EC 2.6.1.1 [15].

An Proben der ungereinigten Synaptosomenpräparate wurde die Höchstrate folgender Enzymaktivitäten bestimmt: Laktatdehydrogenase [9]; Malatdehydrogenase [19]; Zytochromoxidase [21, 28]; Azetylcholinesterase [12]. An Proben der synaptischen Mitochondrienpopulationen SM1 und SM2 wurde die Höchstrate folgender enzymatischer Aktivitäten bestimmt: Zitratsynthase [23]; Malatdehydrogenase [19]; Gesamt-NADH-Zytochrom-c-Reduktase [18]; Zytochromoxidase [21, 28]; Glutamatdehydrogenase [23]. Die letzte enzymatische Aktivität wurde in Gegenwart von Triton-X 100 (0,16% v/v) gemessen.

Die Enzymaktivitäten wurden mittels graphischer Aufzeichnungen (Beckman 25 oder Perkin-Elmer 554 oder Perkin-Elmer 551S Spektrophotometer) mindestens 3 Minuten lang gemessen und in nMol × min^{-1} × (mg Protein)$^{-1}$ ausgedrückt, außer die lysosomalen Aktivitäten, die in nMol Substrat × h^{-1} × (mg Protein)$^{-1}$ ausgedrückt wurden. Die Kathepsin-D-Aktivität wurde in (µg freigesetzten Albuminäquivalents) × h^{-1} × (mg Protein)$^{-1}$ ausgedrückt.

Statistische Analyse

Die statistische Analyse wurde auf zwei Wegen durchgeführt. Die erste Analyse erstreckte sich auf die Daten über die heranwachsenden und ausgewachsenen Versuchstiere. Die Daten in Zusammenhang mit der hypoxischen Periode (mit und ohne pharmakologische Behandlung) wurden in dieser Analyse nicht berücksichtigt, da sie nicht für die ausgewachsenen Versuchstiere bestimmt wurden. Die Ergebnisse folgender Vergleiche erwiesen sich in dieser Analyse als unabhängige Variable: (1) Alter; (2) Kontrolle vs. posthypoxische Erholung; (3) Kontrolle vs. posthypoxische Erholung plus Nicergolin; (4) Alter × (Kontrolle vs. posthypoxische Erholung); (5) Alter × (Kontrolle vs. posthypoxische Erholung plus Nicergolin); (6) posthypoxische Erholung vs. posthypoxische Erholung plus Nicergolin.

Eine zweite Analyse bei den heranwachsenden Versuchstieren zog folgende Vergleiche: (1) Kontrolle vs. Hypoxie; (2) Kontrolle vs. Hypoxie plus Nicergolin.

Die Daten wurden mit der multiplen Regressionsmethode analysiert, angewandt auf jedes Enzym, jede Fraktion und jedes Areal im Test. Die Datenverarbeitung erfolgte durch multiple Regressionanalyse unter Verwendung eines modifizierten BMD-03R-Programms. Um den Alphafehler falsch positiver Ergebnisse zu verringern, wurde p_{alpha} auf $<0{,}01$ erhöht.

Ergebnisse und Diskussion

Es wurden die Wirkungen von Hypoxie, posthypoxischer Erholung und Behandlung mit Nicergolin an Beagles getestet. Die Enzymaktivitäten wurden in verschiedenen Gehirnarealen (motorischer Kortex, Hörrinde, Sehrinde, Hippokampus, Striatum und Hypothalamus) und in mehreren Fraktionen (Gesamthomogenat, gereinigte Mitochondrienfraktion, ungereinigte Synaptosomenfraktion, synaptische Mitochondrienpopulationen) gemessen.

Das Verhalten der Enzymaktivitäten, die im Gesamthomogenat der verschiedenen Gehirnareale untersucht wurden, zeigte folgendes:

1. Die Azetylcholinesteraseaktivität in der Hörrinde verringert sich unter Hypoxie, was frühere Befunde bei Ischämie bestätigt [24].
2. Die gesteigerte Aktivität der Gesamt-NADH-Zytochrom-c-Reduktase in der Sehrinde während der posthypoxischen Erholung wurde von Nicergolin signifikant beeinflußt. Darüber hinaus zeigte bei den heranwachsenden Versuchstieren die Azetylcholinesteraseaktivität im Striatum während der Hypoxie und der posthypoxischen Erholung eine fallende Tendenz. Diesem Effekt steuerte Nicergolin entgegen.

In der gereinigten Mitochondrienfraktion der heranwachsenden Beagles verstärkte Hypoxie die Aktivität der Zitratsynthase in allen untersuchten Arealen, obwohl der Anstieg nur bei einigen von ihnen signifikant war (Hörrinde, Sehrinde und Hippokampus). Während der posthypoxischen Erholung blieb die Enzymaktivität einheitlich erhöht, obwohl nur der Hypothalamus signifikante Werte erreichte. Dieser Anstieg der Zitratsynthaseaktivität während Hypoxie steht in Übereinstimmung mit einem ähnlichen Anstieg, der bei Ischämie in der ungereinigten Mitochondrienfraktion von Rattenhirn festgestellt wurde [6]. Bei Ischämie im Rattenhirn blieb die gesamte Pyruvatdehydrogenase unverändert, während die aktivierte Form des Enzyms um 40% zunahm [14]. Die Erhöhung der Zitratsynthaseaktivität zusammen mit dem Anstieg der Pyruvatdehydrogenasefunktion mag auf einen Pyruvat„abfluß" in Richtung des Sukzinatzyklus hindeuten [6]. Bei heranwachsenden Hunden führte Nicergolin zu normalen Zitratsynthasewerten in der Hörrinde während Hypoxie und im Hypothalamus während der posthypoxischen Erholung.

Die Wirkung des Medikaments ist demnach selektiv sowohl in Hinsicht auf das Gehirnareal wie auf den pathophysiologischen Zustand. Sie steht in Übereinstimmung mit der inhibitorischen Wirkung auf die Zitratsynthase, die bei ungereinigten Mitochondrien von normalen heranwachsenden Ratten, die über einen Monat mit Nicergolin behandelt wurden, beschrieben wurde [1].

In der gereinigten Mitochondrienfraktion des Gehirns der heranwachsenden Hunde führte Hypoxie zu einer gleichmäßigen Verringerung der Zytochromoxidaseaktivität, obwohl diese Änderung nur nach Nicergolingabe im motorischen Kortex, der Hörrinde und dem Striatum signifikant war. Während der posthypoxischen Erholung waren die Zytochromoxidasewerte in der Seh- und Hörrinde signifikant erniedrigt, wobei der Abfall der Enzymaktivität in letzterer durch Nicergolin stabilisiert wurde. Deshalb ist während der Hypoxie die akute Wirkung von Nicergolin auf dieses Enzym der Elektronenübertragungskette inhibitorisch, im Gegensatz zum stimulierenden Effekt, der an der ungereinigten Mitochondrienfraktion von Gehirnen der normalen heranwachsenden Ratten, die kontinuierlich mit dem Medikament behandelt wurden, beobachtet wurde [1]. Dies zeigt, daß die Nicergolinwirkung eng von der aktuellen pathophysiologischen Situation abhängt. Im Falle von Hypoxie besteht die Tendenz zu einer „Bremswirkung" bezüglich der Zitratsynthase und Zytochromoxidase, beide als Schlüsselenzyme für die mitochondriale Funktion bekannt.

Die Aktivität der Glutamatdehydrogenase in der gereinigten Mitochondrienfraktion des Gehirns der heranwachsenden Hunde wurde durch Hypoxie einheitlich gesteigert, signifikant allerdings erst während der posthypoxischen Erholung. Wie bei der Zytochromoxidase bestätigt dies, daß Änderungen der Mitochondrienfunktionen trotz wiederhergestellter zerebraler Sauerstoffsättigung bestehen bleiben oder sich gar verstärken. Nicergolin tendierte dazu, die Steigerung der Enzymaktivität zu senken, besonders offensichtlich während der posthypoxischen Erholung, als die Aktivität der Glutamatdehydrogenase in keinem geprüften Gehirnareal mehr signifikant erhöht war. In einer solchen pathophysiologischen Situation scheint Nicergolin auch auf dieses mitochondriale Enzym eine inhibitorische Wirkung auszuüben, wie auf Zitratsynthase und Zytochromoxidase.

Bei den verschiedenen synaptischen Mitochondrienpopulationen (SM1 und SM2) führten sowohl der pathophysiologische Zustand wie die medikamentöse Behandlung nur zu wenigen signifikanten Veränderungen. Während der Hypoxie senkte Nicergolin nur die Aktivität der Malatdehydrogenase signifikant, und dann nur in SM1-synaptischen Mitochondrien der Sehrinde der heranwachsenden Hunde. In der vorliegenden pathophysiologischen Situation erleidet so das synaptosomale „Kompartiment" (d.h. die ungereinigte Synaptosomenfraktion und die synaptischen Mitochondrienpopulationen) deutlich weniger Beeinträchtigungen als die nichtsynaptischen Mitochondrien (freie Mitochondrien, die aus Neuronensoma oder der Neuroglia stammen). Jedoch wurde an den SM1- und SM2-Mitochondrien der ausgewachsenen Versuchstiere ein wenn auch nicht signifikanter Anstieg beider Enzymaktivitäten in Verbindung mit dem Krebszyklus während der posthypoxischen Erholung beobachtet. Nicergolin übte hierauf einen antagonistischen Effekt aus.

Die beobachteten Veränderungen bei den verschiedenen Fraktionen hinsichtlich der Aktivität von Enzymen der Energieumwandlung scheinen in keiner Weise mit Änderungen der lysosomalen Aktivität verknüpft zu sein, die unter den vorliegenden experimentellen Bedingungen, in denen der Enzymlatenz keine Aufmerksamkeit geschenkt wurde, stabil blieben.

Jegliche Schlüsse aus der vorliegenden Studie sind mit Vorsicht zu ziehen angesichts der Anzahl der Versuchstiere und der Zahl der angestellten Vergleiche. Hierdurch kann sich das Risiko falsch positiver Ergebnisse trotz der getroffenen Vorkehrungen erhöhen. Was den Alterseffekt bei den Kontrolltieren angeht, scheinen sich die überprüften Enzymaktivitäten zwischen 2 und 8 Jahren nicht zu ändern, obwohl in einigen Fällen (Zitratsynthase und Malatdehydrogenase in synaptischen Mitochondrien) ein altersbezogener Abfall zu beobachten war. Die untersuchten hirnpathophysiologischen Bedingungen (Hypoxie und posthypoxische Erholung) führen zu einer breiten Aktivitätsvariation bei den Enzymen der Energieumwandlung. Die Nicergolinaktivität wurde nicht wesentlich vom Alter der Versuchstiere beeinflußt.

Hinsichtlich der Ebene der subzellularen Fraktionierung wirkt Nicergolin hauptsächlich (wenn auch nicht ausschließlich) auf die Enzymaktivitäten nichtsynaptischer Mitochondrien, die im Dienst des zerebralen Energiestoffwechsels stehen. Nicergolin moduliert gewisse Enzymreaktionen in einer Art „Bremseffekt" auf einige Schlüsselenzyme in den Mitochondrien (Zitratsynthase, Zytochromoxidase, Glutamatdehydrogenase). Dies mag sich sehr wohl als Basis für eine zerebrale Drosselwirkung (sparing action) erweisen, die sich ohne die Inkaufnahme unerwünschter Nebenwirkungen erreichen läßt.

Zusammenfassung

Die Wirkung von Nicergolin auf Änderungen von Enzymaktivitäten, die durch Hypoxie und posthypoxische Erholung induziert waren, wurde an verschiedenen Gehirnarealen junger und erwachsener Beagles untersucht. In verschiedenen Fraktionen (Gesamthomogenat, gereinigte Mitochondrien, ungereinigte Synaptosomen, SM1- und SM2-synaptische Mitochondrien) wurde die Höchstrate (V_{max}) der wesentlichen Enzymaktivitäten (a) der Glykolyse, (b) des Krebszyklus, (c) der Elektronenübertragungskette, (d) des Aminosäuren- und Azetylcholinstoffwechsels und (e) lysosomaler Funktionen bestimmt.

Die pathophysiologischen Bedingungen führten zu Änderungen der verschiedenen Enzymaktivitäten in Abhängigkeit vom untersuchten Areal und der Subfraktion. Nicergolin übte seine Hauptwirkung auf nicht-synaptische Mitochondrien aus und führte zu einer Art „Bremseffekt" bei einigen Schlüsselenzymaktivitäten des mitochondrialen Stoffwechsels (d.h. Zitratsynthase, Zytochromoxidase und Glutamatdehydrogenase), was auf einen zerebralen Drosseleffekt (sparing action) schließen läßt.

Literatur

1. Arrigoni E, Benzi G, Dagani F, Falconi G, Mandelli V, Moretti A, Scelsi R, Villa RF (1979) Zerebrale enzymatische Aktivität in Verbindung mit Energieumwandlungsprozessen. Ein Modell zur Bewertung von pharmakabedingten Änderungen im ausgewachsenen Rattengehirn. Arzneim-Forsch 29:1231–1238
2. Barrett AJ (1969) Lysosomal enzymes. In: Dingle JT, Fell HB (eds) Lysosomes in biology and pathology. American Elsevier, New York, part 2, pp 245–312
3. Benzi G (1979) Enzymatic activities related to energy transduction in the mature rat brain. Effect of chronic treatment with nicergoline. Interdiscipl Topics Geront 15:104–120
4. Benzi G (1983) Drug-induced changes in some cerebral enzymatic activities related to energy transduction. In: Lajtha A (ed) Handbook of neurochemistry, vol 4, Plenum Publishing Corporation, New York, pp 531–542
5. Benzi G, Arrigoni E, Dagani F, Marzatico F, Curti D, Manzini A, Villa RF (1979) Effect of chronic treatment with some drugs on the enzymatic activities of the rat brain. Biochem Pharmacol 28:2703–2708
6. Benzi G, Arrigoni E, Dagani F, Marzatico F, Curti D, Polgatti M, Villa RF (1979) Role of cerebral enzymatic activities in the relationships between energy metabolism and amino acids acting as neurotransmitters. In: Bes A, Géraud G (eds) Cerebral circulation. Excerpta Medica, Amsterdam, pp 241–246
7. Benzi G, Arrigoni E, Marzatico F, Villa RF (1979) Influence of some biological pyrimidines on the succinate cycle during and after cerebral ischemia. Biochem Pharmacol 28:2545–2550
8. Benzi G, Arrigoni E, Dagani F, Marzatico F, Curti D, Raimondo S, Dossena M, Polgatti M, Villa RF (1980) Age-dependent modification of drug interference on the enzymatic activities of the rat brain. Exp Geront 15:593–603
9. Bergmeyer HU, Bernt E (1974) Lactate dehydrogenase: UV-assay with pyruvate and NADH. In: Bergmeyer HU (ed) Methods of enzymatic analysis, vol 2, Academic Press, New York, pp 574–579
10. Dagani F, Gorini A, Polgatti M, Villa RF, Benzi G (1983) Synaptic and non-synaptic mitochondria from rat cerebral cortex. Characterization and effect of pharmacological treatment on some enzyme activities related to energy transduction. Il Farmaco Ed Sc 38:584–594
11. De Robertis E, Pellegrino De Iraldi A, Rodriguez de Lores Arnaiz G, Salganicoff L (1962) Cholinergic and non-cholinergic nerve endings in rat brain. J Neurochem 9:23–35
12. Ellman GL, Courtney KD, Andres V, Featherstone RM (1961) A new and rapid colorimetric determination of acetylcholine esterase activity. Biochem Pharmacol 7:88–95
13. Knull RH, Taylor WF, Wells WW (1973) Effects of energy metabolism in vivo distribution of hexokinase in brain. J Biol Chem 248:5414–5417
14. Ksiezak H (1976) Effect of hypoxia, ischemia and barbiturate anesthesia on interconversion of pyruvate dehydrogenase in guinea pig brain. FEBS Lett 63:149–153
15. Lai JCK, Walsh JM, Dennis SC, Clark JB (1977) Synaptic and non-synaptic mitochondria from rat brain: isolation and characterization. J Neurochem 28:625–631
16. Lowry OH, Rosebrough NJ, Farr AL, Randall J (1951) Protein measurement with Folin phenol reagent. J Biol Chem 193:265–275
17. Michell RH, Karnovsky MJ, Karnovsky ML (1970) The distributions of some granule-associated enzymes in guinea-pig polymorphonuclear leucocytes. Biochem J 116:207–216
18. Nason A, Vasington FD (1963) Lipid-dependent DPNH-cytochrome c from mammalian skeletal and heart muscle. In: Colowick SP, Kaplan NO (eds) Methods in enzymology, vol 6, Academic Press, New York, pp 409–415

19. Ochoa S (1955) Malic dehydrogenase from pig heart. In: Colowick SP, Kaplan NO (eds) Methods in enzymology, vol 1, Academic Press, New York, pp 735–739
20. Sinha L, Sinha AK (1980) Lysosomal acid hydrolases in developing human brain regions. J Neurochem 35:1080–1086
21. Smith L (1955) Spectrophotometric assay of cytochrome c oxidase. In: Glik D (ed) Methods of biochemical analysis, vol 2, Wiley Interscience, New York, pp 427–434
22. Sugden PH, Newsholme EA (1975 a) The effects of ammonium, inorganic phosphate and potassium ions on the activity of phosphofructokinase from muscle and nervous tissues of vertebrates and invertebrates. Biochem J 150:122–133
23. Sugden PH, Newsholme EA (1975 b) Activities of citrate synthase, NAD^+-linked and $NADP^+$-linked isocitrate dehydrogenase, glutamate dehydrogenase, aspartate aminotransferase, alanine aminotransferase in nervous tissues from vertebrates and invertebrates. Biochem J 150:105–111
24. Villa RF (1981) Brain enzymes and ischemia. Eur Neurol 20:245–252
25. Villa RF, Benzi G, Curti D (1981 a) The effect of ischemic and pharmacological treatment evaluated on synapotosomes and purified mitochondria from rat cerebral cortex. Biochem Pharmacol 30:2399–2408
26. Villa RF, Curti D, Dagani F, Polgatti M, Marzatico F, Benzi G (1981 b) Rat brain cortex subfractions: action of an alpha-blocking agent on some enzymatic activities. In: Baumann D, Boismare F, Cambier F, Gourgon R, Letac B, Safar M (eds) Les alpha-bloquants: pharmacologie experimentale et clinique. Masson, Paris, pp 357–361
27. Villa RF, Marzatico F, Benzi G (1983) Changes induced by ischemia on some cerebral enzymatic activities related to energy transduction and amino acid metabolism. Neurochem Res 8:269–289
28. Wharton DC, Tzagoloff A (1967) Cytochrome oxidase from beef heart mitochondria. In: Estabrook HRV, Pullman ME (eds) Methods in Enzymology, vol 10, Academic Press, New York, pp 245–250

Diskussion zu Moretti und Benzi

Shoemaker: Die Frage, was bei alternden Personen biochemisch geschieht, berührt ein wichtiges konzeptionelles Problem. Viele Jahre waren alle der Meinung, daß mit dem Alter auch das Gedächtnis abnimmt. Heute müssen wir sagen, daß das so nicht stimmt. Beim normalen Altern sollte ein gutes Gedächtnis erhalten bleiben, und das ist nur dann nicht der Fall, wenn eine Alzheimersche Erkrankung bzw. eine Multiinfarktdemenz vorliegen. Aber wir haben noch erhebliche Schwierigkeiten, dabei die biochemischen und neuralen Defekte nachzuweisen, die auch einem Medikament die Möglichkeit geben würden, solche Defekte gezielt zu beeinflussen.

Moretti: Die Extrapolation tierischer Ergebnisse auf den Menschen ist sehr schwierig. Aber wir haben etwas Glück, was den Zusammenhang der Alterungsprozesse beim Menschen und Tier betrifft, denn die meisten Veränderungen, die wir bei Tieren festgestellt haben, wurden auch beim Menschen gefunden. Das gilt z.B. für das Dopaminsystem. Deshalb können Tiere vielleicht ein gutes Modell für die Übertragung der Mechanismen beim Menschen sein. Anders ist das für das Problem der Demenz. Gegenwärtig haben wir kein wirkliches tierisches Modell für die Demenz. Einige Untersuchungen aus der Arbeitsgruppe von Keul aus den USA machen es wahrscheinlich, daß wir irgendwann über Tiermodelle verfügen werden, die der Demenz des Menschen entsprechen, aber im Moment können wir solche Tiere noch nicht verwenden.

Einfluß von Nicergolin * und anderen vasoaktiven Substanzen auf molekularbiologische Prozesse im Gehirn und ihre Auswirkung auf die Lernfähigkeit der Ratte

P. CHANDRA ** und , A. PAUL

Veränderte Gehirnfunktionen sind oftmals Ausdruck einer Störung der biosynthetischen Wechselwirkung zwischen Proteinen und Nukleinsäuren in Gehirnzellen. Man weiß z.B., daß Synthese- und Abbauprozesse vieler Makromoleküle in den Zellen von ausreichender Nährstoff- und Sauerstoffzufuhr abhängen. Die Gehirnfunktionen reagieren daher auch besonders empfindlich auf den Einfluß von Drogen. Die Wirkungsweisen von Drogen und auch den sog. Endorphinen wurden schon in verschiedenen wissenschaftlichen Arbeiten veröffentlicht [1–14]. Aus diesen Untersuchungen geht hervor, daß die Halluzinogene die stärkste Wirkung auf Vorgänge im Gehirn haben. Es wurden u.a. auch Einflüsse auf die RNS- und Proteinbiosynthese sowie auf die Serotoninkonzentration im Gehirn festgestellt.

Aus diesen Gründen haben wir die Wirkung von Nicergolin (Abb. 1), einer zentral wirksamen Substanz und anderen ähnlichen Substanzen auf den Zellstoffwechsel von Proteinen und Nukleinsäuren im Gehirn, sowie den Einfluß auf das Lernverhalten von Ratten untersucht, ganz besonders deshalb, weil Nicergolin ausgesprochen vasoaktive Eigenschaften besitzt und ein Eingreifen in diverse Versorgungsprozesse denkbar erscheint.

Wir ermittelten die Wirkung von Nicergolin auf die Proteinbiosynthese in vivo, indem wir jeweils eine Dosis von 50 µg i.p. injizierten. Die Mäuse wurden nach

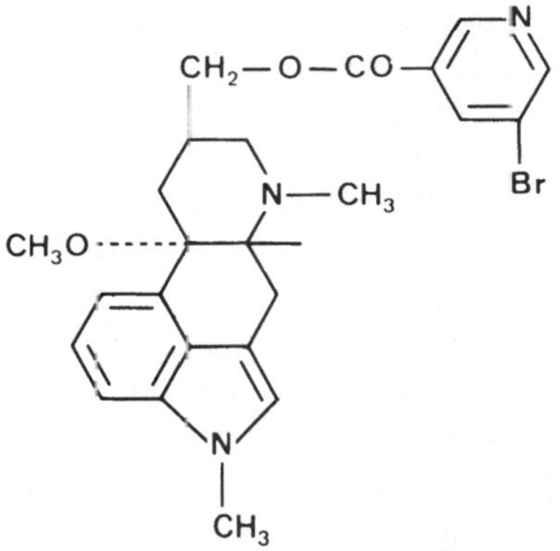

Abb. 1. 1,6-Dimethyl-8β-(Bromisonicotinoyloxymethyl)-10α-methoxyergolin (Nicergolin)

* Sermion/Sermion Forte, Farmitalia

** Gustav-Embden-Zentrum der Biologischen Chemie, Abteilung für Molekularbiologie, ZBC, Klinikum der Universität Frankfurt, Theodor-Stern-Kai 7, D-6000 Frankfurt 70

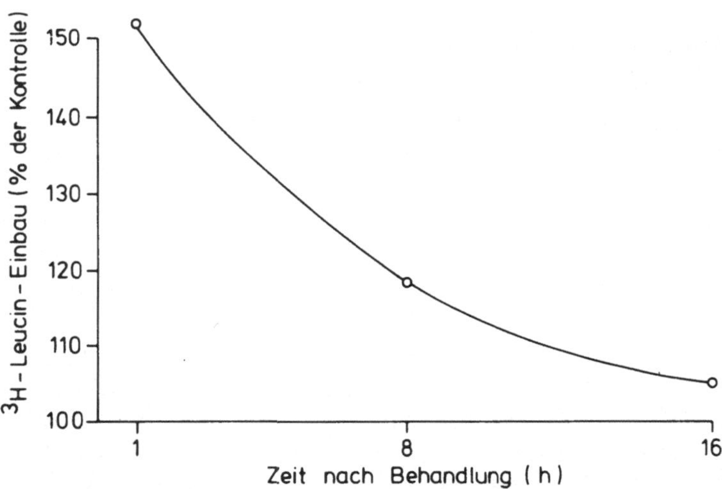

Abb. 2. In-vivo-Effekt von Nicergolin auf den ^{3}H-Leucin-Einbau in zelluläre Proteine von Mäusegehirnen

verschiedenen Einwirkungszeiten der Substanz (1, 8 oder 16 h nach der Injektion) getötet und die Gehirne präpariert. Die Rate der Proteinbiosynthese wurde festgestellt mittels des Einbaus von ^{3}H-Leucin aus einem 700-xg-Überstand, der endogene mRNS, tRNS, Ribosomen, pH 5-Enzym und Peptidyltransferase enthielt. Die Resultate dieser Versuche gehen aus Abb. 2 hervor. Hierbei handelt es sich um Mittelwerte aus 5 Versuchen, wobei die Standardabweichung nicht größer war als 10%.

In den Gehirnextrakten der behandelten Mäuse zeigte sich ein kurzfristiger Anstieg der Inkorporation von ^{3}H-Leucin, gefolgt von einer allmählichen Abnahme der Radioaktivität, so lange, bis ca. 18 h nach Verabreichung von Nicergolin das Kontrollniveau wieder erreicht war.

Der Zeitraum der erhöhten Proteinbiosynthese stimmt überein mit einer Zeitspanne verminderter Nicergolinkonzentration, wie Experimente mit Ratten ergaben [15]. Nach i.p. Gabe von ^{3}H-Nicergolin fanden sich bei diesen Tieren nach 15–24 h lediglich 1,5% der Gesamtradioaktivität im Urin.

Verschiedene Autoren haben bereits früher [4, 16–18] die Aktivität von gereinigten Polyribosomen am Einbau der radioaktiv markierten Aminosäuren getestet. Vor der Aktivitätsprüfung des zellfreien Einbausystems wurden von den Polsomenpräparaten Saccharose-Dichtegradientenprofile aufgestellt. Unsere Dichtegradientenprofile zeigten bis auf ganz geringe Abweichungen immer dasselbe Muster wie in Abb. 3, allerdings variierten die Höhen der einzelnen Peaks von Präparat zu Präparat etwas. Zum Vergleich wurden auch noch Dichtegradientenprofile von Polysomenpräparationen der Gehirne von Tieren, die 2 h vor der Tötung je 1 mg Nicergolin/200 g KG, 1 mg Nicergolintartrat/200 g KG und 1 mg Dihydroergotoxin/200 g KG i.p. erhielten, angefertigt. Wie aus Abb. 4 hervorgeht, sind die einzelnen Maxima zur Ordinate hin verschoben, und zwar bei Nicergolintartrat auf Fraktion Nr. 75, bei Nicergolin auf Nr. 85 und bei Dihydroergotoxin auf Nr. 80. Das würde bedeuten, daß die den Tieren verab-

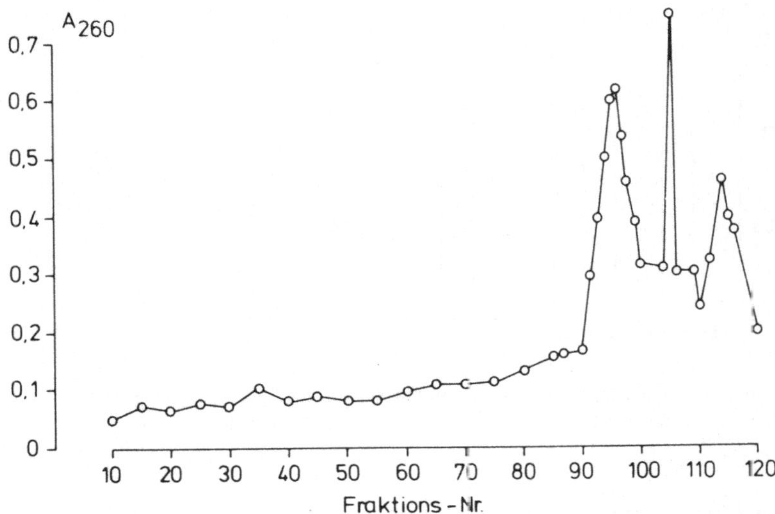

Abb. 3. Dichtegradientenprofil (15–50% Saccharose) der Polyribosomen (2,0 mg Protein/0,6 ml) aus Gehirnen von unbehandelten Ratten

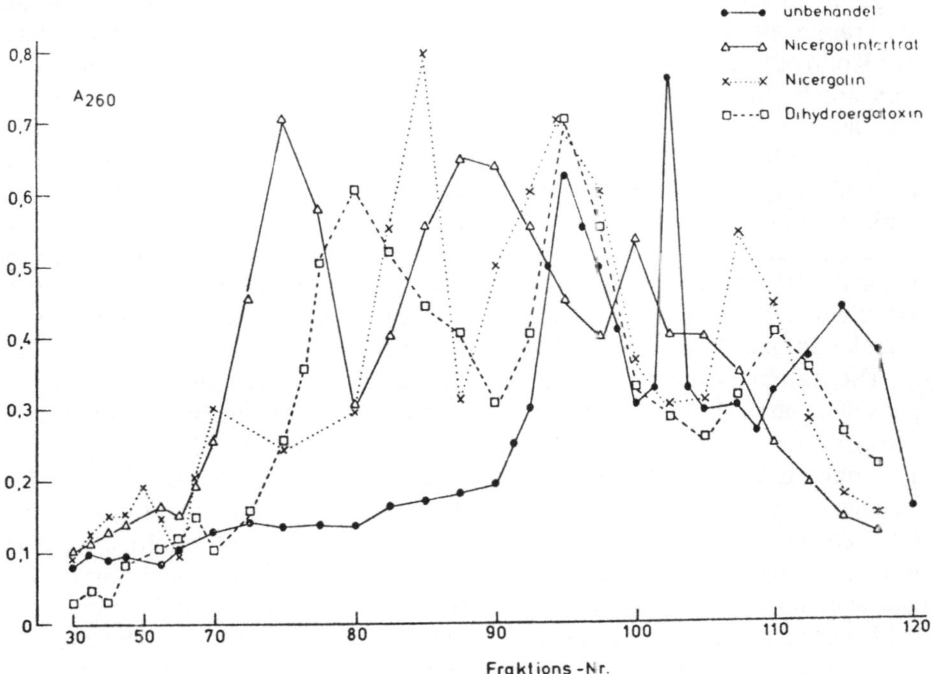

Abb. 4. Dichtegradientenprofile (15–50% Saccharose) der Polyribosomen aus Gehirnen von unbehandelten Ratten und behandelten Ratten

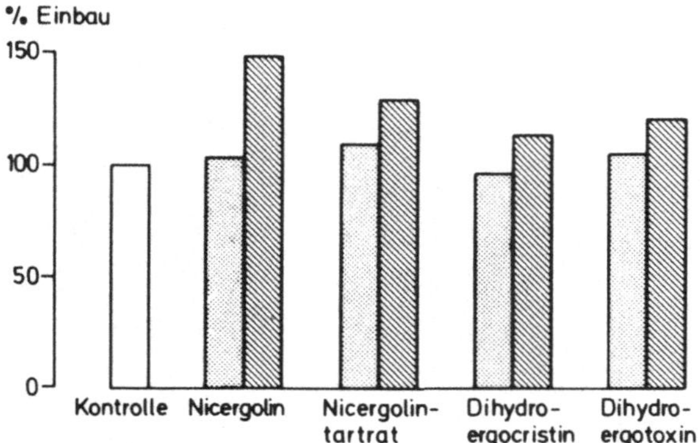

Abb. 5. In-vivo-Effekt von Nicergolin und anderen Substanzen auf den ^{3}H-Leucin-Einbau in Proteine durch Rattengehirnpolysomen. ▨ 1 mg/kg KG; ▧ 2 mg/kg KG

reichten Substanzen einen stabilisierenden Effekt auf die Polysomenaggregate haben.

Im Anschluß an die Isolierung und Reinigung der Polyribosomen prüften wir ihre Aktivität am ^{3}H-Leucineinbau in Proteine. Abbildung 5 zeigt, daß durch die Verabreichung von 1 mg/kg KG Nicergolin nur eine geringe Erhöhung des ^{3}H-Leucin-Einbaus in Proteine im Vergleich zur Kontrolle erreicht wurde, während 2 mg Nicergolin/kg KG die Syntheserate um 50% erhöhte. Nicergolintartrat zeigte einen konzentrationsabhängigen, aber geringer stimulierenden Effekt als Nicergolin. Bei Dihydroergocristin lagen die Werte für 1 mg etwas unter denen der Kontrolle, während 2 mg eine ganz leichte Steigerung brachten. Die Stimulation durch Dihydroergotoxin war geringfügig höher als durch Dihydroergocristin, lag aber unter den Werten von Nicergolin und Nicergolintartrat.

Um die physiologische Wirkung der biochemischen Effekte von Nicergolin genauer zu erfassen, haben wir Versuchsreihen durchgeführt, die den Effekt von Nicergolin auf das konditionierte Lernen von Ratten zeigen sollten. Bei der Trainingsapparatur handelt es sich um eine Anlage der Firma Albrecht, München (nach dem Prinzip der Skinner-Box), mit verschiedenen Variationsmöglichkeiten, wozu ein Registriergerät gehört, das automatisch die Anzahl der Tastendrücke und der ausgeworfenen Futterpillen aufzeichnet.

Die Ratten motiviert man bei allen Versuchen durch vorangehende Hungerperioden von ca. 17 h. Aus einigen Versuchsreihen, die zu Beginn der eigentlichen Experimente durchgeführt wurden, hat sich ergeben, daß eine Hungerzeit von ca. 17 h ohne Entzug von Wasser die Tiere hinreichend aktivierte. Belohnt werden Versuchstiere durch einzelne Futterpellets, die sie auf eine richtige Handlung hin erhalten. Vor Beginn der eigentlichen Versuche muß ebenfalls ermittelt werden, welche Futtermenge für eine Ratte nach 17 h Hungerzeit ausreicht, um sie zunächst einmal genügend zu sättigen. Dabei stellte sich heraus, daß die Ratten, sobald sie einen Napf mit Futterpellets vorgesetzt bekamen, etwa 15–20 Pellets zu sich nahmen, bevor sie sich schließlich vom Futter abwandten und für längere Zeit nicht mehr fraßen. Die Ermittlung dieser Futtermenge ist insofern wichtig, da sich nach ihr die Länge eines Versuches in der Trainingsapparatur richtet. Bis zum Beherrschen der Aufgabe wurden sie jeden Tag nach einer Hungerperiode von 17 h für 15 min in den Trainingskäfig gebracht. Es dauerte 3 Wochen, bis alle Tiere die Aufgabe beherrschten, einen Hebel zu drücken, um die gewünschte Futterpille als Belohnung zu erhalten. Erst ab diesem Zeitpunkt wurden dann die diversen Behandlungen vorgenommen.

Zu Beginn der Versuchsreihen wurden zunächst bei 20 weiblichen Sprague-Dawley-Ratten mit einem Anfangskörpergewicht von durchschnittlich 150 g der Einfluß von Nicergolin in verschiedenen Konzentrationen auf das konditionierte Lernen geprüft. Die Ratten wurden in Gruppen von 4 Tieren aufgeteilt und erhielten von Anfang an Nicergolin in verschiedenen Konzentrationen (0,2–0,8 mg/200 g KG) i.p. injiziert. Die Kontrolltiere bekamen 0,01 M Weinsäurelösung.

Aus Abb. 6 läßt sich ableiten, daß auf jeden Fall eine dosisabhängige Steigerung der Lernleistung zu verzeichnen war, bei der die 2 h-Werte eindeutig besser

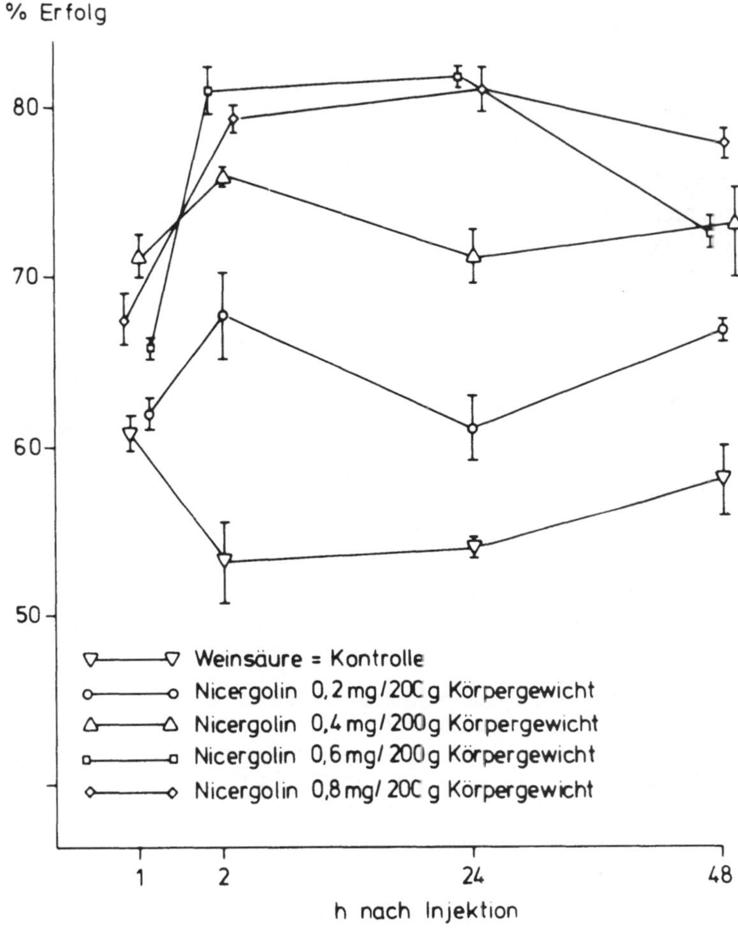

Abb. 6. Einfluß von Nicergolin in verschiedenen Konzentrationen auf das konditionierte Lernen von weiblichen Sprague-Dawley-Ratten. Mittelwerte und SD aus je 20 Untersuchungen pro Tiergruppe

ausfielen als die 1 h-Werte. Überraschend war, daß bei der Behandlung mit 0,2 und 0,4 mg Nicergolin die Erfolgsrate nach 24 h absank, um dann nach 48 h wieder anzusteigen. Bei den mit 0,6 und 0,8 mg Nicergolin behandelten Tieren lag der Wert nach 24 h sogar noch minimal über dem Mittelwert der nach 2 h gemessenen, erst nach 48 h trat ein Leistungsabfall ein. Die Aussagekraft ist teilweise dadurch eingeschränkt, daß in einigen Fällen die Standardabweichung beachtlich ist. Bedeutsam ist aber, daß alle Werte, die von Nicergolin-behandelten Tieren stammen, über denen der Kontrolle (Weinsäure) lagen.

Nach Abschluß der Lerntests wurden die Gehirne der Tiere weiter aufbereitet und die Protein- und RNS-Biosynthese untersucht. Ingesamt wurden die Ratten 12 Wochen lang im 2-Tage-Rhythmus mit Nicergolin behandelt. Aus Tabelle 1 ist der ^{3}H-AMP-Einbau für die RNS-Biosynthese zu ersehen, wobei 100% 823 (Mg^{++}-System) bzw. 1 031 CpM (Mn^{++}-System) pro mg nuklearer DNS darstellen. Für den ^{3}H-Leucin-Einbau bei der Proteinsynthese gilt, daß 100% 1 584 CpM/mg Protein entsprechen. Für alle Daten trifft zu, daß wir sie aus 4 verschiedenen (Einzelsätzen) ermittelten.

Wie aus Tabelle 1 hervorgeht, konnten wir bei der Mg^{++}-aktivierten RNS-Synthese einen konzentrationsabhängigen Steigerungseffekt durch Nicergolin feststellen. Das gleiche trifft für das Mn^{++}-aktivierte System zu, bei dem die Stimulierung noch besser war. Ebenso war bei der Proteinbiosynthese ein Steigerungseffekt durch Nicergolin zu erzielen; dabei brachten aber Konzentrationen von mehr als 0,4 mg Nicergolin/200 g KG keinen signifikant höheren Einbau von ^{3}H-Leucin.

In weiteren Testreihen wurde der Einfluß von Nicergolintartrat und Dihydroergocristin auf das Lernvermögen von weiblichen (Abb. 7) und männlichen Wistar-Ratten geprüft.Beim Lernvorgang selbst konnten wir wieder die Erfahrung machen, daß die Tiere, die Nicergolintartrat in einer Konzentration von 0,8 und 1,0 mg/200 g KG erhielten, in wesentlich kürzerer Zeit (8 Tage) als die anderen (3–4 Wochen) ihre Aufgabe beherrschten. Dies wurde bei beiden Geschlechtern beobachtet. Aus Abb. 7 geht hervor, daß nach Nicergolintartrat alle Werte 2 h nach Injektion höher waren als 1 h später. Ebenso wurde wieder eine dosisabhängige Steigerung der Werte beobachtet. Am höchsten war die Erfolgsquote bei der Tiergruppe, die 0,8 mg Nicergolintartrat/200 g KG injiziert bekam. Die mit Dihydroergocristin behandelten Ratten zeigten 1 h nach Injektion einen mittleren Erfolg von 64,6%, der 2 h danach leicht abfiel und 24 h danach auf 68,7% an-

Tabelle 1. Gehirnextrakt aus trainierten weiblichen Sprague-Dawley-Ratten (i.p. Gabe von × mg Substanz/200 g Körpergewicht)

System	RNS-Biosynthese (% Einbau)		Proteinbiosynthese (% Einbau)
	Mg^{++} abhängig	Mn^{++} abhängig	
Weinsäure-Kontrolle	100	100	100
Nicergolin 0,2 mg	117,81	151,43	118,50
Nicergolin 0,4 mg	124,22	160,55	133,84
Nicergolin 0,6 mg	119,89	168,71	136,53
Nicergolin 0,8 mg	134,11	173,75	138,54

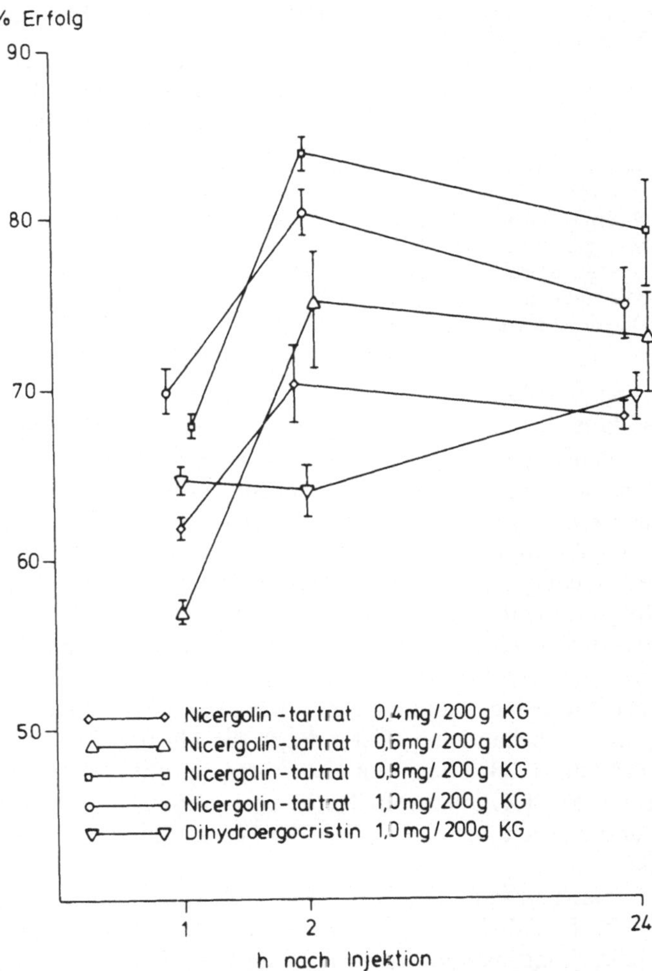

Abb. 7. Einfluß von Nicergolintartrat in verschiedener Konzentration und von Dihydroergocristin auf das konditionierte Lernen von weiblichen Wistar-Ratten. Mittelwerte und SD aus je 20 Untersuchungen pro Tiergruppe

stieg. Insgesamt gesehen erzielten wir bei den weiblichen Tieren höhere Lernerfolgsquotienten als bei den männlichen, die genauso behandelt und trainiert wurden.

Auch in diesem Fall wurden die Gehirne nach Abschluß der Trainingstests weiter untersucht. Wie aus Tabelle 2 ersichtlich wird, konnte in der RNS-Synthese beim Mg^{++}-System eine kontinuierliche konzentrationsabhängige Steigerung bis auf 25% über der Kontrolle registriert werden. Dihydroergocristin bewirkte allerdings einen noch besseren Stimulierungseffekt. Beim Mn^{++}-System war die Syntheserate durch Nicergolintartrat noch wesentlich besser (bis 36% über der Kontrolle), während Dihydroergocristin nur gering stimulierte. Bei der Proteinbiosynthese ist die Stimulierung durch Nicergolintartrat noch wesentlich besser,

Tabelle 2. Gehirnextrakt aus trainierten weiblichen Wistar-Ratten (i.p. Gabe von × mg Substanz/ 200 g Körpergewicht)

System	RNS-Biosynthese (% Einbau)		Proteinbiosynthese (% Einbau)
	Mg^{++} abhängig	Mn^{++} abhängig	
Kontrolle	100	100	100
Nicergolintartrat 0,4 mg	113,89	122,25	116,02
Nicergolintartrat 0,6 mg	119,82	135,17	184,32
Nicergolintartrat 0,6 mg	124,64	136,40	193,14
Nicergolintartrat 1,0 mg	125,28	136,81	205,40
Dihydroergocristin 1,0 mg	130,09	105,49	164,29

es kommt maximal zu einer über 100%igen Erhöhung der Einbaurate von ^{3}H-Leucin gegenüber der Kontrolle. Die Steigerungsrate durch Dihydroergocristin liegt ca. 40% unter dem Maximalwert für Nicergolintartrat. Abbildung 8 zeigt die unter den gleichen Bedingungen gewonnenen Trainingsergebnisse der männlichen Wistar-Ratten. Wie schon erwähnt, waren alle Werte der Erfolgsquoten etwas niedriger als bei den weiblichen Tieren. Auch hier war eine Steigerung des Erfolgsquotienten durch höhere Nicergolintartrat-Konzentrationen zu erzielen. Ansonsten waren die 2 h-Werte ebenfalls höher als die 1 h-Werte, was wohl wieder mit dem blutdrucksenkenden Effekt des Präparates zusammenhängt. Die 24 h-Werte lagen dann wieder auf einem tieferen Niveau. Bei den mit Dihydroergocristin behandelten Tieren lagen die 1 h- und 2 h-Werte sehr nahe beisammen und mit ca. 70% über den 1 h-Werten der mit 0,4, 0,6 und 0,8 mg Nicergolintartrat/200 g KG injizierten Tiere. Auch beim 24 h-Wert war noch eine leichte Steigerung gegenüber den 1 h- und 2 h-Werten durch Dihydroergocristin zu verzeichnen.

Nach Abschluß des Lerntests (Abb.8) wurden die Gehirne auch weiter untersucht. In Tabelle 3 sind die Ergebnisse der RNS- und Proteinbiosynthese dargestellt. Es lag ebenfalls eine Erhöhung der RNS-Syntheserate durch Nicergolintartrat vor, wobei die Werte des Mg^{++}-Systems sich nicht wesentlich von denen des Mn^{++}-Systems unterschieden. Eine Dosisabhängigkeit der Steigerungswirkung war zu erkennen, wenn sie auch nicht besonders eindeutig in Erscheinung trat. Dihydroergocristin (1 mg/200 g KG) stimulierte in beiden Systemen des ^{3}H-AMP-Einbaues weniger als Nicergolintartrat in einer Konzentration von 0,8 mg. Ebenfalls war auch eine beachtliche Steigerung der Proteinsyntheserate durch Nicergolintartrat zu verzeichnen, deren Maximalwert allerdings etwas niedriger war als der bei den weiblichen Tieren gefundene Wert.

Um auch den Einfluß von Nicergolin auf Vorgänge des Vergessens von im Langzeitgedächtnis gespeicherten Daten („Memory Retention") zu erforschen, wurde eine Gruppe von weiblichen Wistar-Ratten nach Erlernen der verlangten Fertigkeiten für diese Testreihe verwendet. Die Vorbedingungen dieser Versuche waren dieselben wie bei allen anderen schon beschriebenen Lerndressuren. Die Tiere wurden mit 1,0 mg Nicergolin und Nicergolintartrat sowie 0,01 M Weinsäure (Kontrolle) pro 200 g KG i.p. behandelt. Den Abschlußtag des Lerntrainings, an dem alle Tiere die Aufgabe sicher beherrschten, bezeichneten wir als

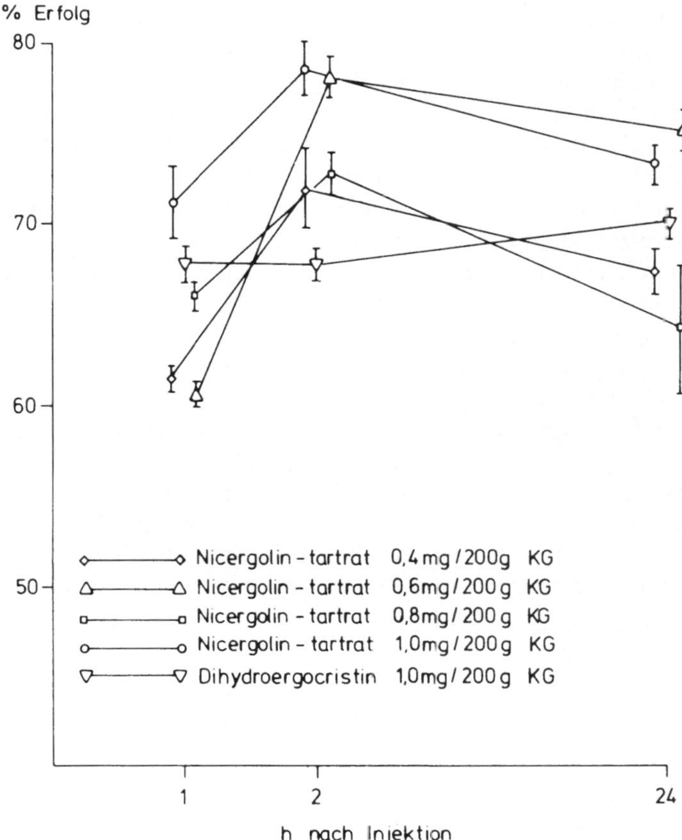

Abb. 8. Einfluß von Nicergolintartrat in verschiedener Konzentration und von Dihydroergocristin auf das konditionierte Lernen von männlichen Wistar-Ratten. Mittelwerte und SD aus je 20 Untersuchungen pro Tiergruppe

Tabelle 3. Gehirnextrakt aus trainierten männlichen Wistar-Ratten (i.p. Gabe von × mg Substanz/200 g Körpergewicht)

System	RNS-Biosynthese (% Einbau)		Proteinbiosynthese (% Einbau)
	Mg^{++} abhängig	Mn^{++} abhängig	
Kontrolle	100	100	100
Nicergolintartrat 0,4 mg	105,00	100,56	107,45
Nicergolintartrat 0,6 mg	109,87	103,08	129,62
Nicergolintartrat 0,8 mg	130,72	126,27	132,45
Nicergolintartrat 1,0 mg	134,25	139,53	182,44
Dihydroergocristin 1,0 mg	120,24	104,36	160,50

Tag „Null". Das Körpergewicht der Tiere betrug zu diesem Zeitpunkt durchschnittlich 220 g. Die Tiergruppe mit dem höchsten Erfolgsquotienten (24 h nach Substanzgabe) an diesem Tag „Null" erhielt den Wert 100% zugeordnet (es waren die mit Nicergolintartrat behandelten Tiere). Alle anderen Werte wurden entsprechend umgerechnet. Die Ratten bekamen in der Folgezeit (wie schon zuvor) alle 2 Tage i.p. Injektionen der einzelnen Substanzen verabreicht. Nach einem trainingsfreien Intervall von 16 Tagen wurden sie dann wieder in den Lernkäfig gesetzt und ihr Erfolgsquotient bestimmt. Später erfolgten nach größeren Zeitabständen noch 3 weitere Kontrollen der Erfolgsquotienten. Unsere Ergebnisse über das Erinnerungsvermögen (Memory-Retention) der Tiere sind in Abbildung 9 dargestellt.

Der erste Erinnerungstest fand nach einer Trainingspause von 16 Tagen statt und erfolgte dann noch dreimal im Abstand von ca. 20 Tagen. Interessant ist, daß die Tiergruppe, die unter Nicergolintartrateinfluß stand, das beste Erinnerungsvermögen zeigte, wobei der tiefste Wert bei 87% lag. Bei den mit Nicergolin behandelten Tieren gab es während des ganzen Zeitraumes kaum Schwankungen in den einzelnen Werten, sie pendelten konstant um 82% herum.

Die Gruppe der Kontrolltiere zeigte uns allerdings deutlich, daß ein Nachlassen der Erinnerung an die einmal gelernte Aufgabe durch die trainingsfreien In-

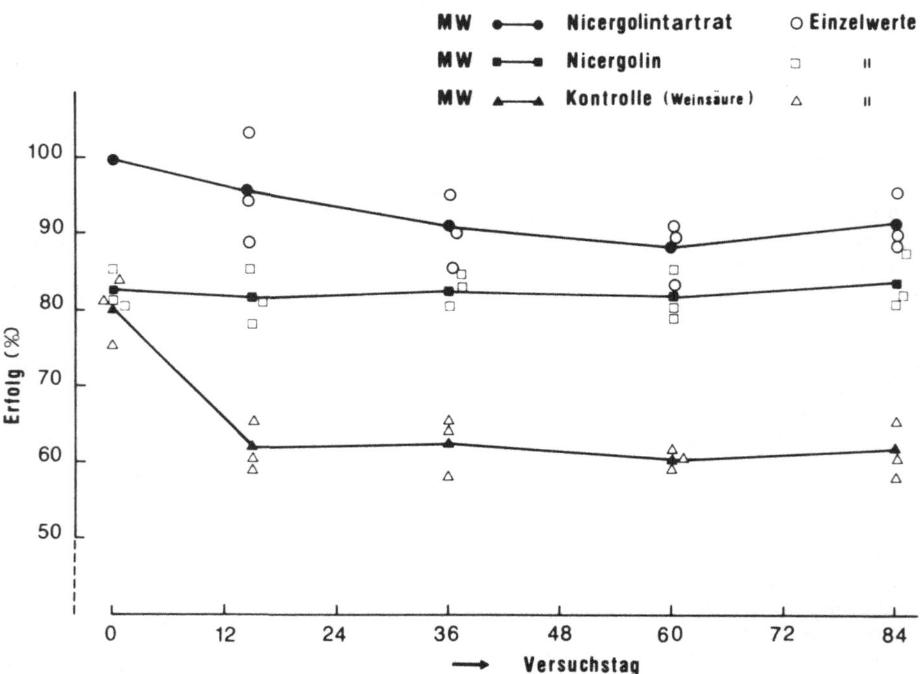

Abb. 9. Einfluß von Nicergolin und Nicergolintartrat auf das Vergessen der vorher im Trainingskäfig erlernten Fertigkeiten von weiblichen Wistar-Ratten nach verschieden langen Intervallen ohne Training. Der Erfolgsquotient der Tiere, die unter Nicergolintartrateinfluß standen, wurde am Tag O (dem 1. Tag ohne Training) = 100% gesetzt und alle anderen Werte dementsprechend umgerechnet

tervalle durchaus gegeben war. Die Werte sanken von ursprünglich 81% auf ca. 60% ab, blieben aber auf diesem Wert erhalten. Diese Beobachtung erscheint insofern interessant, als man annehmen muß, daß die Konsolidierungsphase bestimmt vor dieser Versuchsserie abgeschlossen und alle Details über die Aufgabe im Langzeitgedächtnis gespeichert waren.

Nach Abschluß dieser Testreihe wurden die Gehirne der Tiere wie üblich weiter untersucht. Wie aus Tabelle 4 hervorgeht, war bei der RNS-Synthese beim Mg^{++}-System eine Steigerung von 11% unter Nicergolineinfluß und eine Steigerung um 22% unter Nicergolintartrateinfluß zu verzeichnen; beim Mn^{++}-System lag der Wert für Nicergolin um 15%, für Nicergolintartrat um 19% höher als die Kontrollwerte. Bei der Proteinsynthese befand sich der Nicergolinwert um 20%, der Nicergolintartratwert um 29% über der Kontrolle.

Es ist nicht weiter erstaunlich, daß wir stimulierende Effekte durch Nicergolin und Nicergolintartrat auf die RNS- und Proteinsyntheseraten erzielen konnten. Daß diese aber deutlich unter denen lagen, die wir bei früheren Experimenten gefunden hatten, ist dadurch zu erklären, daß die Tiere, die für diesen Erinnerungstest verwendet wurden, zum Zeitpunkt der Dekapitation ein höheres Alter als alle anderen für unsere Versuche verwendeten Tiere hatten. Schon Verzar-McDougall [19] und Doty [20] haben in ihren Untersuchungen festgestellt, daß Lernleistungen und vor allem Stoffwechselvorgänge als auch Syntheseprozesse mit zunehmendem Lebensalter der Tiere langsamer ablaufen.

Unsere Versuchsreihen über das konditionierte Lernen von Ratten bestätigen die Annahme, daß Nicergolin und Nicergolintartrat die Gedächtnisleistung und auch das Erinnerungsvermögen eindeutig verbessern. Lediglich die Variabilität im Verhalten der einzelnen Tiere macht es schwer, ein scharf umrissenes „Verhaltensprofil" für die angewendeten Substanzen aufzustellen. Geht man aber davon aus, daß nach den zur Zeit gültigen Theorien über den Ablauf von Gedächtnisvorgängen molekulare Veränderungen von Prozessen im RNS- und Proteinsynthesestoffwechsel eine wichtige Rolle spielen, so kann man durchaus vermuten, daß die erhöhten Biosyntheseraten unter dem Einfluß der verschiedenen vasoaktiven Substanzen lernspezifisch bedingt sein können.

Aus den Ergebnissen unserer biochemischen Untersuchungen von Rattengehirnen kann man weiterhin ableiten, daß die getesteten Substanzen wohl mehr in solche Vorgänge eingreifen, die auf das Langzeitgedächtnis während der Konsolidierungsphase wirken und es nachhaltig beeinflussen.

Tabelle 4. Gehirnextrakt aus trainierten weiblichen Wistar-Ratten, die im Langzeitversuch getestet wurden, inwieweit einmal gelernte Aufgaben ohne ständiges Training im Gedächtnis erhalten bleiben (i.p. Gabe von × mg Substanz/200 g Körpergewicht)

System	RNS-Biosynthese (% Einbau)		Proteinbiosynthese (% Einbau)
	Mg^{++} abhängig	Mn^{++} abhängig	
Weinsäure-Kontrolle	100	100	100
Nicergolin 1,0	111,3	115,6	120,8
Nicergolintartrat 1,0	122,4	119,0	129,1

Literatur

1. Bennet JL, Aghajanian GK (1974) Life Sci 15:1935
2. Clouet D, Ratner M (1967) Brain Res 4:33
3. Clouet D, Ratner M (1969) J Neurochem 15:17
4. Corrodi H, Fuxe K, Hokfelt T, Schou M (1967) Psychopharmacologia 11:345
5. Coyle JT, Snyder SH (1969) J Pharmacol Exp Ther 170:221
6. Creveling CR, Daly J, Tokuyama T, Witkop B (1968) Biochem Pharmacol 17:65
7. Dodda BR, Norris JR (1972) Hopkins Med J 130:317
8. Farrow JT, Van Vunakis H (1973) Biochem Pharmacol 22:1103
9. Hughes J (1975) Brain Res 88:1
10. Pasternak GW, Goodman R, Snyder SH (1975) Life Sci 16:1765
11. Rutledge CO, Weiner N (1967) J Pharmacol Exp Ther 157:290
12. Schildkrat JJ, Logue MA, Dodge GA (1969) Psychopharmacol 14:315
13. Szara SI (1971) In: Lajtha A (ed) Handbook of neurochemistry, vol VI. Plenum Press, New York
14. Terenius L, Wahlstrom A (1974) Acta Pharmacol Toxicol [Suppl 1] 35:55
15. Arcamone F: persönliche Mitteilung
16. Brinker JM, Madore HP, Bello LJ (1973) Biochem Biophys Res Commun 52:928
17. Clouet DH (1971) In: Lajtha (ed) Handbook of neurochemistry, vol VI. Plenum Press, New York
18. Cohen HD, Barondes SH (1967) Science 157:333
19. Verzar-McDougall EJ (1957) Gerontol 1:65
20. Doty BA, Doty LA (1964) J Comp Phys Psych 57:331

Diskussion

Grossmann: Sie haben recht interessante Befunde gezeigt, von denen uns aus klinischer Sicht aber interessiert, inwieweit die von Ihnen verwendeten Dosierungen auf humane Verhältnisse zu übertragen sind.

Chandra: Ich weiß nicht, ob es überhaupt möglich ist, eine Dosis pro kg Ratte auf eine Dosis pro kg Mensch zu übertragen. Ich meine, daß die Stoffwechselaktivitäten sicherlich unterschiedlich sind. Wir sehen das an einer ganzen Reihe von Prozessen. Wir fangen aber jetzt an, Vergleiche über den Zellstoffwechsel an menschlichen und tierischen Zellen vorzunehmen, und wenn Sie das tun, dann finden wir eine Reihe tierischer Zellarten, die eine drei- bis viermal höhere Stoffwechselaktivität als die menschlichen Zellen aufweisen. Deshalb ist es auch so schwierig, die Aktivitäten zu vergleichen. Wir haben für unsere Untersuchungen Konzentrationen bzw. Dosierungen pro kg Tier verwendet, die uns aus der Literatur zur Verfügung gestellt wurden, so wie Sie das auch aus den Versuchen von Professor Moretti gesehen haben.

Moretti: Ja, ich bin ganz mit Ihnen einverstanden, Herr Chandra. Die pharmakologischen Dosierungen sind gewöhnlich viel höher als je klinisch verwendete Dosen. Und die Sensibilität der Tiere, besonders der Ratten, ist natürlich anders als bei den Menschen. Das wissen wir aus allen pharmakologischen Studien. Wir haben unsere Untersuchungen mit den gleichen Dosierungen durchgeführt wie Sie, d.h. 5 mg pro kg Körpergewicht, und ich freue mich, daß Sie gleiche Effekte mit diesen Dosen festgestellt haben.

D. Ergebnisse aus der kardiovaskulären Forschung

Zu den positiven Wirkungen von Nicergolin *
bei experimenteller Koronararterienokklusion
und -reperfusion

R. Bolli **

Einleitung

In der letzten Zeit ist der möglicherweise positiven Beeinflußbarkeit akuter Myokardischämien durch α-Rezeptorenblocker vermehrt Aufmerksamkeit zugewendet worden. Prazosin und Phentolamin wirken dem Zustandekommen eines Kammerflimmerns bei Koronararterienverschluß und Reperfusion bei Katzen entgegen [1], bleiben jedoch bei Hunden in dieser Hinsicht wirkungslos [2]. Phentolamin besitzt bei Patienten mit akutem Myokardinfarkt geringgradige antiarrhythmische Eigenschaften [3] und vermag, was ja noch wesentlicher ist, bei akutem Myokardinfarkt mit Linksherzversagen und/oder Hypertonie über eine Senkung der Nachlast die Hämodynamik zu verbessern [4–6]. Da die Substanz jedoch die Herzfrequenz steigern kann [5, 6], ist ungewiß, ob sie sich positiv auf den Schweregrad der Ischämie auswirkt [7]. Wir [2] konnten vor kurzem nachweisen, daß weder Phentolamin noch Prazosin imstande sind, bei Hunden den anhand der intramyokardialen CO_2-Spannung beurteilten Schweregrad der Ischämie, den koronaren Kollateralkreislauf und die Herzrhythmusstörungen während eines akuten Koronarverschlusses zu bessern.

Bei Nicergolin handelt es sich um einen neuartigen α-adrenergen Rezeptorblocker, der mit relativer Selektivität an den postsynaptischen α_1-Rezeptoren ansetzt [10]. Darüber hinaus besitzt die Substanz zwei weitere Eigenschaften, die sich beim akuten Myokardinfarkt positiv auswirken könnten, nämlich erstens eine herzfrequenzsenkende Wirkung [11–13], die möglicherweise einer zentralnervösen Wirkungskomponente zuzuschreiben ist [12, 14], und zweitens eine eventuell über eine Hemmung der Thrombozytenphospholipase zustandekommende [18] Wirkung auf die Thrombozytenfunktion [15–20]. Mit der vorliegenden Untersuchung sollte der Einfluß von Nicergolin auf den Schweregrad der Ischämie, auf die Kollateralfunktion und auf Herzrhythmusstörungen während eines Koronararterienverschlusses sowie auf Arrhythmien nach koronarer Reperfusion in einem Tiermodell an thorakotomierten Hunden geprüft werden. Zum Vergleich von Nicergolin mit anderen klinisch verfügbaren α-Blockern wurde dasselbe Tiermodell verwendet wie für die bereits früher durchgeführte Prüfung von Phentolamin und Prazosin [2].

---

* Sermion/Sermion Forte, Farmitalia

** Experimental Animal Laboratory, Cardiology Section, Baylor College of Medicine, 6535 Fannin, M.S. F905, Houston, Texas 77030, USA

Methoden

Hunde beiderlei Geschlechts wurden mit Natriumthiamylal in einer Dosis von 10 mg/kg i. v. sediert und 10 Minuten später mit 60 mg/kg α-Chlorase i. v. narkotisiert. Die Beatmung erfolgte mit Raumluft. Nach Eröffnung des Brustkorbs im 5. Interkostalraum links wurde der Ramus interventricularis anterior der linken Koronararterie vom umliegenden Gewebe freipräpariert. Kaudal der Okklusionsstelle wurde um das Gefäß eine Doppler-Ultraschallsonde gelegt. Polyäthylenkatheter wurden über das linke Herzohr in den linken Vorhof und über die linke Carotis in die Aorta eingeführt. Nach Eröffnung des linken Ventrikels am Apex wurde ein Druckwandler (Konisberg Modell P-20) in den Binnenraum der linken Herzkammer eingebracht. Zur laufenden Bestimmung der intramyokardialen Kohlendioxydspannung wurde nach einer bereits publizierten Methode ein Massenspektrometer, Medspec II von Chemetron Medical Products, Chemetron Corp. (Baltimore), verwendet [2].

Versuchsprotokoll

Die Versuchstiere wurden randomisiert einer Kontroll- und einer Verumgruppe zugeordnet. Kontrolltiere (n = 25) blieben unbehandelt, während die Verumgruppe (n = 20) zunächst 0,5 mg/kg Nicergolin als i. v. Bolus erhielt und danach während der gesamten Dauer der Ischämie und Reperfusion das Verum als Infusion. Die Infusionsrate wurde so gewählt, daß der Aortenmitteldruck um nicht mehr als 40 mm Hg sank; sie lag zwischen 0,10 und 0,15 mg/kg/min 30 Minuten nach Behandlungsbeginn bzw. nach Zuordnung zur Kontrollgruppe wurde der Ramus interventricularis anterior der linken Koronararterie abgeklemmt. Während der gesamten Ischämiezeit wurde ein EKG mit einem Papiervorschub von 5 mm/s registriert. Als ventrikuläre Tachykardie galt eine Serie von mindestens 3 konsekutiven ektopen Kammerdepolarisationen mit einer Frequenz über 100/Minute. Bei 15 Hunden (9 aus der Kontroll- und 6 aus der Verumgruppe) wurde 8–10 min nach dem Koronarverschluß die regionale Myokarddurchblutung mit ^{141}Ce-markierten Mikrosphären (Durchmesser 15 ± 5 µm) nach einer bereits publizierten Methode [2] gemessen.

25 Minuten nach Abklemmen des Koronararterienastes wurde das ischämische Strombett durch Abnehmen der Klemme reperfundiert. Nach Beginn der Reperfusion erfolgte die Registrierung des EKG in der ersten Minute mit einem Papiervorschub von 25 mm/s, während der darauf folgenden 19 Minuten mit 5 mm/s. Bei den überlebenden Tieren wurde fünf Minuten nach Reperfusionsbeginn erneut die Myokarddurchblutung mit Sc-46-Mikrosphären gemessen. Nach 20 min Reperfusion wurde bei allen Versuchstieren die Wirksamkeit der α-Blokkade anhand der Reaktion des Aortendruckes auf Phenylephrin in verschiedenen Dosierungen bestimmt.

Danach wurden die Tiere mit Kaliumchlorid getötet und ihre Herzen entnommen. Zur Abgrenzung des physiologisch von dem okkludierten Gefäß versorgten Areals, das infolge der Abklemmung ischämisch wurde, wurden 10 ml einer 1%igen Brilliant-Blau-Lösung bei geringem Druck unmittelbar distal der Okklusionsstelle in den Ramus interventricularis anterior injiziert, wie bereits an anderer Stelle angegeben [21–23]. Das Herz wurde parallel zur Vorhof-Kammergrenze in fünf bis sechs Schnitte zerteilt. Von jedem dieser Schnitte wurde der dem linken Ventrikel entsprechende Anteil isoliert und in eine angefärbte, also ischämische, und eine nicht angefärbte, also nicht ischämische, Zone unterteilt. Nach einer bereits früher angegebenen Methode [22, 23] wurden das Gesamtgewicht der ischämischen Zone sowie das Gewicht der linken Kammer bestimmt. Bei den Versuchstieren, bei denen die Mikrosphären-Methode angewendet worden war, wurden die Herzen ebenfalls wie beschrieben in Schnitte geteilt, wobei aus der Ischämiezone vier transmurale Präparate mit einem Gewicht von 1 g bis 3 g hergestellt wurden, aus der Grenzzone, also dem Rand des angefärbten Areals, und dem angrenzenden nicht angefärbten Gewebe zwei und aus der nicht ischämischen Zone (Septum und Hinterwand) ebenfalls vier. Jedes Präparat wurde in eine endokardiale und eine epikardiale Hälfte geteilt, die in vorgewogene Kunststoffröhrchen gegeben und gewogen wurden. Die Durchblutung wurde nach einer bereits publizierten Methode [2, 21] bestimmt und in Millimeter pro Minute pro Gramm Gewebe ausgedrückt. Zur Berechnung des koronaren Gefäßwiderstandes in der nicht ischämischen und in der ischämischen Zone wurde der Aortenmitteldruck durch den transmuralen Flow in der nicht ischämischen bzw. ischämischen Zone dividiert.

Statistische Auswertung

Sämtliche Größen sind als Mittelwerte ± Standardabweichung angegeben. Zum Vergleich der Mittelwerte wurde der Zweisegment-t-Test nach Student für verbundene bzw. nicht verbundene Stichproben herangezogen. Die Arrhythmiehäufigkeit wurde mit dem Chi-Quadrat-Test ermittelt.

Ergebnisse

Hämodynamik

Tabelle 1 vermittelt einen Überblick über die hämodynamischen Größen der Kontroll- und der Verumgruppe. Bezüglich Herzfrequenz, Aortenmitteldruck und mittlerem Druck im linken Vorhof boten beide Gruppen ähnliche Ausgangswerte. Bei der Kontrollgruppe blieben die Werte bis zum Koronarverschluß stabil, bei behandelten Versuchstieren bewirkte Nicergolin eine erhebliche Senkung der Herzfrequenz (−47 ± 5 Schläge/min) und des Aortenmitteldruckes (−39 ± 4 mm Hg). Der mittlere Druck im linken Vorhof zeigte eine sinkende Tendenz (−0,6 ± 0,3 mm Hg), die allerdings nicht statistisch abzusichern war ($p = 0{,}06$). Herzfrequenz und Aortendruck blieben bei der Verumgruppe während der Ischämie- und Reperfusionsdauer signifikant niedriger als in der Kontrollgruppe, während sich der Druck im linken Vorhof in den beiden Gruppen nicht signifikant unterschied.

Tabelle 1. Einfluß von Nicergolin auf Hämodynamik und intramyokardialen PCO_2

	Zeit (Minuten)	A. Hämodynamik					
		Herzfrequenz (Schläge/min)		Aortenmitteldruck (mm Hg)		Mittlerer linksatrialer Druck (mm Hg)	
		K (n=25)	N (n=20)	K (n=25)	N (n=20)	K (n=25)	N (n=20)
Sub-	−31	160±4	154±5	106±4	107±5	5,0±0,5	5,2±0,4
stanz-	−30						
gabe	− 1	159±4	107±6^{a,b}	106±4	68±3^{a,b}	4,5±0,4	4,6±0,3
KAV	0						
	5	160±5	107±6^{b}	94±4	64±4^{b}	5.8±0.5	6.6±0.5^{c}
	10	159±4	106±6^{b}	95±5	65±4^{b}	5.9±0.5	6.7±0.5^{c}
	15	159±4	105±6^{b}	96±5	65±4^{b}	6.0±0.5	6.8±0.5^{c}
	20	159±5	104±6^{b}	96±5	65±4^{b}	6.0±0.5	6.8±0.5^{c}
	24	159±5	104±6	98±5	67±5^{b}	5.7±0.4	6.7±0.5^{c}
KAR	25						
	30	151±5	95±5^{b}	96±6	68±4^{b}	4.9±0.8	6.1±0.7^{c}

	Zeit (Minuten)	B. Intramyokardialer PCO_2 (mm Hg)					
		Nicht ischämische Zone			Ischämische Zone		
		K (n=23)	N (n=15)	p gegenüber K	K (n=23)	N (n=15)	p gegenüber K
Sub-	−31	46,5±2,4	43,9±3,0	NS	48,1± 2,4	45,9± 3,0	NS
stanz-	−30						
gabe	− 1	44,7±2,3	32,8±3,8	<0.01	46,3± 2,3	35,8+ 3,1	<0,01
KAV	0						
	5	46,2±2,4	35,9±3,2	<0,02	62,1± 4,4	38,5± 3,6	<0,001
	10	47,3±2,4	37,7±3,6	<0,05	114,5± 6,7	61,4± 5,9	<0,001
	15	46,2±2,5	38,5±3,5	NS	150,9± 9,1	85,1± 8,3	<0,001
	20	45,4±2,6	39,5±3,7	NS	171,2±12,9	109,8±10,2	<0,001
	25	45,6±2,6	39,6±3,7	NS	183,7±14,4	123,6±11,3	<0,001

Abkürzungen: K – Kontrollen, KAV – Koronararterienverschluß, KAR – Koronararterienreperfusion, N – Nicergolin. Alle Werte als Mittelwerte ± Standardfehler
[a] $p<0,001$ gegenüber Vorwert derselben Gruppe
[b] $p<0,001$ gegenüber Simultanwert der Kontrollgruppe (k)
[c] $p<0,01$ gegenüber Präokklusionswert derselben Gruppe
(Mit Genehmigung des American Heart Journal)

Regionale Myokarddurchblutung und koronarer Gefäßwiderstand

Über den Einfluß von Nicergolin auf die regionale Myokarddurchblutung und den koronaren Gefäßwiderstand gibt Tabelle 2 Auskunft. Nach dem Koronarverschluß sank die Durchblutung des nicht ischämischen Myokards unter Nicergolin, und zwar sowohl im epikardialen als auch im endokardialen Anteil, was möglicherweise auf einen verminderten Sauerstoffbedarf zurückzuführen ist. Der aus der endo- und epikardialen Durchblutung gebildete Quotient stieg als Ausdruck einer Blutumverteilung vom Epikard zum Endokard an. Auf die Durchblu-

Tabelle 2. Einfluß von Nicergolin auf die regionale Myokarddurchblutung und den Koronarwiderstand

	Regionale Myokarddurchblutung (ml/min/g)				Koronargefäßwiderstand (mm Hg/ml/min/g)			
	Nach KAV		Nach KAR		Nach KAV		Nach KAR	
	K (n=9)	N (n=6)	K (n=4)	N (n=5)	K (n=9)	N (n=6)	K (n=4)	N (n=5)
Nicht ischämische Zone								
Transmural	1,44±0,10	0,73±0,13[b]	1,27±0,25	0,71±0,18	81± 6	115± 26	108±18	117±26
Endo	1,56±0,12	0,85±0,16[b]	1,36±0,32	0,81±0,20	74± 5	100± 22	100±20	102±23
Epi	1,31±0,09	0,61±0,10[b]	1,19±0,19	0,60±0,15[a]	89± 6	138± 32	108±13	138±32
Endo/Epi	1,19±0,04	1,40±0,10[a]	1,12±0,11	1,34±0,03				
Grenzzone								
Transmural	0,91±0,11	0,49±0,10[a]	2,74±0,72	1,74±0,20	145± 23	163± 46	50±10	41± 3
Endo	0,89±0,13	0,50±0,13	3,49±0,90	2,37±0,49	158± 29	176± 56	39± 7	32± 4
Epi	0,93±0,11	0,48±0,07[a]	1,99±0,54	1,11±0,11	147± 31	154± 38	70±14	67±12
Endo/Epi	1,01±0,14	0,99±0,10	1,77±0,02	2,30±0,67				
Ischämische Zone								
Transmural	0,08±0,02	0,90±0,02	5,75±1,19	3,25±0,41	2167±530	698± 75[a]	23± 4	23± 4
Endo	0,05±0,02	0,08±0,02	6,86±1,06	4,43±0,61	3565±780	779±165[b]	18± 2	17± 3
Epi	0,11±0,03	0,10±0,03	4,64±1,40	2,07±0,36	1863±665	641±184	33±10	39± 9
Endo/Epi	0,50±0,13	0,68±0,13	1,72±0,46	2,32±0,45				
Ischämische Zone/ nicht ischämische Zone	0,06±0,02	0,14±0,04[a]						

Abkürzungen: Endo – Endokard, Epi – Epikard, sonst wie in Tabelle 1
Alle Werte als Mittelwerte ± Standardfehler
[a] $p<0,05$ gegenüber Kontrollen
[b] $p<0,01$ gegenüber Kontrollen
(Mit Genehmigung des American Heart Journal)

tung der Ischämiezone wirkte sich Nicergolin nicht aus, so daß die Substanz zwar die Durchblutung der nicht ischämischen Areale reduzierte, die Kollateraldurchblutung jedoch unbeeinflußt ließ. Dementsprechend erhöhte sich der Quotient aus Kollateral-Flow und gleichzeitig bestimmter Durchblutung der nicht ischämischen Zone.

Auf den koronaren Gefäßwiderstand im nicht ischämischen Gewebe wirkte sich Nicergolin nicht signifikant aus, führte jedoch in der Ischämiezone zu einer erheblichen Abnahme des Gesamtwiderstandes der koronaren Kollateralgefäße. Dies war in erster Linie einer deutlichen Widerstandsminderung im endokardialen Abschnitt zuzuschreiben, während im Epikard keine signifikanten Veränderungen zu beobachten waren. Nach der Reperfusion waren die Durchblutungswerte sowohl in der nicht ischämischen als auch in der reperfundierten Zone bei der Verumgruppe niedriger als in der Kontrollgruppe, ohne daß der Unterschied jedoch statistisch signifikant gewesen wäre.

Intramyokardiale Kohlendioxydspannung

Vor dem Koronarverschluß nahm sowohl in der nicht ischämischen als auch in der ischämischen Zone die intramyokardiale CO_2-Spannung unter Nicergolin ab (Tabelle 1). Nach dem Verschluß bewirkte die Substanz eine erhebliche Senkung der absoluten CO_2-Werte (Tabelle 1); außerdem stiegen die CO_2-Werte gegenüber dem Vorwert weniger stark an (Abb. 1). Dieser Effekt läßt auf eine Minderung des Schweregrades der Ischämie schließen [2, 24, 25] und hielt während der gesamten Okklusionszeit an.

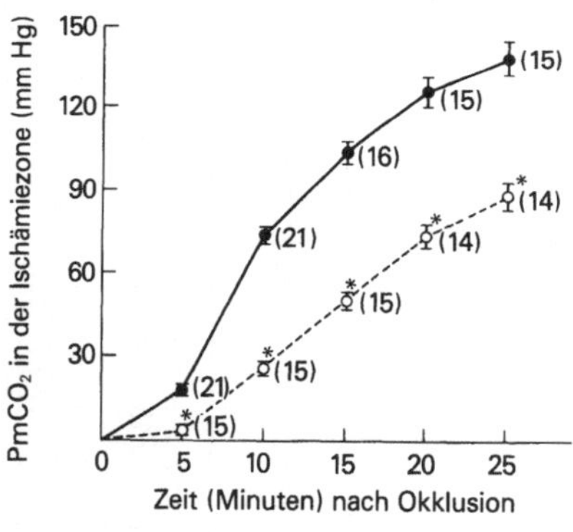

Abb. 1. Zunahme der intramyokardialen CO_2-Spannung ($PmCO_2$) in der Ischämiezone nach Koronararterienverschluß in der Kontrollgruppe (durchgehende Kurve) und in der mit Nicergolin behandelten Gruppe (gestrichelte Kurve). Die intramyokardiale CO_2-Spannung war in der Verumgruppe während der gesamten Ischämiedauer signifikant niedriger. Die Zahlen in Klammern geben die Anzahl der zum jeweils angegebenen Zeitpunkt untersuchten Tiere an. Die Querstriche entsprechen 1 Standardabweichung. * = $p < 0{,}001$ gegenüber den Kontrollen (Mit Genehmigung des American Heart Journal)

Arrhythmien während des Koronarverschlusses

In der Nicergolin-behandelten Gruppe fanden sich zwar pro Minute Abklemmzeit weniger vorzeitige ventrikuläre Depolarisationen und Kammertachykardien (Tabelle 3), der Unterschied zur Kontrollgruppe erreichte jedoch keine statistische Signifikanz. Die Kammertachykardiefrequenz konnte mit Nicergolin gesenkt werden (Tabelle 3). Auch die Häufigkeit kurzzeitiger Kammertachykardien von weniger als 10 s Dauer verringerte sich unter der Substanz (Abb. 2). In der

Tabelle 3. Einfluß von Nicergolin auf Arrhythmien während Koronararterienverschluß und -reperfusion

	VVD/min	VVD-Bigeminus/ min	VT-Anfälle/min	VT-Frequenz (Schläge/min)
A. Koronararterienverschluß				
K (n=25)	4,77±2,03	0,60±0,22	0,83±0,35	243,2±3,4 (267 Anfälle)
N (n=20)	0,86±0,41	0,60±0,29	0,38±0,25	190,9±12,5 (163 Anfälle)
Δ	−82%	0%	−54%	−22%
p	NS	NS	NS	Γ 0,001
B. Koronararterienreperfusion				
K (n=25)	0,70±0,15	0,17±0,07	0,57±0,20	213±10,4
N (n=19)	0,32±0,13	0,25±0,17	0,23±0,12	154,2± 8,1
Δ	−54%	+47%	−60%	− 27%
p	NS	NS	NS	< 0,001

Abkürzungen: VVD – vorzeitige ventrikuläre Depolarisation, VT – ventrikuläre Tachykardie < > Änderung gegenüber Kontrollen, sonst wie Tabelle 1. Die Häufigkeit jeder Arrhythmieform (VVD, Bigeminus, VT-Anfall) ist als Anzahl der Rhythmusstörung pro Minute Abklemmzeit angegeben.
Alle Werte als Mittelwerte±Standardfehler.
(Mit Genehmigung des American Heart Journal)

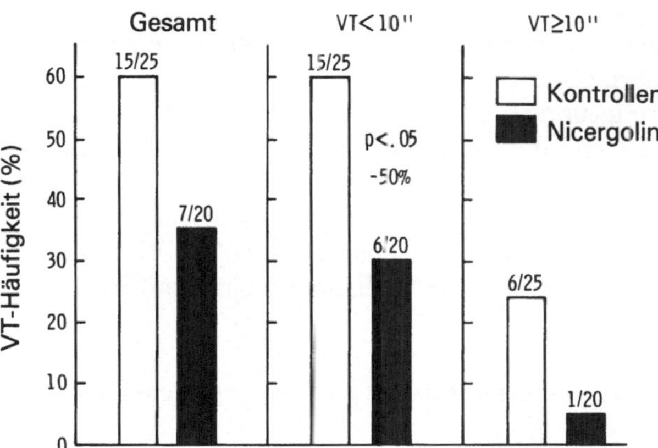

Abb. 2. Häufigkeit ventrikulärer Tachykardien (VT) während Koronararterienverschluß bei Kontrollen und mit Nicergolin behandelten Tieren. Links die Gesamthäufigkeit ventrikulärer Tachykardien, in der Mitte die Häufigkeit kurzzeitiger ventrikulärer Tachykardien von weniger als 10 Sekunden Dauer und rechts die Häufigkeit von anhaltenden ventrikulären Tachykardien von mehr als 10 Sekunden Dauer. Bei mit Nicergolin behandelten Tieren war zwar die Gesamthäufigkeit ebenso wie die Häufigkeit kurzzeitiger und anhaltender ventrikulärer Tachykardien geringer; als statistisch sicherbar erwies sich jedoch lediglich der Unterschied in der Häufigkeit kurzzeitiger ventrikulärer Tachykardien (Mit Genehmigung des American Heart Journal)

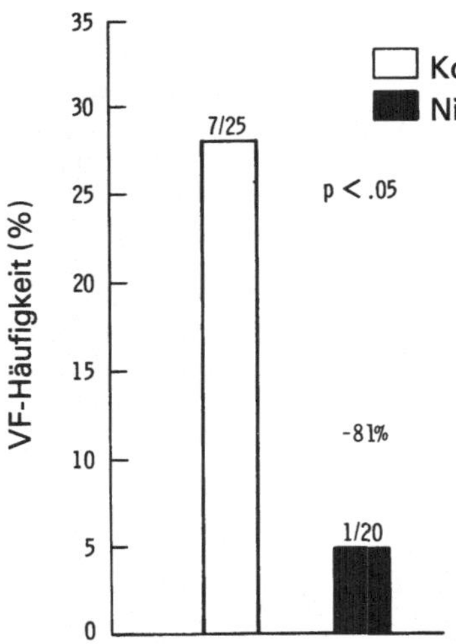

Abb. 3. Häufigkeit ventrikulärer Flimmerattacken (VF) während Koronararterienverschluß bei Kontrollen und mit Nicergolin behandelten Tieren. Unter Nicergolin sank die Häufigkeit von Kammerflimmeranfällen um 81%. (Mit Genehmigung des American Heart Journal)

Verumgruppe fanden sich auch weniger anhaltende Kammertachykardien mit einer Dauer von 10 s und mehr wie überhaupt die Tachykardiehäufigkeit insgesamt in dieser Gruppe geringer war. Allerdings ließen sich auch diese Unterschiede nicht statistisch sichern (Abb. 2). Schließlich wurde unter Nicergolin noch eine erhebliche Abnahme der Flimmerhäufigkeit beobachtet, wie aus Abb. 3 zu ersehen ist (5% in der Verum- gegenüber 28% in der Kontrollgruppe, $p<0,05$).

Arrhythmien während der Reperfusion

In der Verumgruppe kamen vorzeitige ventrikuläre Depolarisationen und Kammertachykardien pro Minute Reperfusionszeit zwar seltener vor als in der Kontrollgruppe (Tabelle 3), der Unterschied war jedoch nicht signifikant. Wie schon während der Ischämiedauer senkte die Substanz die Frequenz von Kammertachykardien auch während der Reperfusionszeit (Tabelle 3). Die Häufigkeit von kurzzeitigen und anhaltenden Kammertachykardien nahm während der Reperfusion unter Nicergolin ebenfalls ab (Abb. 4). Die Flimmerhäufigkeit war unter Nicergolin zwar tendenziell, aber nicht signifikant geringer (Abb. 5).

Dosis – Wirkungsverlauf nach α-Agonisten-Gabe

Nicergolin zeigte eine deutliche α-rezeptorenblockierende Wirkung. Zwanzig Minuten nach Reperfusionsbeginn reagierte in der Kontrollgruppe ($n=8$) der Aortenmitteldruck auf 0,25, 3,2, 16,0 und 32,0 µg/kg Phenylephrin mit einem Anstieg im Ausmaß von 5 ± 1, 27 ± 2, 76 ± 6 bzw. 88 ± 11 mm Hg. In der Verumgruppe ($n=12$) wurde bei einer Phenylephrindosierung von $\leqq 8$ µg/kg keine nennenswerte Blutdruckänderung beobachtet. Erst bei einer Dosis von 16 und 64 µg/kg stieg der Aortenmitteldruck um 6 ± 1 bzw. 25 ± 4 mm Hg an ($p<0,001$ gegenüber der Kontrollgruppe).

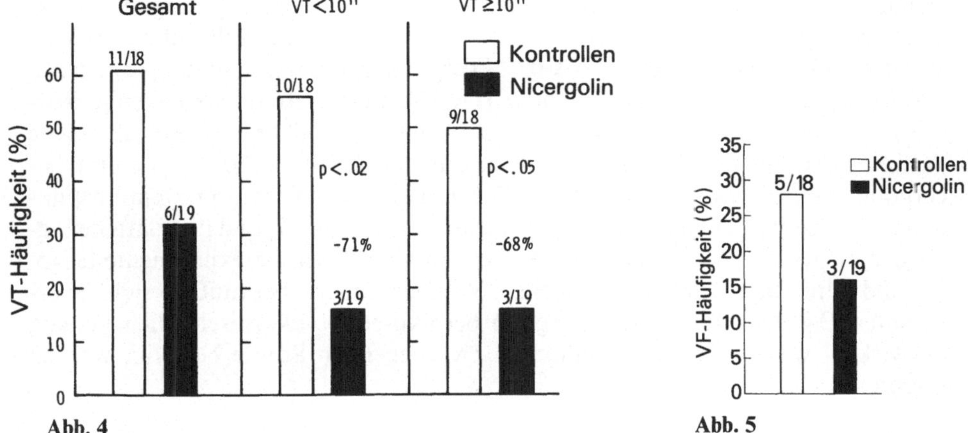

Abb. 4. Häufigkeit ventrikulärer Tachykardien (VT) während der ersten 20 Minuten nach Reperfusionsbeginn bei Kontrollen und mit Nicergolin behandelten Tieren. Links die Gesamthäufigkeit ventrikulärer Tachykardien, in der Mitte die Häufigkeit kurzzeitiger ventrikulärer Tachykardien von weniger als 10 Sekunden Dauer und rechts die Häufigkeit anhaltender ventrikulärer Tachykardien von mehr als 10 Sekunden Dauer. Mit Nicergolin konnte die Häufigkeit kurzzeitiger ventrikulärer Tachykardien um 71% und die anhaltender Tachykardieanfälle um 68% gesenkt werden. Die Gesamthäufigkeit war zwar bei der Verumgruppe niedriger, ein statistisch signifikanter Unterschied zwischen den Gruppen bestand jedoch nicht. (Mit Genehmigung des American Heart Journal)

Abb. 5. Häufigkeit ventrikulärer Flimmerattacken (VF) während der ersten 20 Minuten nach Reperfusionsbeginn bei Kontrollen und mit Nicergolin behandelten Tieren. Der Unterschied zwischen den beiden Gruppen erreichte keine statistische Signifikanz. (Mit Genehmigung des American Heart Journal)

Ausdehnung der Ischämiezone

Das Gewicht der linken Herzkammer war mit $78 \pm 6{,}2$ g bzw. $84 \pm 6{,}3$ g in der Kontroll- und der Verumgruppe annähernd gleich hoch, das Gewicht der ischämischen Zone lag in der Kontrollgruppe bei $27{,}6 \pm 2{,}1$ g (35 ± 1% des linksventrikulären Gewichts) gegenüber $27{,}4 \pm 1{,}9$ g (33 ± 2% des linksventrikulären Gewichts) in der Verumgruppe. Somit war die Größe der Ischämiezone, die beim Zustandekommen von Arrhythmien sowohl während eines Koronarverschlusses als auch während der Reperfusion eine maßgebliche Rolle spielt [26], in der Kontroll- und in der Verumgruppe annähernd gleich.

Diskussion

Nicergolin ist klinisch als Antihypertensivum und als peripher sowie zentral wirksamer Vasodilatator im Einsatz [27–29]. Für die vorliegende Untersuchung maßgebend erschien insbesondere die Beobachtung, daß die Substanz bei Hypertonikern eine Senkung des arteriellen Blutdruckes zu bewirken [13, 30] und bei Stauungsinsuffizienz die Herzleistung zu bessern vermag [11, 13]. Diese Effekte kommen über eine Senkung des Arteriolen- [9, 11, 13, 30, 31], möglicherweise auch des Venentonus [11, 13] zustande. Neben seinem Einfluß auf die Widerstands- und Kapazitätsgefäße besitzt Nicergolin bei Herzgesunden [12] ebenso wie bei Patienten mit Herzinsuffizienz [11, 13] eine herzfrequenzsenkende Wirkung, die sich bei anderen α-Blockern nicht findet und über eine zentralnervöse Wirkungskomponente zustandekommen dürfte [12, 14]. Außerdem hemmt Nicergolin in vitro wahrscheinlich durch Beeinflussung der Thrombozytenphospholipase [18] die Plättchenadhäsion an den Endothelzellen [19] und die Plättchenaggregation [16–18]. Auf analoge Wirkungen in vivo lassen tierexperimentelle [15, 32] und klinische Studien [20] schließen. Von der Theorie her müßten sich die erwähnten Eigenschaften von Nicergolin bei akuten Myokardischämien günstig auswirken, was durch die Resultate der vorliegenden Studie bestätigt werden konnte.

Einfluß von Nicergolin auf die regionale Myokarddurchblutung

Unter Nicergolin nahm die Durchblutung der nicht ischämischen Zone ab. Dies dürfte der erheblichen Senkung der Herzfrequenz und des Blutdrucks und damit des myokardialen Sauerstoffbedarfs zuzuschreiben sein. Die Durchblutungsminderung war in den subepikardialen Schichten deutlicher ausgeprägt, so daß sich der endo-/epikardiale Durchblutungsquotient erhöhte. Diese Blutumverteilung mag mit der Senkung der Herzfrequenz in Zusammenhang stehen, stellt doch die in der vorliegenden Studie beobachtete Änderung des endo-/epikardialen Flow-Quotienten das genaue Gegenteil dessen dar, was bei Erhöhung der Herzfrequenz eintritt [33, 34]. Eine Änderung der Herzfrequenz soll sich insofern auf die transmurale Verteilung der Koronardurchblutung auswirken, als das Verhältnis zwischen Gesamtsystolendauer mit vorwiegend subepikardialem Flow und Gesamtdiastolendauer mit vorwiegend subendokardialem Flow eine Verschiebung erfährt [33, 34].

Die Senkung der Herzfrequenz und die daraus resultierende Verlängerung der Gesamtdiastolendauer könnten auch für die unter der Substanz beobachtete Abnahme des Gesamtwiderstandes in den koronaren Kollateralgefäßen maßgeblich sein [34, 35], so daß zu deren Erklärung nicht erst eine direkte gefäßerweiternde Wirkung auf die Kollateralgefäße möglicherweise infolge einer Hemmung eines reflektorischen α-adrenergen vasokonstriktorischen Einflusses [36] bemüht werden müßte. Diese Erklärung erscheint auch insofern wenig wahrscheinlich, als die α-Rezeptorenblockade mit Phentolamin und Prazosin den koronaren Kollateral-Flow nicht zu steigern vermag [2].

Hinsichtlich der koronaren Hämodynamik fiel unter Nicergolin insbesondere die Erhöhung des Quotienten zwischen der Durchblutung der ischämischen Zone und der simultanen Durchblutung der nicht ischämischen Zone auf. Da die Durchblutung der ischämischen Zone das Sauerstoffangebot bestimmt und die des nicht ischämischen Myokards in direkter Beziehung zum Sauerstoffbedarf steht, kann der Quotient als Maß des Mißverhältnisses zwischen Sauerstoffangebot und -bedarf, also als Maß des Schweregrades der Ischämie, gelten [7]. Die Erhöhung dieses Quotienten unter Nicergolin kam durch das Zusammenwirken der

Durchblutungsminderung in der nicht ischämischen Zone und der Aufrechterhaltung eines adäquaten Kollateral-Flow trotz Abnahme des Aortendruckes, also der Abnahme des Kollateralwiderstandes, zustande. Wie bereits ausgeführt, könnten beide Effekte durch die Senkung der Herzfrequenz bedingt sein. Infolgedessen dürfte die Besserung der Myokardischämie unter Nicergolin größtenteils von der negativ chronotropen Wirkung der Substanz abhängen.

Einfluß von Nicergolin auf die intramyokardiale CO_2-Spannung

Daß Nicergolin sich positiv auf den Schweregrad der Ischämie auswirkt, wie aus der Erhöhung des Durchblutungsquotienten ischämische/nicht ischämische Zone hervorgeht, bestätigen die Befunde der intramyokardialen CO_2-Spannung, denn diese stieg im ischämischen Bezirk während der gesamten Okklusionsdauer weniger stark an. Es gilt als erwiesen, daß die Erhöhung der CO_2-Spannung im ischämischen Myokard ein empfindliches Maß der Ischämie darstellt [7, 24, 25]. Dementsprechend lassen unsere Resultate auf eine erhebliche Minderung des Schweregrades der Ischämie unter Nicergolin schließen. Diese günstige Wirkung [7] ließe sich an sich schon allein durch die deutliche Senkung der Herzfrequenz erklären, eine direkte Beeinflussung der Myozyten im ischämischen Areal ist jedoch nicht auszuschließen. Es wäre denkbar, daß die erhebliche Senkung des Aortendruckes und der damit geringere Antriebsdruck für die koronare Kollateraldurchblutung sich einschränkend auf die Besserung der Ischämie ausgewirkt haben könnten. Bei Linksherzversagen, bei der die Nachlastsenkung ja nicht unbedingt mit einer Blutdrucksenkung einhergeht, wäre zu erwarten, daß mit Nicergolin eine noch deutlichere Besserung der Ischämie erzielt werden kann [37].

Einfluß von Nicergolin auf okklusions- und reperfusionsbedingte Arrhythmien

In der vorliegenden Studie wurde nicht nur die Inzidenz, sondern auch der Schweregrad der infolge einer Myokardischämie und -reperfusion zustandekommenden Arrhythmien beurteilt. Insbesonders wurden die Dauer und Frequenz von Kammertachykardien untersucht, wobei jeder Tachykardieanfall willkürlich als kurzzeitig oder anhaltend eingestuft wurde, je nachdem ob er kürzer oder länger als 10 Sekunden dauerte. Diese Unterteilung erschien insofern begründet, als länger dauernde Kammertachykardien sich nachhaltiger auf die Hämodynamik auswirken und eher in ein Kammerflimmern umschlagen als Tachykardien kurzer Dauer und somit eine schwerere Form der Arrhythmie darstellen [2]. Das Gleiche gilt auch für die Frequenz ventrikulärer Tachykardien [2]. Nicergolin senkte sowohl den Schweregrad als auch die Häufigkeit von Rhythmusstörungen während des Abklemmens und der Reperfusion eines Koronararterienastes. Während der Abklemmdauer wirkte sich die Substanzgabe zwar nicht signifikant auf die Gesamthäufigkeit von Kammertachykardien aus, die Häufigkeit kurzzeitiger Tachykardien war jedoch geringer. Daraus läßt sich allerdings an sich noch keine eindeutige antiarrhythmogene Wirkung ableiten. Mit Nicergolin konnten aber zwei für die Beherrschung von Arrhythmien maßgebliche Effekte erzielt werden, und zwar zum einen eine Senkung der Tachykardiefrequenz um 22% und zum anderen eine Senkung der Häufigkeit von Kammerflimmerattacken um 81%. Während der Reperfusion ergab die Substanz eine signifikante protektive Wirkung gegenüber Kammertachykardien kurzer und längerer Dauer und senkte außerdem die Kammertachykardiefrequenz um 27%.

Der antiarrhythmogene Wirkungsmechanismus von Nicergolin konnte bislang nicht eindeutig geklärt werden. Untersuchungen an Katzen [1] lassen darauf schließen, daß am Zustandekommen von ischämie- und reperfusionsbedingten Arrhythmien α-Rezeptoren beteiligt sein dürften. In einer weiteren Studie [2] konnten wir jedoch nachweisen, daß diese Hypothese bei Hunden keine Geltung besitzt. Infolgedessen kann die antiarrhythmische Wirkung von Nicergolin nicht der α-rezeptorblockierenden Aktivität der Substanz zugeschrieben werden. Am wahrscheinlichsten erscheint, daß sie mit dem positiven Einfluß der Substanz auf den Schweregrad der Ischämie in Zusammenhang steht, der ja für die während einer Koronararterienokklusion und -reperfusion auftretenden Rhythmusstörungen von ausschlaggebender Bedeutung ist [26].

Nicergolin im Vergleich zu anderen α-Blockern

Mit demselben Tiermodell konnten wir in einer früheren Studie [2] beobachten, daß Prazosin und Phentolamin bei akutem Koronarverschluß weder Rhythmusstörungen zu beherrschen noch den Schweregrad der Ischämie und den koronaren Kollateralkreislauf zu bessern vermögen. Außerdem blieben die genannten Substanzen auch bei Arrhythmien nach koronarer Reperfusion wirkungslos. Dementsprechend scheint Nicergolin als einziger der klinisch verfügbaren α-Blocker in unserem Myokardischämie- und Reperfusionsmodell günstige Eigenschaften zu besitzen, die mit der ausgeprägten negativ chronotropen Wirkung der Substanz in Zusammenhang stehen dürften.

Praktische Bedeutung

In der vorliegenden Untersuchung konnte mit Nicergolin während eines Koronarverschlusses der Schweregrad der Ischämie verringert und eine ausgeprägte protektive Wirkung gegen Arrhythmien erzielt werden. Außerdem zeigte die Substanz auch während der Reperfusion antiarrhythmische Eigenschaften. Diese könnten zumindest zum Teil durch die beobachtete Senkung der Herzfrequenz zustandekommen. Eine Übertragung tierexperimenteller Befunde auf die Klinik ist natürlich nur bedingt möglich. Dennoch konnte in Vorstudien nachgewiesen werden, daß Nicergolin bei intravenöser Gabe in einer Dosierung, die noch keine erhebliche Senkung des arteriellen Blutdruckes hervorruft, sowohl bei Herzgesunden [12] als auch bei Stauungsinsuffizienz [11, 13] die Herzfrequenz senkt. Dies läßt darauf schließen, daß bei Nicergolintherapie die positive herzfrequenzsenkende Wirkung der Substanz nicht durch die potentiell nachteilige Senkung des koronaren Perfusionsdruckes zunichte gemacht wird. Damit erscheint die Annahme begründet, daß sich dieser α-Blocker infolge der Kombination von gefäßerweiternden und negativ chronotropen, nicht aber negativ inotropen [13] Eigenschaften in der Behandlung des akuten Myokardinfarktes mit arterieller Hypertonie und/oder Linksherzversagen bewähren dürfte.

Bei diesen Krankheitsbildern könnte mit Nicergolin ein besserer Schutz des ischämischen Myokards gewährleistet werden als mit anderen Vasodilatoren, die die Herzfrequenz entweder unbeeinflußt lassen oder gar steigern. Als weitere möglicherweise nutzbare Eigenschaft von Nicergolin, die andere α-Blocker nicht besitzen, ist die Hemmung experimenteller Koronarthrombosen zu nennen [15]. Weitere Untersuchungen zur Klärung der Wirkung dieser Substanz bei experimentellen und klinischen akuten Myokardischämien erscheinen daher durchaus berechtigt.

Zusammenfassung

Dank neuerer experimenteller und klinischer Befunde hat die Anwendung von α-Rezeptorenblockern bei der akuten Myokardischämie vermehrt Interesse gefunden. In früheren Untersuchungen an Hunden konnten wir beobachten, daß Prazosin und Phentolamin, zwei klinisch häufig zum Einsatz kommende α-Blocker, während eines experimentell induzierten Koronararterienverschlusses mit nachfolgender Reperfusion weder die Herzrhythmusstörungen zu beheben noch die Ischämie bzw. den Kollateralkreislauf zu bessern vermochten. Im Rahmen der vorliegenden Untersuchung wurde dasselbe Tiermodell zur Prüfung von Nicergolin, einem neuen, relativ selektiv wirksamen α_1-Antagonisten mit bei anderen α-Blockern nicht nachweisbaren herzfrequenzsenkenden Eigenschaften, herangezogen. Bei thorakotomierten Hunden, die randomisiert einer Kontrollgruppe (n = 25) und einer Verumgruppe (n = 20; 0,5 mg/kg als i.v. Bolus, danach 0,10 bis 0,15 mg/min) zugeteilt wurden, wurde ein Koronararterienverschluß gesetzt und 25 Minuten später reperfundiert. Dabei kam es unter Nicergolin zu einer Senkung der Herzfrequenz um 47 ± 5 Schläge/min und des Aortenmitteldruckes um 39 ± 4 mm Hg. Nach Koronararterienverschluß wurden ferner unter Nicergolin eine Herabsetzung des Gesamtwiderstandes in koronaren Kollateralgefäßen (radioaktiv markierte Mikrospären-Technik, 698 ± 75 gegenüber 2167 ± 530 mm Hg/ml/min/g, $p < 0{,}05$), ein Anstieg des Durchblutungsquotienten ischämische/nicht ischämische Zone ($0{,}14 \pm 0{,}04$ gegenüber $0{,}06 \pm 0{,}02$, $p < 0{,}05$) sowie eine geringere Zunahme der intramyokardialen CO_2-Spannung in der Ischämiezone (Massenspektrometrie, $p < 0{,}001$) beobachtet. Außerdem sank unter dem Verum die Frequenz ventrikulärer Tachykardien (VT, 191 ± 13 gegenüber 243 ± 3 Schläge/min, $p < 0{,}001$) sowie die Kammerflimmerhäufigkeit [VF, 1:20 (5%) gegenüber 7:25 (28%), $p < 0{,}05$]. Nach Reperfusion kam es unter Nicergolin zwar zu keiner signifikanten Senkung der Flimmerhäufigkeit, hingegen nahmen sowohl die Frequenz (154 ± 8 gegenüber 212 ± 10 Schläge/min, $p < 0{,}001$) als auch die Häufigkeit ($p < 0{,}05$) von Kammertachykardien ab. Somit konnte mit Nicergolin nicht nur der Schweregrad der Ischämie verringert, sondern auch eine protektive Wirkung gegenüber im Verlauf einer Myokardischämie mit nachfolgender Reperfusion auftretenden Arrhythmien erzielt werden. An diesen günstigen Effekten dürfte die beobachtete Herzfrequenzsenkung nicht unwesentlich beteiligt gewesen sein. Die positiven Wirkungen von Nicergolin fanden sich in demselben Tiermodell, in dem Phentolamin und Prazosin unwirksam blieben, und dürften daher bei den übrigen klinisch zum Einsatz kommenden α-Blockern fehlen.

Dank. Kathy Whitehead sei für ihre unschätzbare Hilfe bei den Sekretariatsarbeiten gedankt.

Literatur

1. Sheridan DJ, Penkoske PA, Sobel BE, Corr PB (1980) Alpha adrenergic contributions to dysrhythmia during myocardial ischemia and reperfusion in cats. J Clin Invest 65:161
2. Bolli R, Fisher DJ, Taylor AA, Young JB, Miller RR (in Press) Effect of alpha-adrenergic blockade on arrhythmias induced by acute myocardial ischemia and reperfusion in the dog. J Mol Cell Cardiol
3. Gould L, Reddy CVR, Weinstein T, Gomprecht RF (1975) Antiarrhythmic prophylaxis with phentolamine in acute myocardial infarction. J Clin Pharmacol 15:191
4. Chatterjee K, Parmley WW, Ganz W, Forrester J, Walinsky P, Crexells C, Swan HJC (1973) Hemodynamic and metabolic responses to vasodilator therapy in acute myocardial infarction. Circulation 48:1183
5. Perret C, Gardaz JP, Reynaert M, Grimbert F, Enrico JF (1975) Phentolamine for vasodilator therapy in left ventricular failure complicating acute myocardial infarction: Hemodynamic study. Br Heart J 37:640
6. Kelly DT, Delgado CE, Taylor DR, Pitt B, Ross RS (1973) Use of phentolamine in acute myocardial infarction associated with hypertension and left ventricular failure. Circulation 47:729
7. Bolli R (1982) Protection of ischemic myocardium in experimental animals and in man: a review. Cardiovasc Res Ctr Bull 21:1–33
8. Arcari G, Dorigotti L, Fregman CB, Glasser AH (1968) Vasodilating and alpha receptor blocking activity of a new ergoline derivative. Br J Pharmacol 34:700
9. Arcari G, Bernardi L, Bosigio G, Coda S, Fregnan GB, Glasser AH (1972) 10-methoxyergoline derivatives as α-adrenergic blocking agents. Experientia 28:819
10. Huguet F, Biziere K, Breteau M, Narcisse G (1980) Effets de la nicergoline sur divers neurorecepteurs centraux: Profil neurochimique. J Pharmacol 11:257
11. Pornin M, Roland E, Lardoux H, Sellier P, Ourbak P, Maurice P (1980) Effets hemodynamiques de la prazosine orale et de la nicergoline intraveneuse dans l'insuffisance cardiaque chronique. Ann Cardiol Angeiol 29:379
12. Boismare F, Lefrancois J (1980) Hemodynamic effects of nicergoline in man at rest and during exercise. Clin Exp Pharmacol Physiol 7:105
13. Merillon JP, Morgant C, Lerallut JF, Chastre J, Motte G, Gourgon R (1981) Modifications des proprietes physiques du systeme arteriel et de l'impedance aortique apres nicergoline dans l'insuffisance cardiaque et l'hyperntension arterielle permanente. In: Boismare F, Cambier J, Gourgon R, Letac B, Safar M, Schmitt M (eds) Les alpha-bloquants. Pharmacologie experimentale et clinique (International Symposium). Masson S. A., Paris, p 100
14. Schmitt H, Laubie M, Fenard S (1971) Effets hemodynamiques des alcaloides de l'ergot de seigle. J Pharmacol 2:131
15. Bolli R, Ware JA, Brandon TA, Weilbaecher DG, Mace ML (1984) Platelet-mediated thrombosis in stenosed canine coronary arteries: inhibition by nicergoline, a platelet-active alpha-adrenergic antagonist. J Am Coll Cardiol 3:1417
16. Migne J, Saint-Maurice JP, Santonja R, Kunz S (1974) Activite anti-agregante plaquettaire. Effets d'un alpha-bloquer: La nicergoline. Sem Hop Paris 10:649
17. LeMenn R, Migne J, Prost-Dvojakovic RJ (1977) Etude ultrastructurale de l'action d'un anti-agregant sur les plaquettes sanguines. Application a la nicergoline. Therapie 32:205
18. Lagarde M, Guichardant M, Chazi I, Dechavanne M (1980) Nicergoline, an anti-aggregating agent which inhibitis release of arachidonic acid from human platelet phospholipids. Prostaglandins 19:551

19. Rafelson ME, Migne J, Santonja R, Derouette JC, Robert L (1980) Effect of an alpha-blocking agent, nicergoline on the interaction between blood platelets, elastin and endothelial cells. Biochem Pharmacol 19:943
20. Pogliani E, Della Volpe A, Ferrari R, Recalcati P, Praga C (1975) Inhibition of human platelet aggregation by oral administration of nicergoline. A double-blind study. Farmaco 30:630
21. Bolli R, Brandon TA, Luck JC, Miller RR, Entman ML (1983) Deleterious effects of incomplete myocardial reperfusion on ventricular arrhythmias. J Am Coll Cardiol 1:1111–1118
22. Bolli R, Goldstein RE, Davenport N, Epstein SE (1981) Influence of sulfinpyrazone and naproxen on infarct size in the dog. Am J Cardiol 47:841–847
23. Bolli R, Kuo LC, Roberts R (1984) Influence of acute arterial hypertension on myocardial infarct size in dogs without left ventricular hypertrophy. J Am Coll Cardiol (in Press)
24. Khuri SF, O'Riordan J, Flaherty JT, Brawley RK, Donahoo JS, Gott VL (1975) Mass spectrometry for the measurement of intramyocardial gas tensions: Methodology and application to the study of myocardial ischemia. In: Roy PE, Rona G (eds) Recent advances in studies on cardiac structure and metabolism, vol 10. University Park Press, Baltimore, p 539
25. Khuri SF, Flaherty JT, O'Riordan JB, Pitt B, Brawley RK, Donahoo JS, Gott VL (1975) Changes in intramyocardial ST segment voltage and gas tensions with regional myocardial ischemia in the dog. Circ Res 37:455
26. Bolli R, Brandon TA, Risher DJ, Miller RR (1982) Ischemic determinants of ventricular arrhythmias during coronary artery occlusion and reperfusion (abstr). Clin Res 30:174 A
27. Lievre M, Ollagnier M, Faucon G (1979) Influence of nicergoline on cerebral blood flow and sympatholytical properties. Arzneim Forsch 29:1227
28. Nickerson H, Hollenberg NN (1967) Blockade of α-adrenergic receptors. In: Root WS, Hoffman FG (eds) Physiological pharmacology. Academic Press, London, p 243
29. Venu RDL (1978) Clinical pharmacology of ergot alkaloids in senile cerebral insufficiency. In: Berde B, Schild HO (eds) Ergot alkaloids and related compounds. Springer Verlag, New York, p 558 (Handbook of experimental pharmacology, vol 49)
30. Levenson JA, Roland E, Toto Mou Kouo J, Simon A, Safar M (1980) Action intraveineuse de la nicergoline dans l'hypertension arterielle. Rev Med Interne 1:123
31. Clark BJ, Chu D, Aelling WH (1978) Actions on the heart and circulation. In: Berde B, Schild HO (eds) Ergot alkaloids and related compounds. Springer Verlag, New York, p 356 (Handbook of experimental pharmacology, vol 49)
32. Bolli R, Brandon TA, DeBauche TL, Miller RR (1982) Alpha-adrenergic blockade does not prevent spontaneous platelet-mediated thrombosis in stenosed coronary arteries (abstr). Am J Cardiol 49:976
33. Neill WA, Phelps NC, Oxendine JM, Mahler DJ, Sim DN (1973) Effect of heart rate on coronary blood flow distribution in dogs. Am J Cardiol 32:306
34. Becker L (1976) Effect of tachycardia on left ventricular blood flow distribution during coronary occlusion. Am J Physiol 230:1072
35. Brown BG, Gundel WD, Gott VL, Covell JM (1974) Coronary collateral flow following acute coronary occlusion: A diastolic phenomenon. Cardiovasc Res 8:621
36. Grayson J, Irvine M, Parratt JR, Cunningham J (1968) Vasospastic elements in myocardial infarction following coronary occlusion in the dog. Cardiovasc Res 2:54
37. Forrester JS, Diamond G, Chatterjee K, Swa HJC (1976) Medical therapy of acute myocardial infarction by application of hemodynamic subsets. N Engl J Med 295:1356
38. Bolli R, Brandon TA, Weilbaecher DG, Mace ML (in Press) Influence of alpha-adrenergic blockade on platelet-mediated thrombosis in stenosed canine coronary arteries. Cardiovas Res

Diskussion

Heidrich: Herr Bolli, Sie haben gezeigt, daß Nicergolin mit der Wirkung eines Betablockers vergleichbar ist. Hat es auch eine antiarrhythmische und eine bradykarde Wirkung?

Bolli: Das war eine sehr gute Frage. Ich habe an sich keine bessere Betablockade als unter Nicergolin festgestellt.

Heidrich: Glauben Sie, daß die beobachtete Wirkung von Nicergolin auf einen antithrombotischen, d. h. desaggregierenden Substanzeffekt zurückzuführen ist?

Bolli: Es gibt natürlich keine definitive Antwort auf ihre Frage. Aber ich glaube, daß die antiarrhythmischen Wirkungen, die mit Nicergolin bei diesem Modell beobachtet wurden, auf die Reduktion der Schwere der Ischämie zurückzuführen sind. Es wurde ja schon mehrfach gezeigt, daß eine Steigerung der Herzfrequenz bei Patienten und Tieren mit akuter Myokardischämie den Infarkt verstärken, und wenn man die Herzfrequenz senkt, dann wird die Schwere der Myokardischämie vermindert. Es ist also möglich, daß alle positiven Wirkungen der Studie das Ergebnis einer Reduktion der Herzfrequenz sind. Ich glaube aber nicht, daß die Plättchen-Desaggregation bei diesem Modell eine wichtige Rolle spielt.

Shoemaker: Dr. Bolli, wie erklären Sie die Unterschiede zwischen Nicergolin und Prazosin, wenn doch beide Alpha-1-Antagonisten sein sollen? Glauben Sie, daß es unterschiedliche Rezeptoren sind, auf die die verschiedenen Substanzen einwirken?

Bolli: Ich glaube, der auffallende Unterschied zwischen Nicergolin und Prazosin ist hauptsächlich die Folge unterschiedlicher Wirkungen auf den Herzrhythmus. Wie Sie sich vielleicht erinnern, hatte Prazosin die Herzfrequenz nicht gesenkt, während das unter Nicergolin sehr wohl der Fall war. Warum Nicergolin die Herzfrequenz vermindert, weiß ich nicht. Ich konnte nur nachweisen, daß Nicergolin anscheinend auf das Zentralnervensystem wirkt und vielleicht darüber die Herzfrequenz beeinflußt. Ich glaube aber, daß hier der wesentliche Grund liegt, warum Prazosin nicht die gleichen Effekte wie Nicergolin hat.

E. Hämorheologie/Hämostasiologie

Allgemeine Einführung in die Hämorheologie und ihre klinische Bedeutung

A. M. Ehrly *

Unter Hämorheologie versteht man die Lehre von den Fließeigenschaften des Blutes. Auch unter physiologischen Bedingungen setzt das Blut bei der Strömung durch die Gefäße und insbesondere die kleinsten Gefäße im Bereich der Mikrozirkulation einen Widerstand entgegen, der im allgemeinen unter dem Begriff Viskosität bekannt ist.

Nach dem Hagen-Poiseuille'schen Gesetz ist also für den Blutfluß in der Peripherie neben anderen Faktoren auch die Materialeigenschaft des Blutes in Betracht zu ziehen. Unter klinischer Hämorheologie versteht man die Lehre von den Fließeigenschaften des Blutes, die unter pathophysiologischen Bedingungen unter Veränderungen der Materialeigenschaften des Blutes und insbesondere der Erythrozyten dafür verantwortlich sind, daß der Fließwiderstand in der Peripherie sich erhöht und so die Perfusion vermindert wird. Bevor ich auf die klinische Hämorheologie, deren Faktoren und deren Bedeutung auch für die Therapie von Durchblutungsstörungen zu sprechen komme, ist es erforderlich, einige hämorheologische Grundlagen kurz zu skizzieren.

Blut ist eine Nicht-Newton'sche Flüssigkeit, die die Eigenschaft hat, bei hohen Scherkräften und bei hoher Fließgeschwindigkeit relativ dünnflüssig, d. h. niedrigviskös zu sein, bei niedrigen Fließgeschwindigkeiten jedoch an Zähigkeit (Viskosität) erheblich zuzunehmen. Diese Gesetzmäßigkeit, die von der Kolloidchemie bekannt ist, wird als Thixotropie oder Strukturviskosität beschrieben.

Die einzelnen Determinanten der Fließeigenschaften des Blutes, die auch pathophysiologisch eine Rolle spielen, sind a) die Vollblutviskosität, b) die Plasmaviskosität, c) die Erythrozytenaggregation und d) Erythrozytenverformbarkeit.

Diese Determinanten der Fließeigenschaften des Blutes sind, mit Ausnahme der Plasmaviskosität, von den Fließbedingungen abhängig, d. h. von den hämodynamischen Gegebenheiten und insbesondere von der Fließgeschwindigkeit und den damit verbundenen Scherkräften. Bei der in vivo-Situation ist daher immer mit zu berücksichtigen, daß die Fließbedingungen die Fließeigenschaften in erheblicher Weise verändern können. So ist z. B. die Erythrozytenaggregation, d. h. die reversible Zusammenlagerung von Erythrozyten zu geldrollenförmigen Gebilden nicht nur von der Höhe der Adhäsionskräfte wie Fibrinogen abhängig, sondern eben auch von den Scherkräften, welche die Aggregate dispergieren. Da diese reversible Erythrozytenaggregation die Ursache für den Anstieg der Viskosität

* Abt. für Angiologie im Zentrum für Innere Medizin der Johann-Wolfgang-Goethe-Universität, D-6000 Frankfurt am Main

bei niedrigen Fließgeschwindigkeiten ist, läßt sich mit hochempfindlichen Viskosimetern zeigen, daß Blut strukturviskös ist, d. h. die Viskosität mit abnehmender Fließgeschwindigkeit erheblich ansteigt.

In besonderem Maße hat in den letzten 10 Jahren die Erythrozytenverformbarkeit das Interesse vieler wissenschaftlicher Arbeitsgruppen geweckt. Die Tatsache, daß viele Kapillardurchmesser kleiner sind als der Durchmesser der Erythrozyten, hat zur Konsequenz, daß zur Verminderung des Widerstandes die Erythrozyten optimal verformbar sein müssen, um in dem sehr engen und verzweigten Netzwerk der Kapillaren passieren zu können. In der Tat verändern sich die Erythrozyten in ihrer Form während der Passage durch enge Gefäße in erheblichem Maße (Abb. 1).

Der letzte Parameter, die Plasmaviskosität, ist in ihrer Bedeutung in der Vergangenheit sicherlich unterschätzt worden und erlangt zu Recht in neuerer Zeit größere Beachtung.

Unter krankhaften Zuständen, insbesondere bei Durchblutungsstörungen, aber auch bei Schock und anderen Erkrankungen sind die oben geschilderten Teilparameter der Fließeigenschaften des Blutes pathologisch verändert, so kann z. B. die Vollblutviskosität durch hohe Hämatokritwerte erhöht sein, die Plasmaviskosität kann erhöht sein, die Erythrozytenaggregation kann verstärkt sein und die Verformbarkeit der Erythrozyten kann vermindert sein. Kombinationen dieser Teilfaktoren sind bekannt.

Bereits vor über 80 Jahren hat man durch einfache rheologische Messungen feststellen können, daß bei bestimmten Erkrankungen die Blutviskosität erhöht

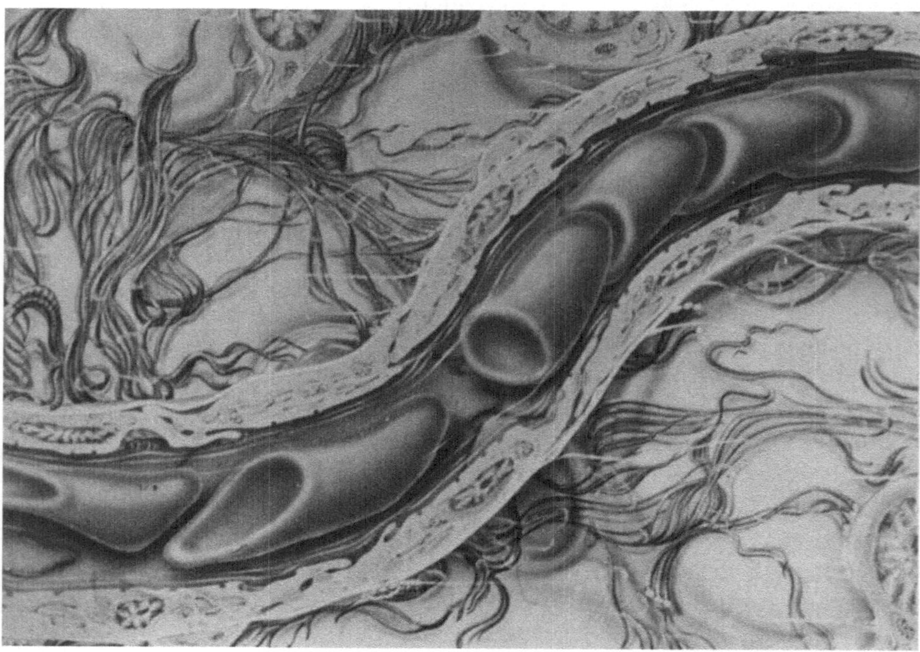

Abb. 1

ist, und es waren Otfried Müller und R. Inada im Jahre 1904 [1], die erstmals die therapeutische Konzeption aufgestellt haben, daß über eine Verbesserung der Fließeigenschaften des Blutes sich eine Verbesserung der Durchblutung bzw. der Perfusion erzielen lassen müßte.

Die oben genannten Autoren sind danach auch die Vorväter all jener Arbeitsgruppen, die sich insbesondere seit etwa dem Jahre 1960 der hämorheologischen Therapie verschrieben haben, d.h. sie versuchten, über eine Verbesserung der Fließeigenschaften des Blutes bei Konstanz aller anderen hämodynamischen Parameter die Durchblutung des Gewebes zu verbessern.

Wie wir heute wissen, war der Versuch von Müller und Inada aus dem Jahre 1904, die Viskosität des Blutes medikamentös zu verändern, gescheitert, weil damals die Zusammenhänge der Teilfaktoren der Fließeigenschaften des Blutes wenig bekannt waren. Eine Frage, die heute sehr oft gestellt wird, ist die, ob es in der Tat möglich ist, über eine Verbesserung der Fließeigenschaften des Blutes eine klinische Symptomatik erheblich zu verbessern. In dieser Beziehung gibt es – folgt man der Literatur und folgt man den eigenen Erfahrungen – gar keinen Zweifel. Am dramatischsten läßt sich das bei „blue babies" demonstrieren, die infolge verschiedener Umstände mit sehr hohen Hämatokritwerten zur Welt kommen können und die eine eindeutige klinische Symptomatik bieten. Bei einem entsprechend kleinen Aderlaß und Ersatz der entnommenen Volumenmenge durch Humanplasma läßt sich die Symptomatik schlagartig verbessern. Ähnlich dramatische therapeutische Erfolge sind bei schweren Makroglobulinämien zu erwarten, bei denen eine neurologische Symptomatik vorliegt. Nach Normalisierung der sehr hohen Plasmaviskosität über eine Herausnahme von Eiweiß aus dem Plasma durch Plasmapherese kommt es in erstaunlich kurzer Zeit bei der Mehrzahl der Patienten zu einem Verschwinden der neurologischen Symptomatik.

Die Frage ist, inwieweit bei anderen, insbesondere bei chronischen Erkrankungen wie bei der arteriellen Durchblutungsstörung über eine Verbesserung der Fließeigenschaften des Blutes die klinische Symptomatik verbessert werden kann. Dies hängt sicherlich davon ab, wie die Ausgangssituationen der hämorheologischen Parameter bei den jeweils zu behandelnden Patienten sind. Bei einem Patienten mit einer arteriellen Verschlußerkrankung im Stadium des Ruheschmerzes und bei gleichzeitig bestehender Polyglobulie oder Polycythämie kann man in der Tat durch Hämodilution infolge Aderlaß mit Ersatz der entnommenen Flüssigkeit durch Plasmaproteine oder Plasmaersatzmittel Besserung erreichen; ebenso im übrigen bei Patienten mit chronischem Cor pulmonale.

Sind bei Patienten mit entzündlichen angiologischen Erkrankungen die Plasmaproteine und insbesondere das Fibrinogen und die α-Makroglobuline in ihrer Konzentration erhöht, so bietet sich an, über eine Senkung dieser Faktoren nicht nur die Vollblutviskosität und die Plasmaviskosität zu vermindern, sondern insbesondere auch die Erythrozytenaggregation zu reduzieren. Die Erythrozytenaggregation spielt im Sinne eines Circulus vitiosus in den poststenotischen low-flow-Gebieten eine große Rolle und kann das Zünglein an der Waage darstellen. Wenn es uns also gelingt, die Erythrozytenaggregation zu vermindern, dann könnten wir diesen Circulus vitiosus unterbrechen [2, 3].

Große Studien haben gezeigt, daß – statistisch gesehen – bei arteriellen Verschlußerkrankungen, insbesondere natürlich bei entzündlichen Arteritiden die

Blutviskosität erhöht und die Erythrozytenaggregation verstärkt sind. Eine Reduktion der Erythrozytenaggregation ist besonders gut durch die Verminderung der Fibrinogenkonzentration, z. B. durch Defibrinogenierung mittels Ancrod oder Batroxobin einerseits [4, 3] oder auch im Rahmen einer Thrombolysetherapie mit Streptokinase [5] und Urokinase möglich. Darüber hinaus ist bekannt, daß bei Plasmapheresen infolge der Herausnahme von Eiweißkörpern aus dem Plasma auch die Aggregation der Erythrozyten deutlich vermindert wird. Dadurch wird gleichzeitig die sogenannte Strukturviskosität reduziert.

Von besonderem Interesse ist die Verformbarkeit der Erythrozyten im Rahmen krankhafter Prozesse. Es besteht kein Zweifel darüber, daß bei diabetischen Ketazidosen und bei verschiedenen Schockzuständen, insbesondere bei vermindertem pH des Blutes die Erythrozytenverformbarkeit, gemessen mit Filtrationsmethoden oder anderen Methoden, ganz deutlich vermindert ist. Auch bei der arteriellen Verschlußerkrankung haben unabhängig voneinander Ehrly und Köhler [6] sowie Reid und Dormandy [7] im Jahre 1976 gefunden, daß die Erythrozytenverformbarkeit verschlechtert ist. Viele Autoren haben diesen Befund später reproduzieren können. Von ganz besonderer Eindeutigkeit ist die verminderte Erythrozytenverformbarkeit bei der Sichelzellenanämie bzw. bei der ischämischen Sichelzellenkrise. Solche Erythrozyten sind nur schwer in der Lage, die Kapillaren zu passieren, was bedeutet, daß trotz völlig normaler Arterien und Venen die Zirkulation im Gebiete der Endstrombahn so verschlechtert sein kann, daß die bekannte klinische Symptomatik auftritt. Blut von Patienten mit Sichelzellenanämie, die sich in einer Krise befinden, läuft durch die üblichen Filtersysteme überhaupt nicht durch.

Die Frage, inwieweit die verminderte Erythrozytenverformbarkeit bei chronischer arterieller Verschlußkrankheit und auch bei cerebralen Verschlußerkrankungen eine Rolle spielt, kann heute wie folgt beantwortet werden:

Mäßiggradig rigide Erythrozyten können bei normaler Herzfunktion und bei unveränderten, d. h. nicht stenosierten Arterien und gutem venösem Ablauf zweifelsohne durch die Mikrozirkulation durchgepreßt werden. Falls aber arterielle Stenosen vorliegen oder Occlusionen den Druckgradienten distal dieser obliterierenden Veränderungen stark einengen, dann fehlt der hohe Druck, der solch rigide Erythrozyten durch die Kapillaren zwängt. Mit anderen Worten: rigide Erythrozyten bilden dann einen erhöhten Widerstand, wenn die treibende Kraft vermindert ist [8].

Aufgrund dieser kurz skizzierten Erkenntnisse war es logisch zu prüfen, ob man im in vitro-Versuch rigide Erythrozyten durch Zusatz von Pharmaka besser flexibel machen kann. Wir wählten dazu ein sogenanntes Streßmodell, indem wir die Erythrozyten durch eine künstlich erzeugte Hyperosmolarität von insgesamt 400 mosm/l rigide machten und dann mit Adenosin inkubierten [9]. Aufgrund von Untersuchungen von Nakao und Mitarbeitern [10] sowie von anderen wissen wir, daß die Erythrozytenverformbarkeit unter anderem von der Konzentration energiereicher Phosphate im Erythrozyten abhängt. Andere Faktoren sind die Konzentration der Hämoglobinlösung innerhalb der roten Zelle, das Verhältnis von Oberfläche zu Volumen und anderes mehr.

Wir konnten zeigen, daß bei einer Inkubation von Erythrozyten in hyperosmolarem Milieu mit Adenosin der Durchlauf durch Kapillarfilter erheblich verbessert werden konnte [9]. Kurze Zeit später konnten wir nachweisen, daß das Pharmakon Pentoxifyllin in der Lage ist, bei klinisch denkbaren Konzentrationen die Verformbarkeit von Erythrozyten in vivo ebenfalls zu verbessern [11]. Später nachvollzogene in vivo-Versuche führten zu ähnlichen Ergebnissen [12]. In der Folgezeit wurde von vielen Autoren mit verschiedenen Substanzen versucht, ähnlich gute Ergebnisse wie mit Pentoxifyllin zu erhalten. Die Literatur ist sehr vielfältig geworden; meines Wissens ist bisher jedoch keine Substanz bekannt, die die Verformbarkeit von Erythrozyten in dem von uns verwendeten Modell, aber auch bei intravenöser Injektion bei Patienten mit arterieller Verschlußkrankheit besser gestalten könnte als mit Pentoxifyllin. Wir selbst haben eine ganze Reihe von Substanzen geprüft und können dies nur bestätigen.

Wie ich in meinem späteren Referat zeigen werde, haben wir jetzt mit Nicergolin eine klinisch anwendbare Substanz in der Hand, welche die Erythrozytenverformbarkeit im hyperosmolaren Modell erheblich verbessert und bezogen auf die Konzentration (in mg/100 ml Blut) stärker wirkt als Pentoxifyllin.

Eine wesentliche, wenn nicht sogar die entscheidende Frage ist, ob hämorheologische Substanzen allgemein und Substanzen zur Verbesserung der Fließeigenschaften der Erythrozyten, d. h. der Verformbarkeit von Erythrozyten, von klinisch-therapeutischer Relevanz sind [8]. Diese Frage kann sicherlich nicht im in vitro-Testsystem entschieden werden. Auch die Tatsache, daß nach einer intravenösen Injektion eines solchen Pharmakons die Verformbarkeit von Erythrozyten extra vivum besser ist, ist dafür zwar ein Anhaltspunkt, aber kein Beweis. Wenn wir unterstellen, daß die hämorheologischen Maßnahmen letztlich in der Mikrozirkulation zum Tragen kommen, dann müssen sich entscheidende Verbesserungen in der Versorgung des Gewebes mit Sauerstoff und Nährstoffen nachweisen lassen [8, 13, 14]. Wir haben für die Fibrinogensenkung mit Ancrod dieses eindeutig belegen können [13] und wir haben des weiteren für Pentoxifyllin nachweisen können, daß sowohl bei intravenöser Gabe als auch bei oraler Verabfolgung sich der Gewebesauerstoffdruck im Muskelgewebe von Patienten mit Claudicatio intermittens erhöhen läßt [15, 16]. Diese Messung des Gewebesauerstoffdruckes vor der unabdingbaren klinisch-prospektiven Studie zur Frage der Wirksamkeit mit ihren großen finanziellen und zeitlichen Problemen erlaubt es heute, anhand einer kleinen Anzahl von Patienten, den objektiven Nachweis einer Verbesserung der Versorgung ischämischen Gewebes zu erbringen [17].

Lassen Sie mich zum Schluß noch zwei Anmerkungen machen. Die eine betrifft die Wechselbeziehungen zwischen der Durchblutungsgröße und der Güte der Gewebeversorgung. Die übliche Annahme ist, daß eine verbesserte „Durchblutung“ gleichzusetzen ist mit einer verbesserten „Versorgung“ des Gewebes mit Sauerstoff und Nährstoffen. Wir konnten nachweisen, daß dies bei der arteriellen Verschlußkrankheit nicht zutreffen muß. Eine Mehrdurchblutung durch Vasodilatation kann z. B. zu einer Verminderung des Sauerstoffangebotes an das Gewebe führen, weil im Bereich der Endstrombahn Blut kurzgeschlossen, d. h. geshuntet wird. Wir haben dieses Phänomen als Maldistribution bezeichnet [18, 19]. Neben anderen Faktoren sind auch rheologische Parameter veranwortlich, so z. B. rigide Erythrozyten. Wenn wir die Fließeigenschaften des Blutes verbessern, dann senken wir nicht nur den Fließwiderstand, sondern wir fördern auch eine homogenere Verteilung des Blutflusses. Aus diesen neueren Erkenntnissen muß gefolgert werden, daß letztlich nicht die verbesserte Durchblutung des Gewebes, sondern die Verbesserung der Gewebeversorgung das entscheidende Kriterium ist.

Die letzte Anmerkung betrifft die klare definitionsmäßige Unterscheidung von Wirkungen einerseits und Wirksamkeit andererseits. Die Messungen einer Verbesserung der Fließeigenschaften sind beispielsweise sog. Wirkungen (effects), die einen Wirkungsmechanismus eines Pharmakons erklären helfen. Unter klinischer Wirksamkeit (efficacy) versteht man die klinische Besserung beim Patienten und deren Nachweis. Dieser Nachweis kann nur mit klinischen Meßmethoden wie z. B. der Verlängerung der schmerzfreien Wegstrecke bei Patienten mit Claudicatio intermittens nachgewiesen werden. Zwischen den üblichen Methoden zur Erfassung von Wirkungen und dem Nachweis der klinischen Wirksamkeit gibt es Methoden mit sogenannten klinisch relevanten, der klinischen Wirksamkeit näherstehenden Methoden wie die direkte und objektive Messung des Gewebesauerstoffdruckes in der ischämischen Muskulatur von Patienten. Am Beispiel einer 30-Minuten-Albumin-Infusion (500 ml, 5%) bei Patienten mit Claudicatio intermittens ließ sich zeigen, daß der Gewebesauerstoffdruck abfiel, obwohl sowohl die hämorheologischen Parameter optimiert werden und obwohl die Gesamtdurchblutung anstieg [20]. Dieses Beispiel belegt noch einmal, wie wichtig es ist, objektive und klinisch relevante Meßparameter zu bestimmen.

Literatur

1. Müller O, Inada R (1904) Jodwirkung bei Arteriosklerose. Dtsch Med Wochenschr 30:1751–1752
2. Ehrly AM (1969) The effect of plasma substitutes on erythrocyte aggregation and blood viscosity. Bibl haemat 33:302–310
3. Ehrly AM (1973) Verbesserung der Fließeigenschaften des Blutes: Ein neues Prinzip zur medikamentösen Therapie chronischer peripherer arterieller Durchblutungsstörungen. VASA 1 [Suppl 1]
4. Ehrly AM (1973) Senkung der Blutviskosität durch Arwin (vorläufige Mitteilung). Herrenalber Angiologisches Gespräch 1971. Herz/Kreislauf 5:133–134
5. Ehrly AM, Lange B (1971) Reduction on blood viscosity and disaggregation of erythrocyte aggregate by Streptokinase. In: Hartert H, Copley AL (eds) Theoretical hemorheology. Springer Verlag, S. 366–374
6. Ehrly AM, Köhler HJ (1976) Altered deformability of erythrocytes from patients with chronic occlusive arterial disease. VASA 5:319–322
7. Reid HL, Dormandy JA, Barnes AJ, Lock PJ, Dormandy L (1976) Impaired red cell deformability in peripheral vascular disease. Lancet I:666–668
8. Ehrly AM (1981) Welchen Stellenwert haben Gesamtblutviskosität, Erythrozytenverformbarkeit und Erythrozytenaggregation? Dtsch Med Wochenschr 106:35–37
9. Ehrly AM, Scheinpflug W (1975) Improved deformability of crenated red cells in hyperosmolar human blood by Adenosin. Bibl Anat 13:117
10. Nakao M, Nakao T, Yamaro S (1960) Adenosine triphosphate and maintenance of shape of human red cells. Nature 187:945–946
11. Ehrly AM (1975) Beeinflussung der Verformbarkeit der Erythrozyten durch Pentoxifyllin. Med Welt 26:2300–2301
12. Ehrly AM (1978) The effect of Pentoxifylline on the flow properties of human blood. Curr Med Res Opin 5:608–613
13. Ehrly AM, Schroeder W (1977) Oxygen pressure in ischemic muscle tissue of patients with chronic occlusive arterial diseases. Angiology 28:101
14. Verbesserung der nutritiven Durchblutung bei peripheren ischämischen Erkrankungen (1983) VASA 12 [Suppl 11]:1–21

15. Ehrly AM, Schroeder W, Dannhof St (1977) The effect of Pentoxifylline on the oxygen pressure of ischemic muscle tissue on patients with chronic arterial occlusions. IRCS Medical Science 5:411
16. Ehrly AM (1982) Effect of orally administered Pentoxifylline on muscular oxygen pressure in patients with intermittent claudication. IRCS Medical Science 10:401–402
17. Ehrly AM (1981) Messung des Gewebesauerstoffdruckes bei Patienten. Verlag Gerh. Witzstrock, Baden-Baden
18. Ehrly AM, Schroeder W (1979) Zur Pathophysiologie der chronischen arteriellen Verschlußerkrankung. I. Mikrozirkulatorische Blutverteilungsstörung in der Skelettmuskulatur. Herz/Kreislauf 11:275
19. Ehrly AM (1980) New pathophysical concept of ischemic diseases: Microcirculatory Blood Maldistribution (MBM). Bibl Anat 20:456
20. Ehrly AM, Landgraf H, Saeger-Lorenz K (1984) Einfluß einer Infusion von 500 ml 5%iger Humanalbuminlösung auf den Muskelsauerstoffdruck von Patienten mit Claudicatio intermittens. 2. Gewebesauerstoffdruck-Symposium Frankfurt 1984

Diskussion

Heidrich: Ich bin Ihnen sehr dankbar, daß Sie das Gebiet der Hämorheologie kritisch dargestellt haben. Insbesondere glaube ich, daß es von großer Wichtigkeit ist, darauf hinzuweisen, daß in vitro-Versuche nicht einfach auf klinische Konditionen übersetzt werden können. Das passiert bedauerlicherweise in den letzten Jahren zunehmend häufiger. Man muß klinische Beweise der Wirksamkeit hämorheologischer Veränderungen verlangen. Deshalb möchte ich Sie fragen, ob man auch bei zerebralen und peripheren Durchblutungsstörungen tatsächlich klinisch relevant in der Lage ist, eine Verbesserung der Durchblutungsgröße und damit der klinischen Symptomatik lediglich durch Änderung rheologischer Faktoren erreichen kann. Man kann sich das zwar gut vorstellen, wenn z. B. eine Polyglobulie als konkomittierende Erkrankung vorliegt, aber es ist schwer, durch eine Hämodilution oder Senkung des Serumfibrinogens eine therapeutische Effektivität zu erwarten, wenn die Fließfähigkeit des Blutes nicht wesentlich gestört ist. Kann man dann global hämorheologische Therapieprinzipien zur Basis der Behandlung machen?

Ehrly: Es gibt eine Reihe von Publikationen, die sich mit der Frage befaßt haben, inwieweit rheologische Faktoren bei zerebralen Durchblutungsstörungen eine Rolle spielen und die unterstellen, daß dem so ist. Wenn man unterstellt, daß zwischen peripheren und zerebralen Gefäßerkrankungen Analogschlüsse erlaubt sind, dann würde ich glauben, daß Änderungen der Rheologie zu einer Besserung zerebraler Durchblutungsstörungen führen können. Es ist aber natürlich außergewöhnlich schwierig, Wirkungen und Wirksamkeit beim zerebralen Patienten zu quantifizieren. Wir können nur sagen, daß ein Pharmakon oder eine Therapie, die bei der peripheren Verschlußkrankheit mit Sicherheit nutzen, auch mit großer Wahrscheinlichkeit im zerebralen Breich wirksam sein wird. Dann ist aber nicht die Erhöhung der Durchblutungsgröße, sondern die Qualität der Durchblutungsverbesserung wichtig. Sie können mit Vasodilatantien eine starke Durchblutungsverbesserung bekommen, aber die Mehrdurchblutung wird nicht ausgenutzt. Das heißt, die Durchblutungsgröße ist entgegen früheren Auffassungen nicht so entscheidend wie die Zunahme der Durchblutung in der Mikrozirkulation. Man kann sicherlich mit einer verringerten Durchblutung dann gut leben, wenn diese

Durchblutung optimal verteilt ist. Und Ihre Frage nach dem Fibrinogen ist sicher völlig richtig. Die therapeutischen Aussichten einer Defibrinogenierung mit Ancrod sind dann am besten, wenn die Ausgangswerte des Fibrinogens hoch sind. Das belegen auch klinische Daten. Wir haben deshalb bei entzündlichen Arteriopathien besonders gute Erfolge. Und wenn Sie einen Fibrinogen-Ausgangswert von 700 haben und reduzieren ihn auf 100 mg Prozent, dann ist natürlich der Effekt auf die Perfusion und damit auf den Sauerstoffdruck und die klinische Symptomatik wesentlich größer.

Schneider: Bevor man sich Gedanken darüber macht, welche klinische oder rheologische Wirksamkeit Medikamente auf Hirndurchblutungsstörungen haben, muß man sich darüber im klaren sein, welche Bedeutung hämorheologische Faktoren bei der Entstehung von Hirndurchblutungsstörungen spielen. Und dafür gibt es inzwischen eine Fülle von Publikationen. Es sind dies vor allem Arbeiten aus London, die hier besonders zu erwähnen sind, und die eindeutig die Bedeutung des Hämatokrits bei der Entstehung von Hirndurchblutungsstörungen belegt haben. Bezüglich der Verformbarkeit oder auch der Plasmaviskosität wissen wir noch nicht so ganz genau, welche Rolle diese Parameter bei Hirndurchblutungsstörungen spielen, auch wenn es hier kasuistische Mitteilungen gibt, die einen Zusammenhang möglich machen. Soweit es die lakunären Insulte betrifft, haben wir dieses Thema selbst einmal untersucht und konnten feststellen, daß bei 40 Patienten mit lakunären zerebralen Insulten nur 2 Patienten eine eingeschränkte Erythrozytenverformbarkeit hatten, 18 Patienten eine erhöhte Aggregation und 6 Patienten eine pathologische Plasmaviskosität. 25 Patienten hatten einen dieser hämorheologischen Parameter pathologisch verändert. Damit ist noch nichts darüber gesagt, ob eine schlechtere Erythrozytenverformbarkeit eine wesentliche Rolle für die Entstehung der lakunären Insulte spielt. Nur muß man sich eben darüber im klaren sein, daß bei zerebralen Mikroangiopathien nur 5% der Patienten primär eine schlechte Verformbarkeit haben. Von daher wäre es also wichtig zu wissen, ob die einzelnen in der Therapie verwendeten Präparate nicht nur die Verformbarkeit beeinflussen, sondern auch andere hämorheologische Parameter verändern.

Heidrich: Wenn Sie lakunäre Infarkte untersucht haben, Herr Schneider, haben Sie dann berücksichtigt, ob andere Faktoren, wie ein Diabetes mellitus, eine Hypertonie oder Fettstoffwechselstörungen in der Ätiologie eine Rolle spielen können?

Schneider: Die Frage ist völlig richtig, weil die Grunderkrankung bei den lakunären Insulten ja die Hypertonie ist. Etwa 95% der Patienten mit einem lakunären Insult haben eine Hypertonie, und es steht gar nicht fest, ob nicht eine sinnvolle Behandlung der Hypertonie ausreicht, um beispielsweise Rezidive lakunärer Insulte zu verhindern. Wir haben ja gestern im Vortrag von Professor Fieschi gehört, daß die Inzidenz zerebrovaskulärer Erkrankungen mit der Verbesserung der Bluthochdruckbehandlung abnimmt, so daß eine rheologische Therapie nur eine adjuvante Behandlung sein kann.

Ehrly: Zum Problem der pathologischen, rheologischen Werte als Entstehungsursache zerebraler Durchblutungsstörungen habe ich persönlich eine sehr kritische

Einstellung. Ich glaube, daß man das, was Sie, Herr Schneider, gesagt haben, nicht so stehen lassen kann. Eine verschlechterte Erythrozytenverformbarkeit oder eine verstärkte Thrombozytenaggregation kann durchaus nur ein Zufalls- oder Nebeneffekt sein. Um einen Kausalzusammenhang zu behaupten, wissen wir schlechterdings noch zu wenig, und zu Ihrem Statement, daß nur 5% der Patienten eine verschlechterte Verformbarkeit haben, muß ich sagen, daß das lediglich das Ergebnis einer oder zweier Arbeitsgruppen ist, das im Widerspruch zu vielen Untersuchungen an Patienten mit peripheren Verschlußerkrankungen steht. Dort hat man in der Mehrzahl der Fälle statistisch signifikant eine verschlechterte Verformbarkeit gefunden. Und ich brauche Ihnen nicht zu sagen, daß eine hohe Koinzidenz zwischen peripheren und zerebralen Verschlußerkrankungen besteht. Deshalb würde ich diesen einen Befund zunächst einmal nur zur Kenntnis nehmen, aber man muß ihn kritisch prüfen.

Wirkungen einer einmaligen intravenösen Dosis von Nicergolin* auf hämorheologische und hämodynamische Parameter bei peripheren Gefäßerkrankungen

Eine Doppelblind-Crossover-Studie

T. Di Perri**, M. Guerrini, R. Cappelli, A. Acciavatti, D. Pieragalli, S. Pecchi, G. Sacchetti und S. Forconi

Periphere obliterierende arterielle Erkrankungen (im weiteren Text als POAD – peripheral obliterative disease – abgekürzt) sind pathophysiologisch durch eine Reduktion der nutritiven Durchblutung gekennzeichnet, die durch arteriosklerotische Stenosen oder Verschlüsse der großen oder mittleren Beinarterien hervorgerufen wird.

Dadurch, daß die Blutversorgung des Gewebes nicht mehr ausreicht, kann es zu Störungen des Stoffwechsels im entsprechenden Gebiet kommen und sich schließlich eine Ischämie entwickeln.

Normalerweise entsteht eine solche Durchblutungsverminderung langsam, so daß sich ein Kompensationsmechanismus zur Verhinderung der drohenden Ischämie entwickeln kann.

Die wichtigsten Kompensationsmechanismen sind: Erweiterung des Kollateralkreislaufs, Verminderung des Strömungswiderstands, Drosselung der Stoffwechselvorgänge im ischämischen Gewebeanteil, Steigerung des anaeroben Metabolismus. Mit diesen „Hilfsmaßnahmen" kann der Patient lange Zeit klinisch beschwerdefrei erscheinen, da die genannten Mechanismen ausreichend das Durchblutungsdefizit kompensieren können. Deshalb tritt die Claudicatio intermittens gewöhnlich erst spät auf, und die Diagnose wird meist erst zu diesem Zeitpunkt gestellt.

In letzter Zeit konnten durch die bessere Kenntnis der pathophysiologischen Verhältnisse der Durchblutung objektive Methoden zur Gradeinteilung der Durchblutungsstörungen erarbeitet werden. So kann mit Hilfe von metabolischen, hämorheologischen oder peripheren hämodynamischen Parametern das Ausmaß der Störungen bestimmt werden.

Unserer Erfahrung nach kann man hämorheologische und periphere hämodynamische Faktoren zur Bestimmung der Durchblutungsstörung bei Patienten mit POAD verwenden. Unsere früheren Studien [4, 5, 6, 15] haben gezeigt, daß bei POAD-Patienten hämorheologische Abnormitäten auftreten.

In den Querschnittstudien waren im Anfangsstadium der vaskulären Erkrankung eine Erhöhung der Blut- und Plasmaviskosität, des Hämatokrit und des Fibrinogenspiegels nachzuweisen, sowie ein deutlicher Abfall der Vollblutfiltrierbarkeit. Damit wird die Hypothese der Existenz eines sekundären Hyperviskositätssyndroms bei peripherer vaskulärer Insuffizienz verstärkt.

---

* Sermion/Sermion Forte, Farmitalia

** Istituto di patologia speciale medica e metodologia clinica dell', Università di Siena, I-53100 Siena

Darüber hinaus führt die experimentell (durch provozierte Claudicatio) induzierte, reversible Ischämie bei POAD-Patienten zu einem deutlichen Anstieg der Blutviskosität sowie einem deutlichen Abfall der Vollblutfiltrierbarkeit.

Die Rückführung in den Ruhezustand wird von einer teilweisen Normalisierung der pathologischen Blutparameter begleitet. Schließlich ist die arterio-venöse Differenz im Femoralbereich in bezug auf Vollblutviskosität und Filtrierbarkeit bei Patienten mit peripherer Gefäßerkrankung entschieden größer als bei entsprechenden Kontrollgruppen. Dies läßt vermuten, daß hämorheologische Veränderungen durch lokale, regionale Ischämie verursacht werden [14].

Sowohl die peripheren hämodynamischen Parameter, als auch der Grad der hämodynamischen Gleichgewichtsstörung stehen in direktem Zusammenhang mit der Schwere der Erkrankung.

Seit kurzem stehen mehrere nichtinvasive Methoden zur Bestimmung der Durchblutung zur Verfügung. In unserem Institut wird mit der Plethysmographie gearbeitet. Mit Hilfe eines Plethysmographen (Periflow Janssen) wird die Durchblutung der unteren Extremitäten gemessen [8]. Da diese Methode nichtinvasiv, leicht in der Handhabung, und zudem wissenschaftlich anerkannt ist, wird sie nicht nur für pathophysiologische oder pharmakologische Untersuchungen verwendet, sondern auch im Klinikalltag eingesetzt.

Die Aussagefähigkeit dieser Methode bezieht sich auch auf symptomlose vaskuläre Insuffizienz. Außerdem läßt sie sich als objektives Meßkriterium bei symptomatischen Patienten mit Schmerzsensationen der unteren Extremitäten verwenden.

Während der Erprobungsphase dieser Methode konnten sowohl ein Untersuchungsschema, als auch eine standardisierte Technik erarbeitet werden, die die physiologische Regulation des peripheren Kreislaufs berücksichtigen.

Es herrscht Übereinstimmung darin, daß man mit der Plethysmographie die Gesamtdurchblutung mißt, und nicht zwischen hämodynamischer und nutritiver Durchblutung differenzieren kann. Die Gesamtdurchblutung entspricht nicht immer der nutritiven Durchblutung, da ein Anteil des gemessenen Blutstroms durch einen Shuntmechanismus direkt in den venösen Bereich fließen kann, ohne das Kapillarnetz zu durchströmen. Zum jetzigen Zeitpunkt sollten wir uns darauf beschränken, die Information, die wir durch die Plethysmographie erhalten, zum Vergleich der physiologischen Veränderungen, der klinischen Symptome und zu physiologischen Messungen zu verwenden. Mit der Plethysmographie lassen sich folgende Parameter zur Bewertung der peripheren Hämodynamik ermitteln: die Durchblutung in Ruhe (RF = rest flow) und nach drei Minuten arteriellen Verschlusses (PF = peak flow) sind die normalerweise verwendeten intensitätsabängigen Variablen, die zur Messung der basalen und maximalen postischämischen Durchblutung dienen. Die Zeit bis zur Maximaldurchblutung (tPF = time to peak flow), die Gesamtzeit (Tt = total time) und die halbe Gesamtzeit (t½) bilden die zeitabhängigen Variablen, die den Beginn und die Erholungsphase der postischämischen Hyperämie messen. Phänomenologisch betrachtet, kann man die postischämische Hyperämie in mehrere Komponenten gliedern:

1) Die Zeit bis zur Maximaldurchblutung (tPF) ist der Zeitraum zwischen dem Ende des arteriellen Verschlusses und dem Maximalanstieg der Durchblutung;

2) Die Maximaldurchblutung (PF) ist die maximale postischämische Durchblutung, die durch die anoxische Vasodilatation provoziert wird. Bei Gesunden geschieht dies unmittelbar nach dem Ende des arteriellen Verschlusses;

3) Die Gesamtzeit und die halbe Gesamtzeit (Tt und t½) geben die Zeit an, die es dauert, um wieder das Durchblutungsstadium zu erreichen, das vor der provozierten Ischämie im Ruhezustand gemessen wurde. Pathophysiologisch betrachtet, kann man annehmen – obgleich die Zusammenhänge noch unklar sind –, daß die Maximaldurchblutung hauptsächlich durch die Füllung der größeren Arterien zustandekommt, hingegen die zeitabhängigen Variablen (Tt und t½) der mikrozirkulatorischen Füllung nach lokaler, maximaler Vasodilatation entsprechen. Von diesen Fakten ausgehend, können wir folgern, daß die rheologischen Veränderungen und plethysmographischen Ergebnisse in direktem Zusammenhang zur peripheren Kreislaufstörung bei POAD-Patienten stehen. Somit scheint es möglich zu sein, die Aktivität von Medikamenten zu untersuchen, die eine pharmakologische Wirkung speziell auf den peripheren Kreislauf haben. Die Arbeitshypothese einer klinisch-pharmakologischen Studie war die Annahme, daß ein Pharmakon mit einer bestimmten therapeutischen Aktivität, die eher auf die pathophysiologischen Mechanismen als auf die Kausalfaktoren wirkt, eine Veränderung in der Beindurchblutung und im hämorheologischen System bewirkt, und diese Parameter wieder normalisiert.

Von diesen Überlegungen ausgehend, haben wir eine Doppelblind-Crossover-Studie entwickelt, um die Aktivität von Nicergolin auf hämodynamische und hämorheologische Parameter zu bestimmen. Nicergolin wird seit vielen Jahren zur Behandlung von zerebrovaskulären Erkrankungen verwendet; es bewirkt eine verbesserte zerebrale Funktion bei Dementia senilis und in der Erholungsphase nach apoplektischem Insult [1, 3, 7].

Die periphere und zerebrale hämodynamische Aktivität von Nicergolin ist in den vergangenen Jahren von mehreren Autoren untersucht worden [2, 17, 19, 20]. Nicergolin ist ein Mutterkornalkaloid; in vitro zeigt es agonistische Wirkung auf alpha-1-Adrenorezeptoren des Hirngewebes. Zudem zeigt es in vivo eine mäßige Wechselwirkung mit dopaminergen Rezeptoren und eine geringe Affinität zu Alpha-2-Adrenorezeptoren, ohne Interferenz zu Beta- und GABA-Rezeptoren [16].

Material und Methoden

Die Untersuchung wurde als Doppelblind-Crossover-Studie gegen Placebo durchgeführt.

Es wurden 10 Patienten (8 männliche und 2 weibliche von 45–60 Jahren) untersucht, die an POAD im Stadium II nach Fontaine litten.

Wir infundierten über 30 min 8 mg Nicergolin (Sermion) in 100 ml Kochsalzlösung i. v. oder Placebo.

Folgende hämorheologischen Parameter wurden untersucht:

- Blut- und Plasmaviskosität mit dem Wells-Brookfield-Viskometer 1/4 RVT bei 37 ° Celsius und einer Scherrate von 150 s^{-1} [1[illegible], 21].

- Vollblutfiltrierbarkeit durch einen 5-μ-Poren-Filter mit einer Saugkraft von 20 cm H_2O Negativdruck bei 37 °C.
- Hämatokrit-Bestimmung nach der Wintrobe-Methode.

Diese Parameter wurden unter den Ausgangsbedingungen, nach dem Infusionsende, sowie nach 1, 3 und 24 Stunden gemessen. In der Zwischenzeit wurden die hämodynamischen Parameter wie Herzfrequenz, systolischer und diastolischer Blutdruck kontrolliert.

Ruhedurchblutung (RF), Maximaldurchblutung (PF), Gesamtzeit und ½ Gesamtzeit der hyperämischen Reaktion nach 3 min Ischämie wurden mit Hilfe der Plethysmographie sowohl in der Ausgangssituation, als auch nach 2 und 6 Stunden bestimmt.

Während der Behandlung wurde die statistische Analyse mit dem t-Test von Student für verbundene Stichproben durchgeführt. Zwischen den einzelnen Behandlungen wurde eine faktorielle Varianzanalyse mit 3 Faktoren – 2 festgesetzten (Behandlung und Zeit) und einem Zufallsfaktor (Patient) – durchgeführt.

Ergebnisse

Die Ergebnisse der hämorheologischen Parameter sind in Tabelle 1 aufgeführt und in den Abb. 1 und 2 dargestellt. Nicergolin führt zu einem signifikanten Anstieg der Blutfiltrierbarkeit (wobei das Maximum gegen Ende der Infusion liegt), sowie zu einer deutlichen Verminderung der Blutviskosität und der Hämatokritwerte. Dies wird 3 Stunden nach der Infusion besonders deutlich. Ebenso ist eine deutliche Verminderung der Plasmaviskosität 3 Stunden nach Infusionsende zu beobachten. Auch bei der mit Placebo behandelten Gruppe kann man eine Abnahme der Blutviskosität und des Hämatokrits nachweisen, jedoch nur nach Infusionsende. Die Ergebnisse der hämodynamischen Parameter sind in Tabelle 2 und 3 zu finden sowie in den Abb. 3 und 4.

Der systolische und diastolische Blutdruck erfährt am Ende der Infusion mit Nicergolin eine deutliche Erniedrigung – eine Beobachtung, die man noch 2 Stunden nach Behandlungsbeginn machen kann.

Während der Behandlung mit Placebo waren keine wesentlichen Veränderungen festzustellen. Der Vergleich beider Behandlungsweisen zeigt einen statistisch bedeutenden Unterschied. Die Herzfrequenz zeigt keine Änderung in der Zeit von Beginn der Infusion bis zu 2 Stunden danach. In der Zwischenzeit steigt die Ruhedurchblutung merklich an (besonders 2 Stunden nach Infusionsbeginn), jedoch ohne wesentliche Änderung der Maximaldurchblutung, der halben und der Gesamtzeit der hyperämischen Reaktion auf die Ischämie.

Bei Placebogabe lassen sich keine Veränderungen der hämodynamischen Parameter nachweisen.

Tabelle 1. Hämorheologische Parameter

	Nicergolin					Plazebo					
	0	½ Stunde	1 Stunde	3 Stunden	24 Stunden	0	½ Stunde	1 Stunde	3	24	F N vs P
Blutfiltrierbarkeit V_{BC} (ml/min)	0,304 ± 0,014	0,425* ± 0,026	0,410* ± 0,024	0,380 n.s. ± 0,021	0,367 n.s. ± 0,019	0,375 ± 0,022	0,377 n.s. ± 0,021	0,371 n.s. ± 0,023	0,364 n.s. ± 0,024	0,370 n.s. ± 0,022	8,25 *
Blutviskosität cPs $150\,s^{-1}$	4,71 ± 0,17	4,38* ± 0,12	4,37** ± 0,14	4,50* ± 0,15	4,63 n.s. ± 0,15	4,42 ± 0,19	4,31* ± 0,18	4,43 n.s. ± 0,17	4,45 n.s. ± 0,17	4,45 n.s. ± 0,18	8,56 *
Plasmaviskosität cPs $375\,s^{-1}$	1,49 ± 0,03	1,47 n.s. ± 0,03	1,48 n.s. ± 0,03	1,46* ± 0,04	1,48 n.s. ± 0,04	1,48 ± 0,03	1,48 n.s. ± 0,03	1,48 n.s. ± 0,03	1,48 n.s. ± 0,03	1,49 n.s. ± 0,03	n.s.
Hämatokrit %	44,05 ± 1,15	41,95** ± 0,98	43,10* ± 1,11	42,55* ± 1,19	43,50 n.s. ± 1,06	42,56 ± 1,25	41,39** ± 1,34	42,50 n.s. ± 1,20	42,67 n.s. ± 1,20	42,56 n.s. ± 1,27	7,91

* $p<0,05$, ** $p=0,01$, n.s. nicht signifikant, während der Behandlungen: t-Test von Student für verbundene Stichproben, zwischen den Behandlungen: ANOVA

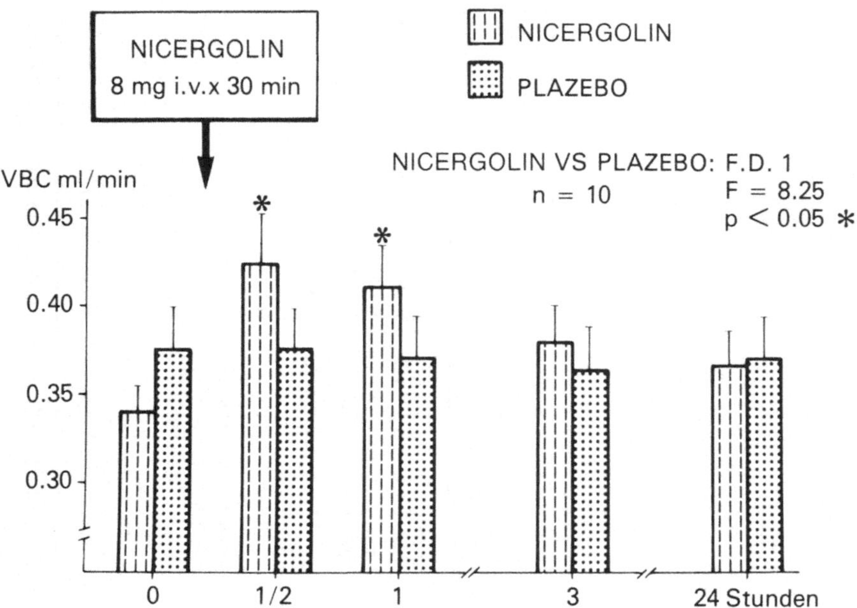

Abb. 1. Verhalten der Vollblutfiltrierbarkeit während Nicergolin- und Plazeboinfusion

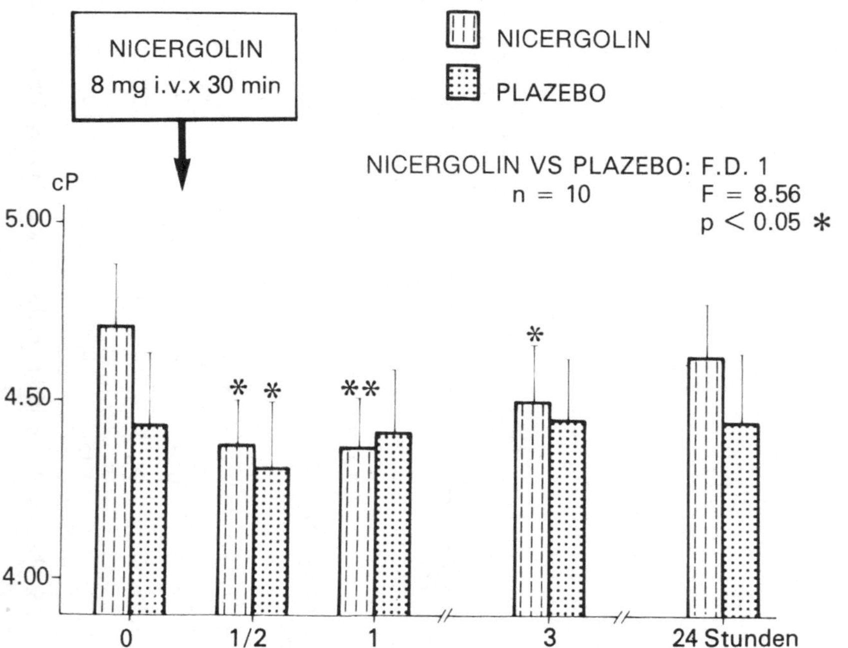

Abb. 2. Verhalten der Blutviskosität während Nicergolin- und Placeboinfusion

Tabelle 2. Hämodynamische Parameter

	Nicergolin						Plazebo						
	0	½ Stunde	1 Stunde	1½ Stunden	2 Stunden	6 Stunden	0	½ Stunde	1 Stunde	1½ Stunden	2 Stunden	6 Stunden	F N vs P
Systolischer Blutdruck mmHg	160 ± 8,2	144** ± 8,2	146** ± 7,1	147** ± 6,8	148** ± 6,7	151* ± 6,4	166 ± 9,1	160 n.s. ± 8,1	162 n.s. ± 8,0	163 n.s. ± 7,6	164 n.s. ± 7,4	162 n.s. ± 7,8	7,74 *
Diastolischer Blutdruck mmHg	89 ± 4,0	80** ± 4,0	79** ± 4,2	79** ± 4,1	80** ± 4,6	86 n.s. ± 3,6	90 ± 4,0	88 n.s. ± 4,1	89 n.s. ± 4,2	90 n.s. ± 4,5	89 n.s. ± 4,3	87 n.s. ± 3,6	11,38 **
Herzfrequenz Schläge/min	73 ± 4,6	75 n.s. ± 4,7	75 n.s. ± 5,0	75 n.s. ± 5,0	75 n.s. ± 4,8	75 n.s. ± 4,8	69 ± 4,5	69 n.s. ± 4,6	68 n.s. ± 5,0	70 n.s. ± 5,0	70 n.s. ± 4,8	69 n.s. ± 4,1	n.s.

* $p < 0{,}05$, ** $p = 0{,}01$, n.s. nicht signifikant, während der Behandlungen: t-Test von Student für verbundene Stichproben, zwischen den Behandlungen: ANOVA

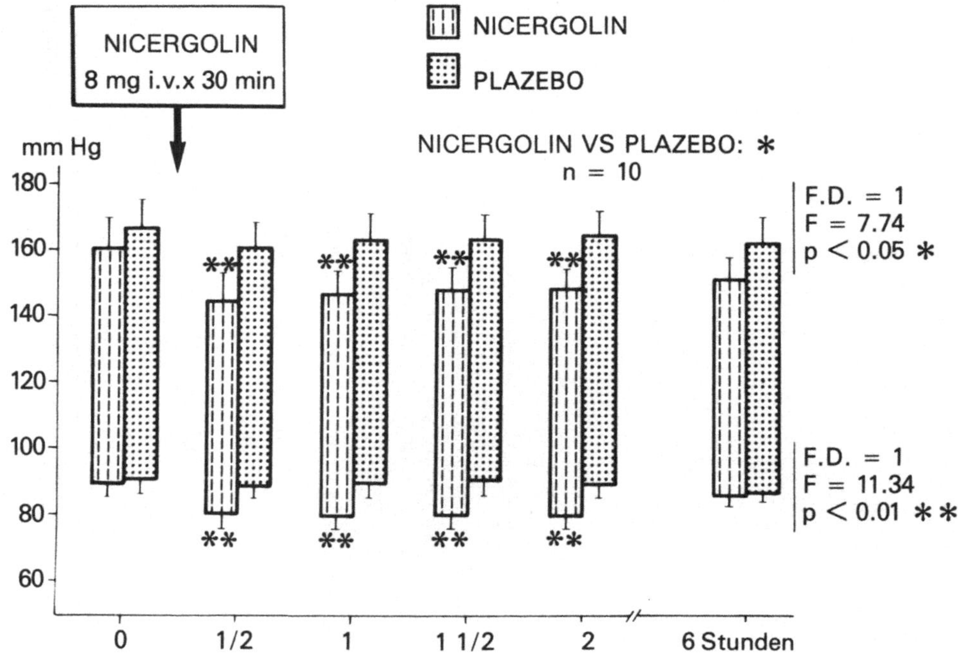

Abb. 3. Verhalten des systolischen und diastolischen Blutdruckes während Nicergolin- und Plazeboinfusion

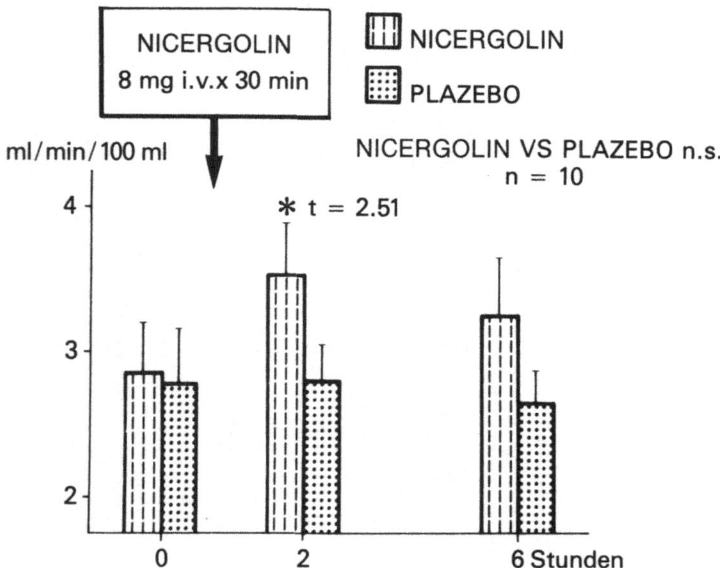

Abb. 4. Verhalten der Ruhedurchblutung während Nicergolin- und Plazeboinfusion

Tabelle 3. Hämodynamische Parameter

	Nicergolin			Plazebo			
	0	2 Stunden	6 Stunden	0	2 Stunden	6 Stunden	F N vs P
Ruhedurchblutung (RF) ml/min/100 ml	2,84 ± 0,34	3,53* ± 0,35	3,26 n.s. ± 0,28	2,78 ± 0,37	2,80 n.s. ± 0,24	2,63 n.s. ± 0,24	n.s.
Maximaldurchblutung (PF) ml/min/100 ml	7,96 ± 0,62	8,49 n.s. ± 0,46	8,61 n.s. ± 0,71	8,10 ± 0,53	8,15 n.s. ± 0,63	8,38 n.s. ± 0,68	n.s.
$t_{1/2}$ s	149 ± 38,3	143 n.s. ± 38,2	143 n.s. ± 37,1	112 ± 29,6	127 n.s. ± 27,6	117 n.s. ± 27,6	n.s

* $p<0{,}05$, ** $p<0{,}01$, n.s. nicht signifikant, während der Behandlungen: t-Test von Student für verbundene Stichproben, zwischen den Behandlungen: ANOVA

Diskussion

In der Analyse der hämodynamischen und rheologischen Effekte einer i. v.-Gabe von Nicergolin im Vergleich zu einer Placebogabe wird deutlich, daß Nicergolin eine signifikante Blutdrucksenkung hervorruft. Zur gleichen Zeit kann man beobachten, daß Nicergolin eine deutliche Verbesserung der rheologischen Eigenschaften des Blutes bewirkt, einen Effekt, den man bei Placebogabe nicht beobachten kann.

Die wichtigste hämodynamische Auswirkung ist die Senkung des systolischen und diastolischen Blutdruckes, ohne Veränderung der Herzfrequenz, begleitet von einem leichten Anstieg der Ruhedurchblutung der Beine bei gleichbleibender Maximaldurchblutung.

Aus diesen Daten läßt sich folgern, daß das Pharmakon einen vasodilatatorischen Effekt hat, dabei jedoch keinen Einfluß auf die Herzfrequenz zeigt, wie es sonst bei den üblichen vasodilatatorisch wirksamen Pharmaka der Fall ist. Eine ähnliche Dissoziation zwischen Blutdrucksenkung und unveränderter Herzfrequenz konnten wir bei einem Versuch über die hämodynamische Aktivität von Prazosin feststellen [10]. Tatsächlich ruft Prazosin eine deutliche Blutdrucksenkung hervor bei gleichbleibender Herzfrequenz; ebenso tritt nach Prazosingabe keine Änderung der Ruhedurchblutung auf. Somit können wir die Hypothese aufstellen, daß Nicergolin als peripherer Antagonist der postsynaptischen Alpha-Adrenorezeptoren wirkt (nach Ariens und Simonis).

Die durch exogene Katecholamine oder durch Sympathikusstimulation provozierte postsynaptische Alpha-adrenerge Aktivierung hat einen Anstieg des Gefäßwiderstandes zur Folge, während die vaskuläre Wirkung von Norepinephrin sehr sensitiv auf Prazosin anzusprechen scheint.

Diese antagonistische Wirkung auf postsynaptische Alpha-Adrenorezeptoren erklärt die fehlende Beeinflussung der Herzfrequenz, da eben keine Interferenz zu den Beta-Adrenorezeptoren besteht. Auch ist keine Wechselwirkung zu den präsynaptischen Alpharezeptoren nachzuweisen, welche die Norepinephrinausschüttung in den synaptischen Spalt regeln. Da Nicergolin sowohl die Blutviskosität zu beeinflussen scheint, als auch die Erythrozytenfraktion in vitro spült, kann man eine direkte Wirkung des Pharmakons auf das Blutgewebe folgern. Eine Beeinflussung anderer Mechanismen, wie zum Beispiel eine Wirkung auf das Gefäßkaliber, ist nicht auszuschließen.

Literatur

1. Arrigo A, Moglia A, Borsotti L, Massarini M, Alfonsi E, Battaglia A, Sacchetti G (1982) A double-blind, placebo-controlled, crossover trial with nicergoline in patients with senile dementia. Int J Clin Pharm Res [Suppl 1] II:4,33–41
2. Boismare F, Philippe JC, Leduc X (1974) Etude rhéographique de l'éffect de la nicergoline sur la circulation des membres inférieurs chez le sujet sain et chez l'artéritique. Thérapie 29:925–32
3. Carfagnana N, Moretti A (1984) Neurochemical studies with chronic oral ergoline derivates. In: Collegium Internationale Neuro-Psychopharmacologicum 14th, C.I.N.P. Congress, 19–23 June, 1984. Florence, Italy
4. Di Perri T (1979) Rheological factors in circulatory disorders. Angiology 30:13
5. Di Perri T, Forconi S, Di Lollo F, Pozza G (1983) Le sindromi da iperviscosità ematica. Ed. Luigi Pozzi, Roma
6. Di Perri T, Forconi S, Guerrini M, Rossi C, Pecchi S (1977) Modificazioni della viscosità ematica sistemica in soggetti con vasculopatie cròniche distrettuali durante ischemia spontanea o provocata. Boll Soc Ital Card 22:1138
7. Dolce G, Zamponi A, Cecconi V, Pola P (1984) Clinical and EEG assessment of neurodynamic effect of nicergoline in cerebral functions recovery after brain hemisphere lesions. In: Collegium Internationale Neuro-Psychopharmacologium 14th, C.I.N.P. Congress, 19–23 June, 1984. Florence, Italy
8. Forconi S (1983) Continous measurement of peripheral blood flow by venous occlusion strain gauge plethysmography. In: Hegyeli RJ Atherosclerosis reviews, vol 10. Raven Press, New York
9. Forconi S, Guerrini M, Acciavatti A, Pieragalli D, Del Bigo C, Galigani C, Di Perri T (1983) Rilievi metodologici sulla filtrazione del sangue intero nella valutazione della deformabilità eritrocitaria. Nota I: Effetto della temperatura. La Ricerca Clin Lab 13 [Suppl 2]:271
10. Forconi S, Guerrini M, Pecchi S, Cappelli R, Bruni F (1981) Strain gauge plethysmographic study of the effect of some so-called vasodilating agents on peripheral haemodynamics. In: Tesi and Dormandy (eds) Proceedings of the Serono Symposia, vol 37. Academic Press, London
11. Forconi S, Guerrini M, Pieragalli D, Acciavatti A (1981) Viscosimetria ematica. Approccio metodologico. La Ricerca Clin Lab 11 [Suppl 2]:135
12. Forconi S, Guerrini M, Pieragalli D, Acciavatti A, Del Bigo C, Galigani C, Ralli L, Di Perri T (1983) Rilievi metodologici sulla filtrazione del sangue intero nella valutazione della deformabilità eritrocitaria. Nota II: Effetto del tempo di conservazione a varie temperature. La Ricerca Clin Lab 13 [Suppl 2]:277
13. Forconi S, Guerrini M, Pieragalli D, Acciavatti A, Galigani C, Del Bigo C, Di Perri T (1983) Rilievi metodologici sulla filtrazione del sangue intero nella valutazione della filtrabilità eritrocitaria. Nota III: Influenza relativa delle diverse componenti cellulari. La Ricerca Clin Lab 13 [Suppl 2]:283
14. Forconi S, Guerrini M, Ravelli P, Rossi C, Ferrozzi C, Pecchi S, Biasi G (1979) Arterial and venous blood viscosity in ischemic lower limbs in patients affected by peripheral obliterative arterial disease. J Cardiovasc Surg 20:379

15. Forconi S, Guerrini M, Rossi C, Pecchi S, Di Perri T (1977) Modificazioni della viscosità ematica sistemica durante claudicatio intermittens provocata nell'arteriopatia obliterante periferica. Boll Soc Ital Card 22:441
16. Moretti A, Carfagna N, Caccia C (1983) Effect of oral nicergoline on neurotransmitters in the rat brain. In: 2nd Satellite Symposium, effects of aging on regulation of cerebral blood flow and metabolism, June 30–July 1, San Remo, Italy
17. Pogliani E, Della Volpe A, Ferrari R, Recalcati P, Praga C (1975) Inhibition of human platelet aggregation by oral administration of nicergoline. A double-blind study. Il Farmaco 12:632
18. Reid HL, Barnes AJ, Loch PJ, Dormandy JA, Dormandy TL (1976) A simple method for measuring erythrocyte deformability. J Clin Pathol 10:855
19. Schonenberger F (1976) Clinical study on nicergoline in peripheral arteriopathies. Il Farmaco 11:561
20. Weber S, Chapsal J, Pipeau C, Degeorges M (1983) Alpha-bloquants et traitment du spasme artérial coronaire. Arch Mal Coeur 76° anné, 131:36
21. Wells RE, Denton R, Merril EW (1961) Measurement of viscosity of biologic fluids by coneplate viscometer. J Lab Clin Med 57:646

Diskussion

Heidrich: Recht interessante Befunde, die zum ersten Mal eine Korrelation zwischen Venenverschluß, plethysmographisch gemessenen Durchblutungsgrößen in der Peripherie und dem Verhalten der Viskosität zeigen. Man gewinnt auch den Eindruck, als würde eine zeitliche Korrelation zwischen der Änderung der Fließfähigkeit des Blutes unter Nicergolin und der Zunahme der Ruhedurchblutung bestehen. Sie haben aber am Schluß selbst gesagt, daß eine Frage offenbleibt: warum nimmt die Ruhedurchblutung zu, nicht aber gleichzeitig der Peak-Flow? Darf ich Sie fragen, wie Sie den klinischen Stellenwert einer Zunahme der Ruhedurchblutung ohne gleichzeitige Verbesserung des Peak-Flows interpretieren, denn wir möchten ja eigentlich eine Verbesserung des Peak-Flows in Bedarfssituationen haben.

Capelli: Die Steigerung der Ruhedurchblutung kann mit der Vasodilatationswirkung von Nicergolin erklärt werden. Warum der Peak-Flow nicht gesteigert wird, kann ich nicht erklären.

Heidrich: Ich denke, daß das, was Sie uns mit Messungen der Ruhedurchblutung und des Peak-Flow demonstriert haben, in erster Linie Ausdruck einer veränderten Blutdrucksituation im Aortenbereich sein könnte und nur wenig mit einer Änderung der hämorheologischen Parameter zu tun hat, weil sich Änderungen der Fließfähigkeit des Blutes primär im Bereich der Mikrozirkulation abspielen, die venenverschluß-plethysmographisch aber nicht oder nur schwer faßbar sind. Würden Sie dem zustimmen können?

Capelli: Ja.

Einfluß von Nicergolin * auf die Filtrabilität hyperosmolaren Blutes

A. M. Ehrly ** und H. Landgraf

Einleitung

Die Verbesserung der Fließeigenschaften des Blutes ist heute zu einem festen Bestandteil der therapeutischen Maßnahmen bei chronisch arteriellen Verschlußkrankheiten geworden. Einem Faktor der Fließeigenschaften des Blutes, der Verformbarkeit von Erythrozyten, wurde besondere Beachtung geschenkt, nachdem Ehrly und Mitarbeiter [1] sowie unabhängig davon Reid und Mitarbeiter [2] bei Patienten mit Durchblutungsstörungen eine verminderte Erythrozytenverformbarkeit, beurteilt an Hand der Erythrozytenfiltrabilität, 1976 beschrieben hatten. Mit bestimmten Pharmaka läßt sich die verminderte Erythrozytenverformbarkeit von Patienten und auch die Gewebeversorgung verbessern [3].

Nicergolin ist eine α-adrenolytisch wirkende, den Mutterkornalkaloiden verwandte vasoaktive Substanz, die zur Therapie ischämischer Erkrankungen verwendet wird. Angeregt durch Messungen der Filtrabilität des Blutes mit einer heute obsoleten Vollblutfiltrationsmethode [4] durch Guerrini im Jahre 1981 [5] haben wir kürzlich bei in vitro-Untersuchungen durch Zugabe hoher Konzentrationen von Nicergolin zu hyperosmolarem Blut in vitro eine deutliche Verbesserung der Erythrozytenfiltrabilitätswerte feststellen können [6]. Die jetzt vorliegenden Untersuchungen haben zum Ziel, den Effekt von Nicergolin auf die verminderte Erythrozytenverformbarkeit in vitro mit niedrigen, bei der Therapie in vivo vorkommenden Konzentrationen zu prüfen und eine Dosis-Wirkungsbeziehung aufzustellen.

Material und Methoden

In Analogie zu früheren Untersuchungen unserer Arbeitsgruppe haben wir in in vitro-Untersuchungen Blut gesunder Spender durch Zugabe von konzentrierter Kochsalzlösung auf eine Osmolarität von insgesamt 400 mosm/l gebracht [7]. Bei diesem Streßmodell wird die Verformbarkeit der Erythrozyten und damit die Filtrabilität des Blutes durch Mikroporenfilter drastisch reduziert. Gesunden Probanden wurde Blut aus der Vena cubitalis entnommen und mit Heparin antikoaguliert (10 Einheiten Liquemin Roche pro ml Blut) und auf einen Hämatokrit

* Sermion/Sermion Forte, Farmitalia

** Abt. für Angiologie im Zentrum für Innere Medizin der Johann-Wolfgang-Goethe-Universität, Frankfurt am Main

von 10% (genau 10^6 Erythrozyten/mm^3) eingestellt. Dieses Blut wurde durch Zugabe konzentrierter Kochsalzlösung auf eine Osmolarität von 400 mosm/l angehoben [7, 8] und in 3 Proben aufgeteilt, eine hyperosmolare Blutprobe ohne Zusatz des Pharmakons diente als Kontrolle, ebenso wurde eine Blutprobe ohne Kochsalzzusatz als normoosmolare Kontrolle mitgeführt. Die Zugabe von Nicergolin aus den handelsüblichen Ampullen erfolgte in der Art, daß Endkonzentrationen im Blut von 0,012, 0,036, 0,11, 0,33 und 1,0 mg pro 100 ml Blut erzielt wurden. Nach 1½ stündiger Inkubation bei 37 ° im Wasserbad erfolgte die Messung der Filtrabilität (Deformabilität) nach der Methode von Ehrly und Roßbach [9, 10, 11]. Dabei werden Milliporefilter mit einer Porenweite von $8 \pm 1{,}4$ µm (Typ SCWP 02500) verwendet. Als treibende Kraft fungiert der hydrostatische Druck der Blutsäule, entsprechend 1,29 cm Wassersäule. Die Anzahl der Erythrozyten, die innerhalb 5 Minuten durch das Filter fließen, ist ein Maß für die Filtrabilität des Blutes und, wie hier im in vitro-Modell, auch für die Erythrozytenverformbarkeit.

Ergebnisse

Die Ergebnisse dieser Untersuchungen sind in Tabelle 1 zusammengefaßt. Es zeigt sich, daß in vitro nach einer Inkubation von 90 Minuten die infolge Hyperosmolarität (02) gegenüber normoosmolaren (01) Kontrollen erheblich verminderten Durchflußraten von Erythrozyten durch die Filter durch Nicergolin deutlich verbessert werden. Die Erhöhung der Filtrationsraten ist dosisabhängig; schon bei sehr geringer Konzentration von 0,012 mg% ist ein Effekt nachweisbar. Bei höheren Konzentrationen des Pharmakons nimmt die Durchflußrate noch weiter zu. Die statistische Analyse mit dem Wilcoxon-Test zeigt, daß einmal die Filtrabilität von hyperosmolarem Blut (02) gegenüber normoosmolarem Blut (01) statistisch signifikant vermindert ist. Weiter ist ersichtlich, daß ausgehend von den hyperosmolaren Filtrationswerten (02) bei den Konzentrationen 0,11, 0,33 und 1,0 mg% eine statistisch signifikante Steigerung der Durchflußrate, d. h. der Filtrabilität mit $2\alpha \leqq 0{,}01$ erfolgt (Tabelle 1).

Tabelle 1. Filtrabilität hyperosmolaren Blutes durch 8 µm Millipore-Filter bei 37 °C bei verschiedenen Konzentrationen von Nicergolin (Mittelwert ± Standardabweichung). 01 = normoosmolarer Kontrollwert, 02 = hyperosmolarer Kontrollwert ohne Pharmakon. (n = 10)

Nicergolin-Konzentration	01	02	0,012	0,036	0,11	0,33	1,0 mg/100 ml Blut	
MW	2,25	0,445	0,966	1,048	1,452	1,205	1,47	Filtrierte Erythrozyten $\times 10^9$
SD	1,49	0,34	0,872	0,913	0,905	0,930	0,714	

Diskussion

Die vorliegenden Untersuchungen bestätigen unsere kürzlich vorgetragenen in vitro-Befunde [6], wonach Nicergolin einen dosisabhängigen Effekt auf die Filtrabilität von Erythrozyten, untersucht am hyperosmolaren Streßmodell des Blutes gegenüber gesunden Probanden zeigt. Im Vergleich zu unseren früheren in vitro-Untersuchungen sind die Konzentrationen der Substanz Nicergolin jetzt so gewählt worden, daß die niedrigsten Konzentrationen dem Blutspiegel bei Anwendung am Patienten entsprechen. Die Ergebnisse besagen, daß die Substanz in der Lage ist, rigide Erythrozyten auch bei in vivo erzielbaren Konzentrationen besser verformbar zu machen. Anhand des hyperosmolaren in vitro-Streßmodells wird die verminderte Verformbarkeit von Erythrozyten bei Patienten mit Durchblutungsstörungen simuliert. Die Dosis-Wirkungsabhängigkeit läßt sich hierbei besonders gut darstellen.

In Analogie zu Untersuchungen mit anderen Substanzen [8] ist anzunehmen, daß auch die verminderte Verformbarkeit von Patientenerythrozyten durch Therapie mit Nicergolin verbessert werden kann. In diesem Sinne sprechen auch die Befunde von Guerrini, der nach Injektion von Nicergolin eine verbesserte Filtrierbarkeit von Vollblut fand. Da diese von ihm verwendete Methode mit Vollblut [4] insbesondere durch die im Blut befindlichen Plättchen und Leukozyten stark verfälschte Ergebnisse erbringen kann und heute nicht mehr verwendet wird, und da auch die statistische Berechnung in der Arbeit dieser Autoren angreifbar ist, ist die Frage der Verbesserung der Erythrozytenverformbarkeit durch Nicergolin in vivo beim Patienten noch zu bestätigen.

Zusammenfassung

In vitro-Untersuchungen am hyperosmolaren Streßmodell mit der Substanz Nicergolin (Sermion) ergaben eine dosisabhängige Verbesserung der verschlechterten Verformbarkeit von Erythrozyten. Die Konzentration der Substanz im Blut wurde so gewählt, daß sie in vivo-Bedingungen bei Patienten entspricht. Es steht zu vermuten, daß auch bei der Behandlung von Patienten mit peripheren Durchblutungsstörungen mit Sermion eine Verbesserung der Erythrozytenfiltrabilität bzw. Erythrozytenverformbarkeit und damit eine Verbesserung der klinischen Symptomatik zu erzielen ist.

Literatur

1. Ehrly AM, Köhler HJ (1976) Altered deformability of erythrocytes from patients with chronic occlusive arterial diseases. VASA 5:319
2. Reid HL, Dormandy JA, Barnes AJ, Luch PJ, Dormandy TL (1976) Impaired red cell deformability in peripheral vascular disease. Lancet 1:666
3. Ehrly AM, Schroeder W, Dannhof ST (1977) The effect of Pentoxifylline on the oxygen pressure of ischemic muscle tissue on patients with chronic arterial occlusions. IRCS Medical Science 5:411
4. Reid HL, Barnes AJ, Luch PJ, Dormandy JA, Dormandy TL (1976) A simple method for measuring erythrocyte deformability. J Clin Pathol 29:855–858

5. Guerrini M, Acciavatti A, Pecchi S, Capelli R, Sacchetti G, Forconi S, Di Perri T (1981) Effects of a single i. v. dose of nicergoline on hemorheological and hemodynamic parameters in peripheral vascular disease. A double-blind, crossover study. Abstract, 2nd European Conf. on Clin. Hemorheology, London 1981
6. Ehrly AM, Landgraf H, Saeger-Lorenz K, Maier U (1983) Einfluß von Nicergolin auf die Filtrabilität hyperosmolaren Blutes. Abstract, 3rd European Conf. on Clin. Hemorheology, Baden-Baden 1983
7. Ehrly AM, Scheinpflug W (1975) Improved deformability of crenated red cells in hyperosmolar human blood by adenosin. Bibl Anat 13:99
8. Ehrly AM (1975) Beeinflussung der Verformbarkeit der Erythrozyten durch Pentoxifyllin. Med Welt 26:2300
9. Ehrly AM, Roßbach P (1973) The detection of changes in erythrocyte shape by a filtration method using 8 μm filters. In: Gerlach E, Moser K, Deutsch E, Wilmanns W (eds) Erythrocytes, thrombocytes, leukocytes. Thieme Stuttgart, S 52
10. Ehrly AM, Roßbach P (1973) Microrheology: studies with an 8 μm filter system. Bibl Anat 11:55–62
11. Ehrly AM (1973) Eine standardisierte Methode zur Erfassung morphologischer Membranveränderungen der Erythrozyten. In: Nowicki L, Martin H, Schubert JCh (eds) Hämologie – Hämolytische Erkrankungen. Lehmanns Verlag, München, S 199

Diskussion

Heidrich: Es war außerordentlich interessant, daß Ihre in vitro-Untersuchungen unter Nicergolin eine noch stärkere Wirkung auf die Filtrabilität nachweisen konnten als wir das bereits unter Pentoxifyllin gesehen haben, für eine Substanz also, für die ja kein Zweifel besteht, daß eine Verbesserung der Filtrabilität erfolgt. Haben Sie aber auch schon in vivo-Untersuchungen durchgeführt, und unabhängig davon schon einmal den intramuskulären Sauerstoffdruck unter Nicergolin gemessen, Herr Ehrly?

Ehrly: Wir haben als nächste Stationen der Forschung geplant, in vivo-Messungen rheologischer Parameter und Synchron-Messungen des Gewebesauerstoffdruckes in der Unterschenkel-Muskulatur von Patienten mit Claudicatio intermittens durchzuführen. Bislang hatten wir einfach noch nicht die Zeit gehabt, diese sicherlich wichtigen Untersuchungen vorzunehmen.

Einfluß von Nicergolin * auf die Thrombozytenaggregation und Erythrozytenverformbarkeit

F. KUZUYA ** und M. HAYAKAWA

Einleitung

Nicergolin – seine chemische Struktur ist in Abb. 1 dargestellt – ist ein Ergotalkaloid-Derivat.

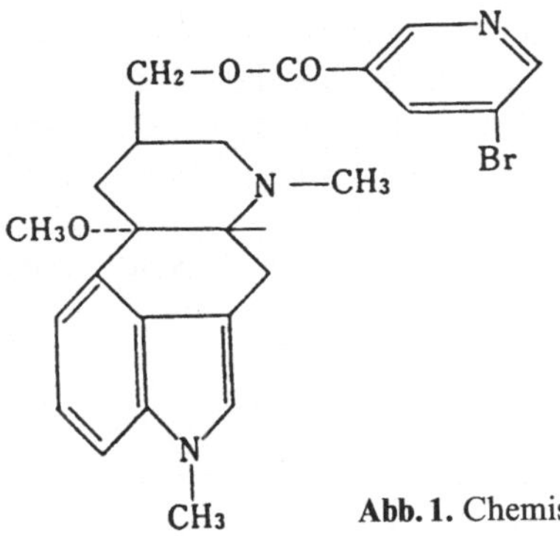

$CH_2-O-CO-$ (3-Brompyridyl), $N-CH_3$, CH_3O, N, CH_3

Abb. 1. Chemische Struktur von Nicergolin

Dieses Medikament, als verbesserndes Agens für den zerebralen Metabolismus und die zerebrale Durchblutung bezeichnet, zeigte fördernde Wirkungen auf die Erholung verschiedener metabolischer Energieparameter [1] einschließlich der Steigerung der Glucoseaufnahme und der Hirngewebsperfusion [2] in den grundlegenden Tierexperimenten.

Zusätzlich zu seinen oben erwähnten pharmakologischen Wirkungen hat Nicergolin bei Tieren und Menschen eine inhibitorische Wirkung auf die Thrombozytenaggregation, worüber in den Ergebnissen der Grundlagen- und klinisch-pharmakologischen Studien berichtet worden ist [3]. Genauer gesagt, Nicergolin verhindert die durch ADP, Adrenalin und Kollagen induzierte Thrombozytenaggregation in vitro. Es verhindert die Abnahme der im peripheren Blut gezählten Thrombozyten bei mit ADP behandelten Meerschweinchen sowie die durch ADP, Adrenalin und Kollagen induzierte Thrombozytenaggregation nach oraler Gabe bei gesunden Probanden. Diese pharmakologischen Wirkungen sind be-

* Sermion/Sermion Forte, Farmitalia

** Abt. für Geriatrie, Medizinische Universität Nagoya, Showa-ku, Nagoya, 466 Japan

deutsam unter dem Gesichtspunkt der Thrombusprophylaxe. Andererseits ist berichtet worden, daß Nicergolin psychische und subjektive Symptome bei Patienten mit zerebralen metabolischen Störungen infolge zerebraler Schlaganfälle und zerebraler Arteriosklerose besserte [4]. Ausgehend von den Ergebnissen der Phase I-Studie in unserem Land [5] und klinischer Studien im Ausland [6, 7] über Nicergolin, entschieden wir uns, die Wirkungen einer einmaligen oralen Nicergolingabe auf die Thrombozytenaggregation und die Erythrozytenverformbarkeit bei gesunden Freiwilligen zu untersuchen.

Methoden

Probanden

5 gesunde männliche Angestellte (Durchschnittsalter 45,2 Jahre) der TANABE Pharmazeutischen GmbH wurden als Freiwillige für die Studie ausgewählt. Gesundheitsuntersuchungen ergaben keine Hinderungsgründe für ihre Teilnahme an der Studie. Die grundlegenden Eigenschaften, pharmakologischen Wirkungen und Nebenwirkungen des Medikaments, Ziel und Methode der Studie etc. wurden den Freiwilligen erklärt; ihr Einverständnis nach Aufklärung wurde schriftlich festgehalten.

Alter, Gewicht und Größe der freiwilligen Probanden sind in Tabelle 1 wiedergegeben.

Tabelle 1. Alter, Gewicht und Größe der Probanden

Proband	Alter (Jahre)	Gewicht (kg)	Größe (cm)
1 K.Y.	44	65	174
2 K.Z.	47	60	170
3 H.Y.	50	70	163
4 Ma.M.	44	51	170
5 Mu.M.	41	73	180

Prüfsubstanz und Applikation

Die Untersuchung führten wir mit Tabletten à 5 mg Nicergolin durch; 20 mg Nicergolin wurden per os mit ca. 50 ml Wasser eingenommen.

Ablauf

Die freiwilligen Probanden erhielten die Nicergolindosis nach Abnahme von Nüchternblut am frühen Morgen, und zwar direkt vor Einnahme. 8 ml Blut wurde dann jeweils ½, 1, 2, 3 und 5 Stunden nach Medikamentengabe abgenommen (Abb. 2). Rauchen und Essen waren während des Untersuchungszeitraums verboten, lediglich eine kleine Menge Wasser war erlaubt.

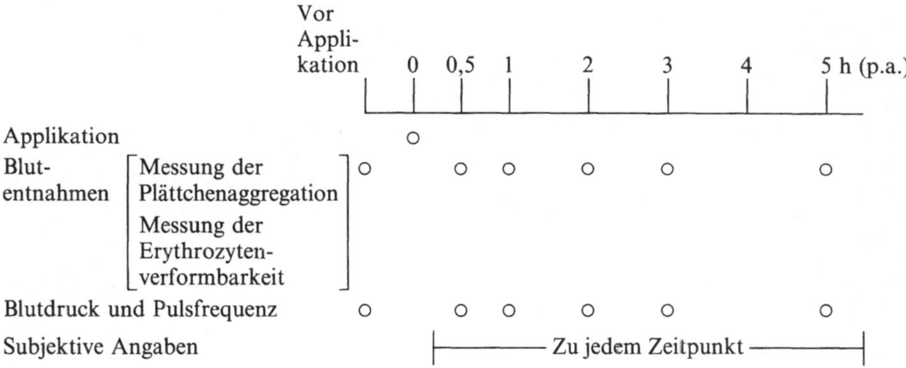

Abb. 2: Versuchsplan

Parameter

Thrombozytenaggregation. Das Blut wurde zu den festgelegten Zeiten aus der Cubitalvene entnommen, 2,7 ml Blut, gemischt mit $^1/_{10}$ Volumen 3,7% Natriumcitratlösung, wurde bei 37 ° 40 Sekunden lang inkubiert; 0,3 ml ADP-Lösung wurde zugefügt und die entstandene Lösung mit konstanter Geschwindigkeit 30 Sekunden lang gerührt (die endgültige ADP-Konzentration im Blut war 50 γ/ml). Die Thrombozytenaggregation wurde mit der Screen-Filtrationsdruckmethode nach Swank (1968) gemessen (im folgenden als SFP-Methode bezeichnet). Die Porengröße betrug 20 × 20 μm [8].

Erythrozytenverformbarkeit. Das Blut wurde gemäß Prüfplan gesammelt. Die Erythrozytenverformbarkeit wurde mit 3 ml des mit $1/_{10}$ Volumen 3,8% Natriumcitratlösung gemischten Blutes nach der SFP-Methode (Porengröße: 8 μm Durchmesser) gemessen.

Blutdruck und Puls. Blutdruck und Puls wurden direkt vor jeder Blutabnahme gemessen.

Nebenwirkungen. Alle subjektiv empfundenen Nebenwirkungen nach Nicergolineinnahme wurden während des gesamten Untersuchungszeitraums notiert.

Auswertung. Die Werte für die Thrombozytenaggregation und die Erythrozytenverformbarkeit, Blutdruck und Puls nach Nicergolingabe wurden mit den Werten vor Gabe statistisch verglichen.

Ergebnisse

Thrombozytenaggregation

Die Effekte von Nicergolin nach oraler Einnahme von je 20 mg durch 5 gesunde Probanden sind für jeden Probanden in Abb. 3–7 zusammengefaßt; die Änderungen in den gemessenen und durchschnittlichen Werten für jeden Probaden sind in Tabelle 2 und Abb. 8 dargestellt.

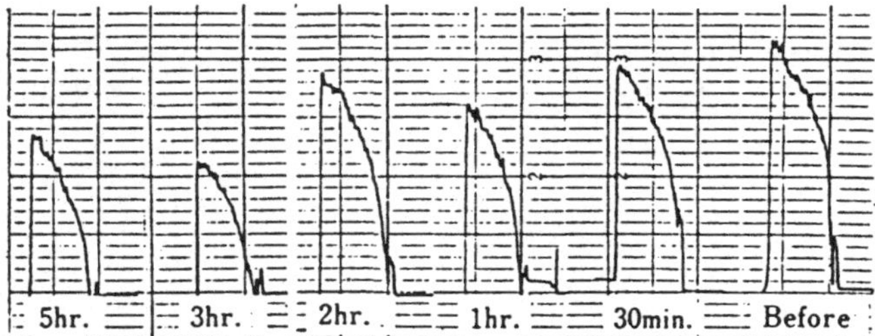

Abb. 3. Fall 1 (männlich, 44 Jahre). Der progressive Effekt von 20 mg Nicergolin per os auf die ADP-induzierte Thrombozytenaggregation

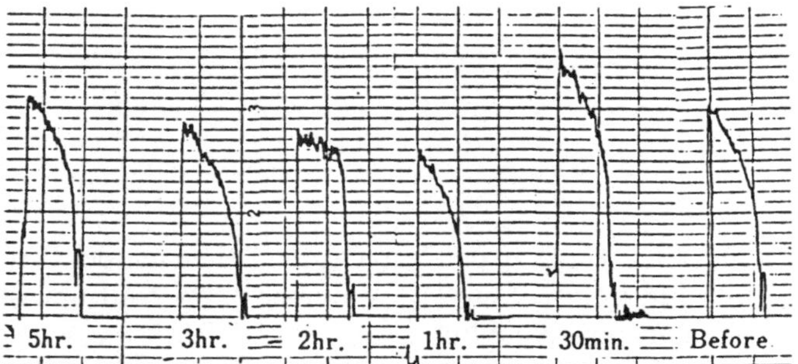

Abb. 4. Fall 2 (männlich, 47 Jahre). Der progressive Effekt von 20 mg Nicergolin per os auf die ADP-induzierte Thrombozytenaggregation

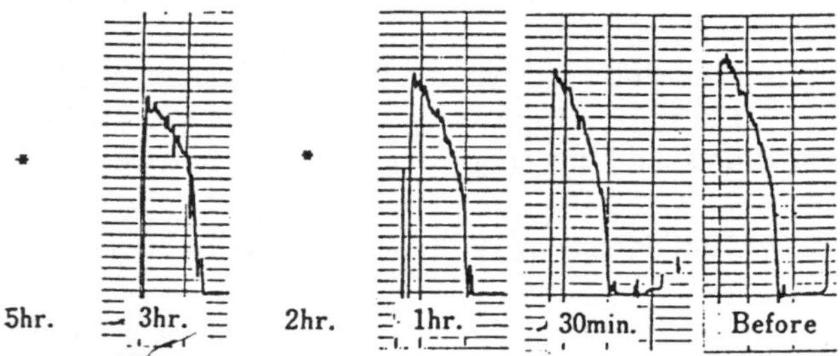

Abb. 5. Fall 3 (männlich, 50 Jahre). Der progressive Effekt von 20 mg Nicergolin per os auf die ADP-induzierte Thrombozytenaggregation. Merke: Meßwerte für 2 und 5 Stunden nach Nicergolingabe fehlen, da zu diesen Zeiten keine Blutentnahme erfolgen konnte

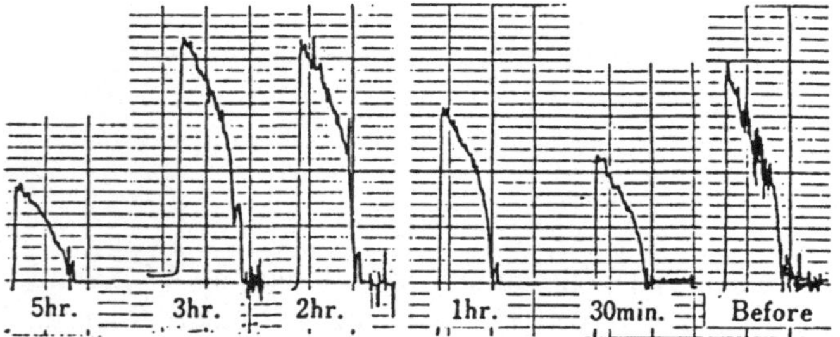

Abb. 6. Fall 4 (männlich, 44 Jahre). Der progressive Effekt von 20 mg Nicergolin per os auf die ADP-induzierte Thrombozytenaggregation

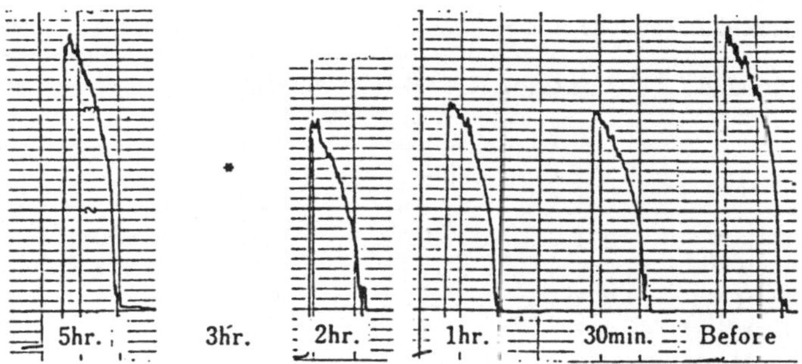

Abb. 7. Fall 5 (männlich, 41 Jahre). Merke: Artefakte bei der Messung 3 Stunden nach Nicergolingabe

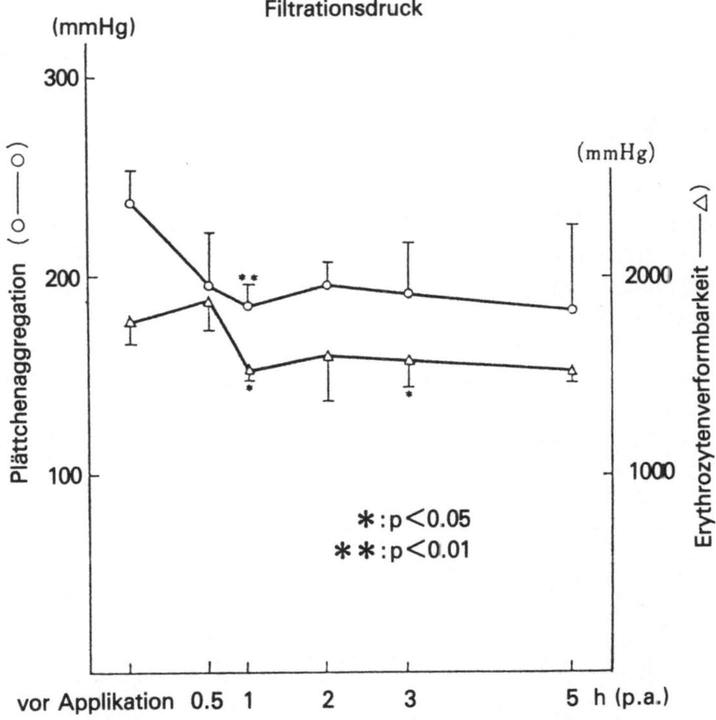

Abb. 8. Die progressiven Effekte von 20 mg Nicergolin per os auf die Thrombozytenaggregation und Erythrozytenverformbarkeit (Durchschnittswerte für 5 Freiwillige ± Standardabweichung). Merke: Die Werte für die Thrombozytenaggregation 2, 3 und 5 Stunden sowie für die Erythrozytenverformbarkeit 2 und 5 Stunden nach Gabe beziehen sich auf 4 Freiwillige

Die Werte eine Stunde nach Nicergolingabe zeigen einen signifikanten inhibitorischen Effekt auf die durch ADP induzierte Thrombozytenaggregation verglichen mit jenen vor Applikation ($p < 0{,}01$); diese inhibitorische Tendenz hielt noch 5 Stunden nach Applikation an.

Tabelle 2. Zeitliche Änderungen bei der Thrombozytenaggregationshemmung

Proband	Vor Gabe	SFB-Wert (mmHg) Nach Gabe (Stunden)				
		0,5	1	2	3	5
1 K.Y.	223	203	160	200	120	141
2 K.Z.	227	264	170	187	195	220
3 H.Y.	227	207	207	–[1)]	223	–[1)]
4 Ma.M.	207	95	166	223	227	92
5 Mu.M.	297	207	215	174	–[2)]	280
$\bar{x}+\sigma$	236±16	195±27	184±11[a]	196±10	191±25	183±42

Signifikanzniveau verglichen mit den Werten vor Gabe ([a]: $p<0{,}01$)
Merke: 1) Keine Meßwerte für Proband 3 bei 2 und 5 Stunden nach Nicergolingabe, da zu diesen Zeiten keine Blutentnahme erfolgen konnte
Merke: 2) Artefakte bei der Messung 3 Stunden nach Nicergolingabe bei Proband 5

Erythrozytenverformbarkeit

Wie im Fall der Thrombozytenaggregation sind die fördernde Wirkung von Nicergolin auf die Erythrozytenverformbarkeit, gemessen nach der SFP-Methode, für jeden einzelnen Probanden in Abb. 9–13 und die Änderungen in den gemessenen und Durchschnittswerten für jeden Probanden in Tabelle 3 und Abb. 8 dargestellt.

Die Werte für die Erythrozytenverformbarkeit eine Stunde nach Nicergolingabe erhöhen sich signifikant ($p<0{,}05$) gegenüber denjenigen vor Applikation. Diese Tendenz hielt noch 5 Stunden nach Applikation an. Diese Ergebnisse entsprechen denen des inhibitorischen Effekts auf die Thrombozytenaggregation.

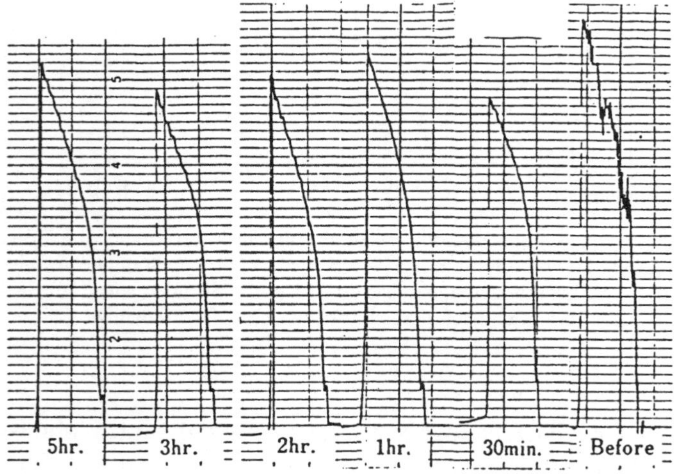

Abb. 9. Fall 1 (männlich, 44 Jahre). Der progressive Effekt von 20 mg Nicergolin per os auf die Erythrozytenverformbarkeit

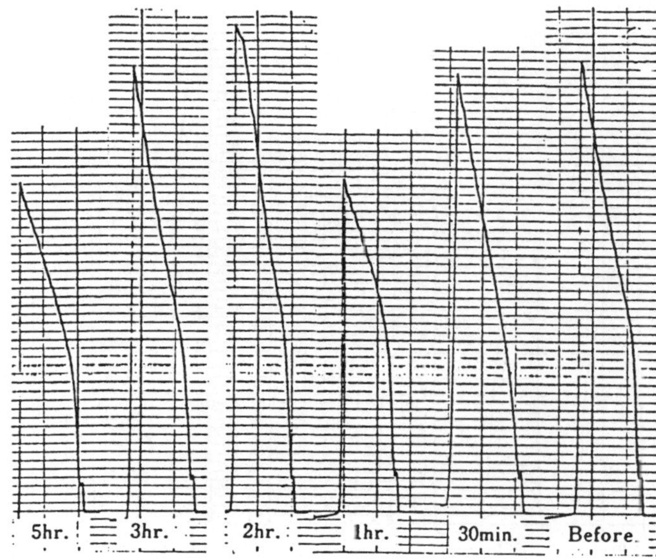

Abb. 10. Fall 2 (männlich, 47 Jahre). Der progressive Effekt von 20 mg Nicergolin per os auf die Erythrozytenverformbarkeit

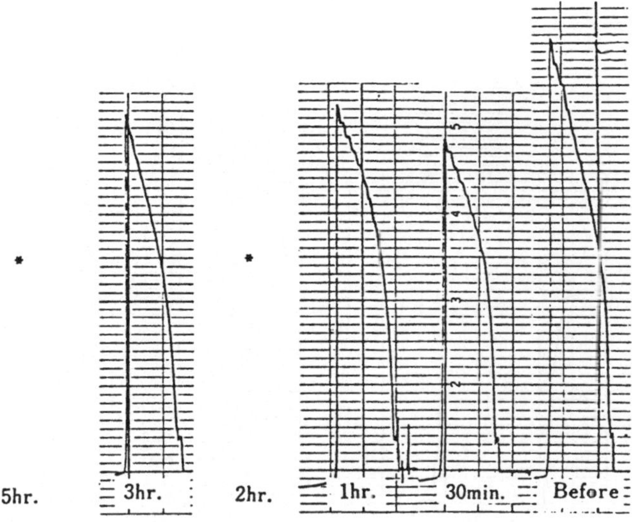

Abb. 11. Fall 3 (männlich, 50 Jahre). Der progressive Effekt von 20 mg Nicergolin per os auf die Erythrozytenverformbarkeit. Merke: Meßwerte für 2 und 5 Stunden nach Nicergolingabe fehlen, da zu diesen Zeiten keine Blutentnahme erfolgen konnte

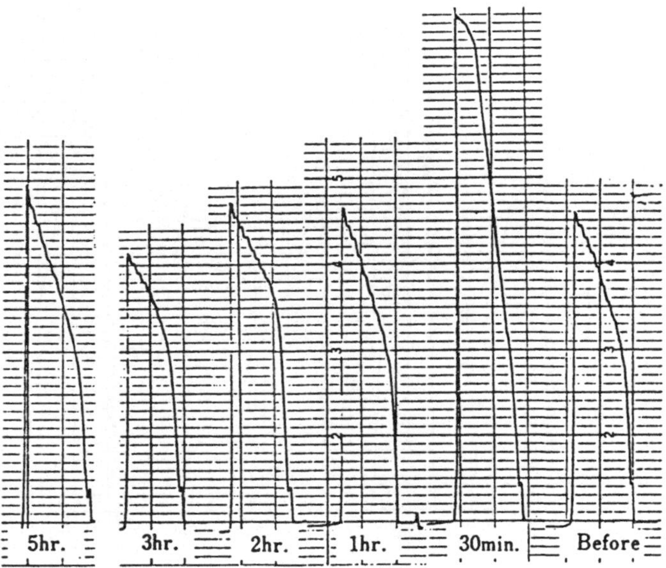

Abb. 12. Fall 4 (männlich, 44 Jahre). Der progressive Effekt von 20 mg Nicergolin per os auf die Erythrozytenverformbarkeit

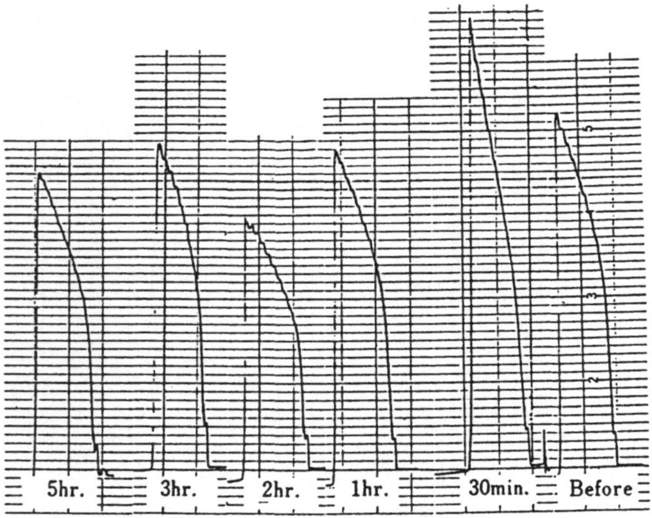

Abb. 13. Fall 5 (männlich, 41 Jahre). Der progressive Effekt von 20 mg Nicergolin per os auf die Erythrozytenverformbarkeit

Tabelle 3. Zeitliche Änderungen der Erythrozytenverformbarkeit

Proband	Vor Gabe	SFP-Wert (mmHg) Nach Gabe (Stunden)				
		0,5	1	2	3	5
1 K.Y.	1840	1490	1650	1580	1520	1630
2 K.Z.	2060	2000	1480	2210	2030	1490
3 H.Y.	1900	1500	1640	–[1)]	1630	–[1)]
4 Ma.M.	1420	2310	1410	1450	1230	1550
5 Mu.M.	1640	2060	1450	1140	1500	1390
$\bar{x} = \sigma$	1772 ± 111	1872 ± 162	1526 ± 50[a]	1595 ± 225	1582 ± 130[a]	1515 ± 51

Signifikanzniveau verglichen mit den Werten vor Gabe ([a]: $p < 0{,}05$)
Merke: 1) Keine Meßwerte für Proband 3 bei 2 und 5 Stunden nach Nicergolingabe, da zu diesen Zeiten keine Blutentnahme erfolgen konnte

Tabelle 4. Blutdruck- und Pulsfrequenzänderungen

Proband		Vor Gabe	Nach Gabe (Stunden)				
			0,5	1	2	3	5
1	Blutdruck	120/72	116/72	112/70	98/62	110/70	118/66
	Puls	60	58	60	60	60	62
2	Blutdruck	122/68	108/66	110/70	110/62	100/60	106/70
	Puls	52	60	52	52	54	54
3	Blutdruck	128/78	120/78	104/66	–	118/72	–
	Puls	57	60	54	–	56	–
4	Blutdruck	108/60	118/72	112/68	114/68	94/58	110/68
	Puls	68	68	68	68	68	68
5	Blutdruck	118/70	120/78	120/74	110/70	128/80	114/74
	Puls	58	60	58	60	60	60

Blutdruck und Puls

Bezüglich Blutdruck und Puls wurde kein signifikanter Unterschied zu irgendeiner Zeit nach Applikation verglichen mit den Ausgangswerten beobachtet (Tabelle 4).

Nebenwirkungen

Während des gesamten Untersuchungszeitraums klagte niemand der Probanden über subjektive Beschwerden.

Diskussion

Nicergolin ist bereits klinisch zur Behandlung von Patienten mit zerebralen und peripheren Durchblutungsstörungen angewandt worden. Es hat eine inhibierende Wirkung auf die Thrombozytenaggregation [3] und fördert den zerebralen Stoffwechsel sowie die zerebrale Perfusion [1, 2]. Es ist anzunehmen, daß diese Wirkmechanismen eine wesentliche Rolle für den therapeutischen Effekt dieses Medikaments spielen. Die hemmende Wirkung von Nicergolin auf die Thrombozytenaggregation wurde evaluiert, indem man hauptsächlich menschliches PRP in vitro benutzte [3]; seine definitive hemmende Wirkung auf die Thrombozytenaggregation wurde in Verbindung mit aggregationsfördernden Substanzen wie Adrenalin, ADP, Thrombin und Kollagen gesehen. Sein Wirkmechanismus soll auf die Hemmung der Thrombozyten-Phospholipase-A_2-Aktivität zurückzuführen sein [9]. Es wurde beobachtet, daß Nicergolin die Thrombozytenadhäsion an den Endothelzellen der Gefäße hemmt [9]. Ferner wurde beobachtet, daß Nicergolin bereits entstandene Thrombozytenaggregate aufzulösen vermag, wenn es mit Adrenalin-vorbehandeltem PRP zugefügt wird. Weiterhin wurde bezüglich der durch ADP und Adrenalin induzierten Aggregation eine potenzierende Wirkung von Nicergolin für Acetylsalicylsäure, Dipyramidol und S-Adenosin-Methionin in vitro gesehen.

Andererseits wurde die in vivo-Wirkung von Nicergolin in Tierexperimenten untersucht. Wenn ADP (1 mg/kg) Meerschweinchen schnell i. v. appliziert wurde, blieben die zirkulierenden Thrombozytenaggregate im pulmonalen Kreislauf stecken und die Thrombozytenzahlen im peripheren Blut nahmen ab. Bei vorausgegangener Gabe von Nicergolin jedoch trat 20 Minuten später eine Erholung auf Normalwerte ein. Mehr noch, die renalen und pulmonalen Läsionen beim Sanarelli-Schwartzmann-Phänomen, zurückzuführen auf die bei Kaninchen und schwangeren Ratten durch Gabe von Bakterientoxinen induzierte DIC, konnten durch die Gabe von Nicergolin vermieden werden, entsprechend sank die Todesrate.

Die hemmende Wirkung von Nicergolin auf die Thrombozytenaggregation wurde ebenfalls in einer klinisch-pharmakologischen Untersuchung an gesunden Probanden gesehen [3]. Genauer gesagt, die durch ADP, Adrenalin, Thrombin und Kollagen induzierte Thrombozytenaggregation wurde durch eine einmalige Gabe von 20 mg Nicergolin signifikant verringert. Was Adrenalin anbetrifft, war der thrombozytenaggregationshemmende Effekt von Nicergolin zwei Stunden nach Gabe maximal und hielt 8 Stunden an, da der Wert vor Gabe in den Untersuchungen bis 8 Stunden nach Gabe dominierte.

Auch wurde keine signifikante Verlängerung der Blutungszeit in ähnlichen Untersuchungen an älteren Patienten gesehen [2].

Um die hemmende Wirkung von Nicergolin auf die ADP-induzierte Aggregation und die Erythrozytenverformbarkeit zu untersuchen, wobei wir die oben erwähnten Ergebnisse als Referenzdaten benutzten, gaben wir 20 mg Nicergolin per os 5 gesunden Freiwilligen und beobachteten seine Wirkung bis zu 5 Stunden nach Gabe. Die hemmende Wirkung auf die ADP-induzierte Thrombozytenaggregation wurde bereits 30 Minuten nach Gabe gesehen und wurde eine Stunde nach Gabe signifikant ($p < 0{,}01$); diese Tendenz hielt bis 5 Stunden nach Gabe an, wenn auch kein signifikanter Unterschied aufrecht erhalten wurde. Als Ergebnis zeigte sich die gleiche Hemmwirkung wie bei einer entsprechenden, auswärts durchgeführten Untersuchung bezüglich der adrenalininduzierten Aggregation. Jedoch betrug die maximale Hemmwirkung in jener Untersuchung bei der adrenalininduzierten Aggregation 53% gegenüber 22% in unserer Untersuchung bezüglich der ADP-induzierten Aggregation – die hemmende Wirkung von Nicergolin ist also bei adrenalininduzierter Aggregation potenter als bei ADP-induzierter Aggregation.

Ferner wurde die Erythrozytenverformbarkeit anhand des benötigten Filtrationsdrucks beim Durchgang durch sehr enge Poren (Durchmesser 8 μm) gemessen. Eine signifikante Erhöhung der Erythrozytenverformbarkeit wurde eine Stunde nach Gabe beobachtet; diese Wirkung hielt in gleicher Weise wie die ADP-induzierte Thrombozytenaggregation bis zu 5 Stunden nach Gabe an.

Ergebnis dieser Untersuchungen ist, daß Nicergolin nach oraler Gabe einen Effekt sowohl auf die Erythrozytenverformbarkeit als auch auf die Thrombozytenaggregation zeigt.

Diese Ergebnisse legen die Annahme nahe, daß Nicergolin ein interessantes Medikament bei der Therapie von Patienten mit zerebralen Zirkulationsstörungen sein könnte, insbesondere angesichts seines fördernden Effekts auf den zerebralen Metabolismus und die zerebrale Perfusion.

Zusammenfassung

Fünf gesunde Freiwillige (Durchschnittsalter 45,2 Jahre) erhielten eine einmalige Dosis von 20 mg Nicergolin per os; Blutproben wurden ½, 1, 2, 3 und 5 Stunden nach Nicergolin-Gabe entnommen. Die Wirkung des Medikaments auf die ADP-induzierte Thrombozytenaggregation und die Erythrozytenverformbarkeit wurde progressiv nach der Swankschen SFP-Methode ermittelt. Folgendes Ergebnis wurde erhalten: Nach einmaliger Gabe von 20 mg Nicergolin per os wurde eine Hemmung der ADP-induzierten Thrombozytenaggregation ab 30 Minuten nach Einnahme gesehen; die hemmende Wirkung war signifikant ($p < 0,01$) eine Stunde nach Gabe und hielt bis 5 Stunden nach Gabe an.

Literatur

1. Moretti A (1979) Metabolische und neurochemische Wirkung von Nicergolin auf das Zentralnervensystem. Arzneim-Forsch 29:1213–1223
2. Lievre M, Ollagnier M, Faucon G (1979) Einfluß auf die zerebrale Durchblutung und α-sympatholytische Eigenschaften von Nicergolin. Arzneim-Forsch 29:1227–1231
3. Praga C, Tantalo V, Marangoni R (1979) Nicergolin und Thrombozytenaggregation. Arzneim-Forsch 29:1270–1276
4. Dauverchain J (1979) Bedeutung von Nicergolin bei der symptomatischen Behandlung des arteriellen Hochdrucks und der chronischen, zerebro-vaskulären Insuffizienz. Arzneim-Forsch 29:1308–1310
5. Shozaburo Utsumi et al. (1983) Evaluation of nicergoline in healthy adult male volunteers – Phase I study –. The clinical report 17:520–532

6. Arnold J (1976) A study of normal human volunteers to establish the highest tolerated single oral dose of nicergoline. Personal communication
7. Arnold J (1977) A study to establish the tolerance of single oral doses of up to 105 mg nicergoline in normal human volunteers. Personal communication
8. Swank RL (1968) Ser Haematol 1:146–167
9. Baumann D (1981) Les alpha-bloquants-Pharmacologie experimentale et clinique. Masson, Paris, pp 90–98

Diskussion

Heidrich: Herr Kuzuya, die Validität Ihrer Beobachtungen wäre sicher besser gewesen, wenn Sie einen intraindividuellen Placeboversuch vorgenommen hätten. Ist es denkbar, daß die Abnahme von sechs Blutproben à 8 ml einen Einfluß auf das Verhalten der Thrombozytenaggregation und der Erythrozytenfiltrabilität gehabt haben kann?

Kuzuya: Dazu habe ich keine Untersuchungen angestellt und kann das nicht beantworten.

Ehrly: Man nimmt allgemein an, daß Flexibilität und Deformation der Erythrozyten bei gesunden Personen bereits optimal sind und durch nichts mehr verbessert werden können. Ich würde deshalb Vorbehalte in bezug auf Ihre Ergebnisse und Methode anmelden, weil ich nicht glaube, daß man mit Ihrer Bestimmungsmethode die Erythrozytendeformabilität mißt, zumal Sie Vollblut verwendet haben, ohne Thrombozyten und Leukozyten von den Erythrozyten zu trennen. Dann besteht aber bei den von Ihnen verwendeten hohen Druckgradienten die Gefahr einer Zellzerstörung mit Verklumpungstendenz im Filtrat, und Sie erhalten dann zwar ein Ergebnis, aber das, was Sie gemessen haben, ist nicht die Erythrozytendeformabilität. Deshalb meine Frage: Haben Sie Vollblut verwendet?

Kuzuya: Ja. Wir haben Vollblut genommen und Thrombozyten und Leukozyten nicht separiert.

Heidrich: Es ist zweifellos von klinischem Interesse, daß Nicergolin offensichtlich die Thrombozytenaggregation effektiv hemmt. Gibt es, Herr Kuzuya, bereits Untersuchungen über die klinisch-therapeutische Wirksamkeit, ähnlich den Untersuchungen, die mit Azetylsalizylsäure durchgeführt worden sind?

Kuzuya: Das kann ich nicht beantworten; wir selbst haben über den klinischen Effekt der Thrombozytenaggregation unter Nicergolin keine Erfahrungen.

Praga: Bis jetzt liegen in der Literatur keine therapeutischen Studien vor, die eine antithrombotische Wirkung von Nicergolin bei klinischen Langzeitversuchen belegen. Aber es gibt Untersuchungen, auch solcher von Nicergolin gegen Placebo und im Cross-over-Versuch, mit denen bei mehrwöchiger Anwendung eine langfristige Antiaggregationswirkung von Nicergolin gesehen wurde.

Heidrich: Das sind zweifellos Anreize, neue Studien zu initiieren, die sich vornehmlich mit der Frage der klinisch-therapeutischen Wirksamkeit im thrombozytenaggregationshemmenden Sektor befassen.

F. Nicergolin in der HNO- und Augenheilkunde

Injizierbares Nicergolin * bei der Behandlung cochlearer Notfälle

P. Renon und C. Le Mouel **

Die akuten cochlearen Taubheiten können spontan (plötzlicher Hörsturz) oder traumatisch bedingt auftreten (Knallverletzung, Barotrauma, Trommelfellverletzungen nach Explosionen).

Welche Ätiologie und welcher pathophysiologische Mechanismus auch immer für die Störung im Cortischen Organ verantwortlich sein mögen, es scheint sich um eine zelluläre Schädigung mit Anoxie und Stoffwechselstörung zu handeln.

Die schnelle Wiederherstellung einer korrekten Vaskularisation mit ausreichender Sauerstoffversorgung erlaubt es, die Beschwerden zu verbessern und, wenn die histologischen Schädigungen nicht ernst sind, sie zu heilen. Es ist sicher, daß eine Beeinträchtigung höherer Strukturen, die auf Anhieb schwere Zellschäden hervorruft, irreversibel ist.

Seit mehr als zehn Jahren behandeln wir die cochlearen Notfälle nach folgendem Protokoll:

- hyperbare Sauerstofftherapie, 2 × tägl. 60 min (2 Gaben von 20 min à 2,8 atm), wenn keine Permeabilitätsstörung der Tube besteht
- Infusion von 250 ml isotonischer Lösung mit vasoregulatorischen Substanzen in 2 h morgens und abends.

Seit drei Jahren haben wir das Nicergolin als Basismedikament gewählt und legen nun die wichtigsten Ergebnisse vor, welche die vorbereitende Studie von 1982 vervollständigen [5].

---

* Sermion/Sermion Forte, Farmitalia

** Abteilung O.R.L., Wehrmedizinisches Lehrkrankenhaus Ste-Anne, 83800 Toulon-Naval (France)

Therapeutische Indikationen

Patienten

Wir haben 60 Patienten behandelt, 52 Männer und 8 Frauen in den Altersklassen zwischen 17 und 76 Jahren. Eine deutliche Häufung (30 Fälle) bestand in der Altersklasse 20/40 Jahre, wahrscheinlich entsprechend der Erhebung in unserer Ambulanz.

Was die Verletzungen anbelangt, so liegt die Dominanz auf der linken Seite (40 Fälle), abhängig von der Bedeutung der Knalltraumen durch Schuß bei Rechtshändern. Außerdem haben wir insgesamt 9 bilaterale Verletzungen festgestellt.

Ätiologie (Tabelle 1)

Die Befragung und Untersuchung der Patienten haben uns erlaubt, die übliche Ursache dieser cochlearen Verletzungen herauszufinden:

Barotrauma (24 Fälle). Es handelt sich im allgemeinen um junge Tiefseetaucher, die sich nicht an die Vorschriften hielten, deren erste darin besteht, bei Erkältung nicht zu tauchen! Unsere Aufzählung:

- reine Cochlearschäden: 9
- cochleo-vestibulare Schäden: 2
- Mischverletzungen des Mittel- und Innenohres: 13

Akute Knalltraumen (22 Fälle). Im allgemeinen bei Schüssen mit mehr oder weniger schweren Geräuschmißempfindungen und audiometrischem Skotom.

Trommelfellverletzungen (3 Fälle). Durch Ohrfeige oder Explosion, mit Zerreißen des Trommelfells und cochlearen Läsionen.

Wenn keine Ursache gefunden werden kann (11 Fälle), spricht man von *plötzlicher oder idiopathischer Taubheit.*

Tabelle 1. Ätiologien

Barotraumen	24
Akute Knalltraumen	22
Trommelfellverletzungen	3
Plötzliche Taubheit	11

Tabelle 2. Behandlung

51 Fälle	Sermion: 4 Ampullen in Infusion 2 × tägl. + Hyperbarer Sauerstoff: 2 × tägl. 1 h 2,8 atm
9 Fälle	Sermion allein

Behandlung

Protokoll (Tabelle 2)

- *Sermion* + hyperbarer Sauerstoff = 51 Fälle
- *Sermion* allein = 9 Fälle

In der Tat, wenn eine Läsion des Mittelohres besteht (gemischtes Barotrauma) oder eine gestörte Durchgängigkeit im Valsalva'schen Versuch oder bei der Impedanzmessung, dann ist die Überdruckbehandlung, wie wir oben bereits sagten, kontraindiziert [1, 4].

Dosierung

Sermion: 2× tägl. Infusionen mit 250 ml isotonischer Lösung unter Zusatz von 4 Ampullen Sermion à 5 mg.

- hyperbare Sauerstofftherapie: 2× tägl. eine Stunde in 2× 20 min mit 2,8 atm.

Dauer

Die durchschnittliche Behandlungsdauer beträgt 8 Tage mit einer extremen Schwankungsbreite von 1 bis 13 Tagen.

Verzögerter Therapiebeginn

Der Zeitfaktor zwischen Unfall und Therapiebeginn ist ein wesentlicher Faktor, auf den wir sehr großen Wert gelegt haben [4], wie auch Ohresser [6, 7].

34 Patienten wurden in den ersten 3 Tagen behandelt, 23 zwischen dem dritten und achten Tag, 3 am neunten und zehnten Tag.

Ergebnisse

Auswertungskriterien

Die Schwerhörigkeit wird berechnet durch die Audiometrie, die am ersten Tag und dann alle zwei Tage bis zum Ende der Behandlung durchgeführt wird.

Wir halten fest:

- sehr gutes Ergebnis: restitutio ad integrum
- gutes Ergebnis: Gewinn oberhalb von 20 Dezibel über mehrere Frequenzen oder wenigstens gleich der Hälfte des Defizits.
- ausreichendes Ergebnis: geringer Gewinn bei der Hälfte des Defizits aber oberhalb von 10 Dezibel.
- Kein Ergebnis: unverändertes Audiogramm.

Geräuschmißempfindungen, die im allgemeinen in direkter Beziehung zum Hörverlust stehen, werden so verzeichnet:

- sehr gutes Ergebnis: völliges Verschwinden
- gutes Ergebnis: deutliche Abnahme, treten nicht mehr ständig auf
- ausreichendes Ergebnis: minimale Abnahme
- kein Ergebnis: unverändert.

Gesamtergebnisse (Tabelle 3)

Es ist zu verzeichnen, daß sich 5 Patienten nicht über Geräuschmißempfindungen beklagten.

Man kann also festhalten, daß wir *38 sehr positive Ergebnisse bei 60 Patienten* erreicht haben, von denen 15 Patienten ihre Behandlung nach mehr als drei Tagen nach der Verletzung begonnen haben.

Ergebnisse in Zusammenhang mit der Ätiologie

Barotraumen (Tabelle 4). Wir haben 20 sehr bemerkenswerte Ergebnisse von 24, also 83,3%, welche die Wirksamkeit des Medikaments schon in unserer vorherigen Studie bestärken [5]. Wir haben bereits in dieser Ätiologie auf die Möglichkeit von verspäteten Ergebnissen nach Beendigung der intensiven Behandlung aufmerksam gemacht [4].

Um die Therapie maximal zu unterstützen, empfehlen wir den Patienten im allgemeinen, eine ambulante Behandlung mit Nicergolin per os über einen Monat weiterzuführen.

Akute Knalltraumen (Tabelle 5). Wir erhielten 10 bemerkenswerte Ergebnisse bei 22 Fällen, was sich ohne Zweifel aus der häufigen Nachlässigkeit der Patienten erklären läßt, die uns nicht schnellstens konsultieren [3]: nur drei Patienten kamen während der ersten 3 Tage. Dabei ist die Folgeerscheinung zwar nicht häufig, aber unerwartet und heftig.

Trommelfellverletzungen (Tabelle 6)
Plötzliche Taubheit (Tabelle 7). Wir bekräftigen die interessante Wirksamkeit der Behandlung: 6 Fälle sehr gut, 11 Fälle gut. Wir weisen darauf hin, daß der einzige Fall ohne Erfolg mit einer subtotalen Schwerhörigkeit zusammenhing und man erkennt auf Anhieb die verschlechternden Symptome dieser massiven Verletzungen [2, 7].

Ergebnisse in bezug auf den Behandlungscharakter

9 Patienten, mit Sermion allein behandelt, wiesen folgende Ergebnisse auf: (Tabelle 8)

Wir bestätigen die guten Ergebnisse unserer vorhergehenden Studie.

Wir weisen darauf hin, daß wir bei einigen Patienten, die aufgrund höherer Gewalt nicht hospitalisiert werden konnten, das injizierbare Sermion verwendeten; und zwar i. m., 2× tägl. 15 Tage lang, indem wir uns auf das Protokoll un-

Tabelle 3. Gesamtergebnisse

	Sehr gut	Gut	Nicht gut	Keine
Taubheit	21	17	15	7
Tinnitus	29	10	13	3

Tabelle 4. Sermion in der Barotraumen-Behandlung

24 Fälle	Sehr gut	Gut	Nicht gut	Keine
Taubheit	11	9	2	2

Tabelle 5. Sermion bei der Behandlung von Knalltraumen

22 Fälle	Sehr gut	Gut	Nicht gut	Keine
Taubheit	7	3	8	4

Tabelle 6. Sermion bei der Behandlung von Trommelfellverletzungen

3 Fälle	Sehr gut	Gut	Nicht gut	Keine
Taubheit	1	1	1	0

Tabelle 7. Sermion bei plötzlicher Taubheit

11 Fälle	Sehr gut	Gut	Nicht gut	Keine
Taubheit	2	4	4	1

Tabelle 8. Sermion allein

9 Fälle	Sehr gut	Gut	Nicht gut	Keine
Taubheit	3	4	1	1

Tabelle 9. Verträglichkeiten

60 Fälle	Sehr gut	Gut	Nicht gut
Verträglichkeit	56	2	2

serer Kollegen in Nizza bezogen über die Barotraumen bei Tauchern. Diese Fälle haben wir nicht in diese Arbeit aufgenommen, aber sie haben eine im allgemeinen sehr zufriedenstellende Entwicklung gezeigt.

Verträglichkeit

Die Behandlung wurde insgesamt ausgezeichnet vertragen. Wir haben folgende Verträglichkeiten festgestellt (Tabelle 9):

- sehr gut: 56 mal
- gut: 2 mal, mit einem einzigen passageren Unwohlsein
- ausreichend: 2 mal, wir hatten bereits in unserer Studie darauf hingewiesen.

Dieses Unwohlsein wird begleitet von einer schwachen Neigung zu einer arteriellen Hypotonie (90/60 und 100/80). Es verschwand bei Verringerung der Tropfgeschwindigkeit, und wir waren nie gezwungen, die Behandlung zu unterbrechen.

Schlußfolgerungen

Wir haben also 60 cochleare Notfälle [Barotraumen, akute Knalltraumen, Trommelfellverletzungen (Blasts), plötzliche Taubheit] durch Sermioninfusionen behandelt:

- 51 mal zusätzlich mit hyperbarer Sauerstofftherapie
- 9 mal alleinige Sermiontherapie.

Insgesamt sind die Ergebnisse sehr zufriedenstellend. Wir konnten 38 sehr gute und gute Ergebnisse verzeichnen, obwohl der Therapiebeginn manchmal länger verzögert wurde, als wir uns es wünschten.

Wie wir bereits darauf hinwiesen, konnten die besten Ergebnisse bei den Barotraumen erzielt werden.

Die neun nur mit Sermion behandelten Fälle waren sehr beeindruckend: 7 sehr gute und gute Ergebnisse. Da die Verträglichkeit des injizierbaren Sermion ausgezeichnet war, bekräftigen wir, daß dieses Medikament für uns ein Basistherapeutikum zur Behandlung cochlearer Notfälle ist.

Zusammenfassung

Die akuten cochlearen Taubheiten können spontan (plötzlicher Hörsturz) oder traumatisch bedingt auftreten (Knallverletzungen, Barotrauma, Trommelfellverletzungen).

Welche Ätiologie und welcher physio-pathologische Mechanismus auch immer für die Störung im Cortischen Organ verantwortlich sein mögen, es scheint sich um eine zelluläre Schädigung mit Anoxie und Stoffwechselstörung zu handeln.

Die schnelle Wiederherstellung einer korrekten Vaskularisation mit ausreichender Sauerstoffversorgung erlaubt es, die Beschwerden zu verbessern und, wenn die histologischen Schädigungen nicht ernst sind, sie zu heilen. Es ist sicher, daß eine Beeinträchtigung höherer Strukturen, die auf Anhieb schwere Zellschäden hervorruft, irreversibel ist.

Seit zehn Jahren behandeln wir diese cochlearen Notfälle auf die gleiche Art und Weise, indem wir drei aufeinander abgestimmte Methoden anwenden:

- hyperbarer Sauerstoff 2 × tägl. sechzig Minuten (2 × 20 min, à 2,8 atm), wenn keine Permeabilitätsstörung der Tube besteht.
- langsame Infusion (250 ml in 2 h) 2 × tägl., einer isotonischen Lösung, die vasoaktive Substanzen enthält.
- ein die Aggregation der Thrombozyten verhütendes Medikament.

Bei 60 Fällen haben wir Naftidrofuryl, das wir am häufigsten verwenden, durch Nicergolin ersetzt.

Die Gesamtergebnisse sind sehr günstig, da 38 gute und sehr gute Resultate verzeichnet werden konnten.

Die Verträglichkeit war insgesamt gut: die einzigen beobachteten Inzidenzen waren vorübergehendes Unwohlsein, das nach Verlangsamung der Tropfgeschwindigkeit verschwand (4 Fälle). Keine Behandlung wurde unterbrochen.

Das injizierbare Sermion scheint uns das z. Zt. beste Medikament zur Behandlung cochlearer Notfälle zu sein.

Literatur

1. Le Mouel C, Fretillere H, Oliva A, Renon P, Angot A (1977) L'oxygénothérapie hyperbare dans le traitement des accidents cochléo-vestibulaires de la plongée. Med Aéro Spat Med Sub Hyp 16:383–388
2. Le Mouel C, Oliva A, Angot A, Renon P, Daurel P (1979) A propos des surdités brusques. Bordeaux Med 12:1489–1494
3. Le Mouel C, Renon P, Angot A, Suc B (1981) Nos résultats thérapeutiques sur cinq années dans les traumatismes sonores aigus de la cochlée. Med Arm 9:449–452
4. Le Mouel C, Renon P, Suc B, Asperge A (1981) Traitement hyperbare des accidents de l'oreille interne liés à la plongée. Med Aéro Spat Med Sub Hyp 20:242–246
5. Le Mouel C, Renon P, Suc B, Vincey P, Asperge A (1982) Le Sermion injectable dans les urgences cochléaires. Lyon Médit Med 18:6254–6257
6. Ohresser P, Jean C, Alessandrini G, Sainty JM (1980) Le traitement par oxygénothérapie hyperbare des surdités brusques: études à propos de 160 surdités. Med Aéro Spat Med Sub Hyp 19:58–60
7. Jean RC, Aimard A, Amoros JF, Ohresser P (1984) Fiabilité de l'oxygénothérapie hyperbare dans le traitement des surdités brusques. Med Sub Hyp 3:31–37

Diskussion

Heidrich: Es unterliegt keinem Zweifel, daß es bei Notfällen im Hals-Nasen-Ohren-Bereich ähnlich wie in der Augenheilkunde schwierig und ethisch kaum vertretbar ist, Doppelblindstudien durchzuführen. Man muß sich deshalb oft an die klinisch-empirischen Beobachtungen halten. Dabei ist man jedoch mit der Schwierigkeit konfrontiert, daß nach bislang vorliegenden Auffassungen Besserungen etwa eines Hörsturzes unter vasoaktiven Substanzen nur in der Größenordnung stattfinden, die auch im Spontanverlauf zu erwarten sind. Sind Ihnen, Herr Renon, Studien über Spontanverläufe bekannt?

Renon: Eigentlich nein. Und Ihre Frage ist sehr schwer zu beantworten. Aber man kann zum Beispiel nicht behaupten, daß eine Besserung des Ausfalls eines kortischen Organs unter Nicergolin, das vier Wochen lang zunächst nicht behandelt worden war, einem Spontanverlauf entspricht. Und solche Beobachtungen sind in Marseilles vorhanden.

Praga: Ich bin mit Ihnen sehr einverstanden, wobei es tatsächlich sehr schwer ist, bei akuten Notsituationen kontrollierte Studien durchzuführen, und Ihre Ergebnisse mit Sermion sind doch sehr günstig. Aber ich denke, daß es nützlich wäre, z. B. Sermion allein gegenüber Sermion mit hyperbarer Oxygenisation zu vergleichen. Vielleicht könnte man dann etwas über die Rolle der Vasodilatation bzw. die Optimierung der Therapie sagen, auch wenn mit dieser Methodologie kein Vergleich gegenüber Placebo möglich ist.

Renon: Ja, danke. Das ist ein sehr guter Vorschlag.

Zabiega: Es freut mich, daß ich solche Ergebnisse über Hörstürze durch einen französischen Kollegen erfahren durfte. Ich bin mit Ihren Ergebnissen ganz einverstanden, Herr Professor Renon, möchte Sie aber gern noch etwas zu den Nicergolin-Infusionen fragen: Meinen Sie, daß die Infusionsgeschwindigkeit Auswirkungen auf die therapeutischen Ergebnisse hat?

Renon: Wir hatten zunächst angenommen, daß eine schnelle Infusion auch zu schnellen Ergebnissen führen würde, und deshalb so schnell infundiert wie möglich, etwa eine halbe Stunde. Aber empirisch gesehen waren die Ergebnisse nicht besser als bei längerer Infusionszeit. Wir infundieren deshalb in der Praxis meist zwei Stunden und führen erst nach der Infusion die Caissonbehandlung durch.

Zabiega: Was wir bisher gehört haben, ist, daß die Infusion in drei oder vier Stunden besser sei als eine rasche Infusion. Deshalb jetzt eine weitere Frage: Welche Kontraindikationen muß man beim Einsatz von Nicergolin speziell aus internistischer Sicht beachten?

Sitzer: Grundsätzlich würde ich, wie es im allgemeinen bei Infusionstherapien üblich ist, Herz-Kreislauf-Erkrankungen, eine Herzinsuffizienz, eine Nierenerkrankung und z. B. eine Polyzytämie ausschließen. Das gilt auch für Patienten mit einer vermehrten zerebralen Erregbarkeit, die durch Nicergolin zunehmen kann. Ich habe auch beobachtet, daß insbesondere bei einer raschen Infusionstherapie Patienten Nierenschmerzen angeben.

Praga: Ich bin nicht ganz damit einverstanden, daß man alle kardiovaskulären Krankheiten als Kontraindikation für die Verwendung von Nicergolin angeben sollte. In Frankreich und Italien hat man viele hämodynamische Studien gerade bei Patienten mit Herzerkrankungen und einem akuten Herzinfarkt durchgeführt, ohne daß größere Probleme aufgetreten sind.

Heidrich: Man darf zu der Frage einer Infusion vasoaktiver Substanzen nach einem Myokard-Infarkt folgendes sagen: ein stabiler sechs Wochen alter Herzinfarkt ist per se keine Kontraindikation gegen eine Infusion mit vasoaktiven Substanzen. Wir haben das für andere Präparate in Akutversuchen geprüft. Man sollte lediglich die Kurzzeitinfusion vermeiden und eine Infusionsdauer von etwa zwei Stunden wählen. Eine solche Infusionszeit ist nach jetzt fast 20jähriger Erfahrung bei Verwendung fünfprozentiger oder physiologischer Kochsalzlösung als Basislösung für Verwendung vasoaktiver Substanzen immer tolerabel, wenn keine manifeste Myokardinsuffizienz vorliegt. Der frische Myokardinfarkt oder die nicht durch Digitalis rekompensierbare Myokardinsuffizienz bleibt hingegen immer eine Kontraindikation.

Herr Renon, erlauben Sie aber noch eine Frage. Wir wissen, daß durch Vigilanzsteigerung ohne direkten Angriff im cochleären Bereich eine Verbesserung des Hörvermögens erreicht werden kann. Könnten Sie sich vorstellen, daß Nicergolin eventuell einen Einfluß auf die zerebralen Kernbereiche hat, nur deswegen zu einer Verbesserung cochlearen Funktion führt und sich im lokalen cochlearen Bereich selbst gar nichts ändert?

Renon: Ich glaube ja. Mit Vigilanzförderung wird man eine Verbesserung erreichen, aber man muß sich fragen, ob das anhaltend sein kann. Das kann ich nicht beantworten.

Emser: Die zeitliche Dispersion, mit der Erregungen zum Cortex laufen und dort danach verarbeitet werden, spielt eine große Rolle. Wir kennen das Problem auch bei den visuellen Störungen, bei multipler Sklerose und anderen Erkrankungen. Wenn eine kleine periphere Läsion eine solche Dispersion der Erregungsleitung verursacht, braucht der Cortex eine gewisse Zeit, um sich daran zu gewöhnen. Und es könnte sein, daß unter Nicergolin diese Adaptationsfähigkeit des Cortex erhöht wird.

Langzeitstudie mit Nicergolin *
in der ophthalmologischen Praxis

C. Hasslinger **

Morphologische Erkrankungen des Auges sowie Funktionsstörungen des Sehorgans auf der Grundlage eines nutritiven Defizits werden zunehmend häufiger diagnostiziert. Ursache hierfür sind pathologische Veränderungen im vasculären, hämorheologischen oder metabolischen Bereich, die in fortgeschrittenen Stadien häufig gemeinsam auftreten. Hinzu kommen oculäre Erkrankungen anderer Genese, die durch eine Zusatztherapie günstig beeinflußt werden können.

In den letzten Jahren wurde aus den Fachgebieten Innere Medizin, Psychiatrie, Neurologie und Otologie mehrfach über positive Wirkungen des Wirkstoffes Nicergolin berichtet. In experimentellen und klinischen Untersuchungen wurden für dieses Pharmakon folgende Eigenschaften und Wirkungen nachgewiesen:

1. Hemmung der Thrombozytenaggregation
2. Alpha-Adrenolyse, verbunden mit einer Abnahme des Gefäßwiderstandes
3. Förderung der metabolischen Aktivität mit einer Steigerung der Sauerstoff- und Glukoseverwertung

Diese Eigenschaften und Wirkungen ließen die Anwendung von Nicergolin auch bei einigen oculären Erkrankungen als sinnvoll erscheinen.

Durchführung der Langzeitstudie

Im Rahmen der ambulanten augenärztlichen Praxis wurden 213 Patienten in eine offene Langzeitstudie einbezogen. Die Therapiedauer betrug mindestens 6, längstens 24 Monate. Alle Patienten erhielten 14 Tage lang 3 × 10 mg Nicergolin (3 × 2 Dragees), anschließend 3 × 5 mg (3 × 1 Dragee) bis zum Abschluß der Studie. Die Applikation erfolgte ausnahmslos oral.

Spätestens 14 Tage vor Therapiebeginn wurden alle Patienten mit den Symptomen einer cardialen Insuffizienz in Zusammenarbeit mit einem Internisten auf ein geeignetes Digitalpräparat eingestellt.

Die ophthalmologischen Untersuchungen erfolgten vor der ersten Einnahme von Nicergolin, anschließend nach 14 Tagen, nach 42 Tagen und bis zum Ende der Beobachtungszeit alle 8 Wochen. Dabei wurden folgende Parameter regelmäßig geprüft:

---

* Sermion/Sermion Forte, Farmitalia

** Leutstettener Straße 1, D-8130 Starnberg

- Visus
- Biomikroskopie
- Fundus
- Perimetrie
- Augeninnendruck (Tension)
- Fusion
- Blutdruck

Statistik

Die deskriptive statistische Auswertung wurde anhand der Häufigkeitsverteilung der Befunde sowohl insgesamt als auch für bestimmte Diagnosegruppen ermittelt und für quantitative Befunde Mittelwert, Standardabweichung und Standardfehler berechnet.

Die nominelle Signifikanz der Wahrscheinlichkeit der Änderungen von Visus, Tension und Blutdruck zum Ausgangswert wurde mit dem t-Test für verbundene Stichproben berechnet (Signifikanzniveau 5%).

Ergebnisse

Netzhautdegeneration

In dieser Diagnosegruppe waren insgesamt 135 Patienten, davon 77 weiblich und 58 männlich. Das durchschnittliche Lebensalter der Patienten zu Beginn der Beobachtung betrug 63,9 Jahre. Die Auswertung der Ergebnisse erfolgte getrennt nach zwei Stadien der Erkrankung:
A. Frühstadium – maculäre und paramaculäre dyshorische Herde und Pigmentunregelmäßigkeiten
B. Spätstadium – fortgeschrittene Degeneration der Netzhautmitte

A. Ergebnisse im Frühstadium (94 rechte, 114 linke Augen)

Visus. Die Verbesserung des Sehvermögens war in dieser Gruppe hochsignifikant.

Nach einem Ausgangswert von

$$V_0 RA = 0{,}69$$
$$LA = 0{,}66$$

wurde nach 266 Tagen das Maximum erreicht mit:

$$V_6 RA = 0{,}90$$
$$LA = 0{,}89\,.$$

Eine Verschlechterung des Sehvermögens trat bis zum Ende der Beobachtungszeit nicht mehr ein. Dabei übertraf der subjektive Eindruck (visuelle Reaktionsgeschwindigkeit, Farbensehen) der Patienten deutlich das objektive Ergebnis der Visusprüfung.

Fundus. Die Verbesserung des ophthalmologischen Befundes ist bereits nach den ersten 14 Tagen hochsignifikant, läßt sich jedoch in nahezu gleichem Ausmaß bis zu 154 Tagen beobachten. Auch danach noch zeigen sich, in abnehmender Zahl der Fälle, Rückbildungen der pathologischen Netzhautveränderungen. Neben den unveränderten Befunden stellte sich eine weitere Verschlechterung nur an 8 von 94 rechten und 14 von 114 linken Augen ein.

B. Ergebnisse im Spätstadium (31 rechte, 19 linke Augen)

Visus. Auch in dieser Gruppe war die Zunahme des Sehvermögens hochsignifikant.

Nach einem Ausgangswert von

$V_0 RA = 0,38$

$LA = 0,37$

erreichte der Visus nach 154 Tagen

$V_6 RA = 0,48$

$LA = 0,56$

und blieb bis zum Abschluß der Beobachtung nahezu konstant.

Fundus. Verständlicherweise zeigte sich hier nur an wenigen Augen eine Verbesserung der morphologischen Veränderungen. Sie beschränkte sich zudem auf den Randbereich um den abgeschlossenen degenerativen Prozeß sowie periphere dyshorische Herde. Allerdings läßt sich hieraus, wie auch aus der überwiegenden Zahl unveränderter Befunde folgern, daß Nicergolin einen hemmenden Einfluß auf den weiteren Fortgang des degenerativen Prozesses ausübt.

Entzündliche Erkrankungen der Netzhaut und des Sehnerven

Insgesamt wurden 16 Augen mit einer Retinitis centralis serosa, einer Neuritis nervi optici oder einer Papillitis in die Studie einbezogen. Neben Nicergolin erhielten die betroffenen Patienten ein Antibioticum sowie ein Corticosteroid, jeweils per os. Das Durchschnittsalter dieser Patienten betrug 43,3 Jahre, 11 waren weiblich, 5 männlich.

Das Sehvermögen betrug zu Beginn der Therapie

$V_0 RA = 0,62$

$LA = 0,58$

und verbesserte sich nach 42 Tagen auf

$V_3 RA = 0,86$

$LA = 0,93$

bei hoher Signifikanz.

Dieses Ergebnis blieb bis zum Ende der Beobachtungszeit unverändert. Korrelierend hierzu zeigte sich auch ein Rückgang der pathologischen ophthalmoskopischen Befunde, soweit sie vorhanden waren.

Das Ergebnis läßt die Schlußfolgerung zu, daß Nicergolin bei dieser Diagnosegruppe zumindest gleichwertig anstelle der bisher bekannten hämovasculär wirkenden Pharmaka eingesetzt werden kann.

Posttraumatische oder durchblutungsbedingte Augenmuskelparesen und Fusionseinschränkungen

In die Studie wurden 16 Patienten mit einer traumatisch und 4 Patienten mit einer hämovasculär bedingten orthoptischen Störung einbezogen. Das durchschnittliche Lebensalter in der ersten Gruppe betrug 34,1 Jahre, 9 Patienten waren weiblich, 7 männlich. In der zweiten Gruppe war das Lebensalter 60,3 Jahre, 3 waren weiblich, 1 männlich.

Schon bisher gilt bei diesem Krankheitsbild die unterstützende, beziehungsweise causale Therapie mit hämovasculär wirksamen Pharmaka als unbestritten.

Im Rahmen der Studie zeigte sich bei allen 20 Patienten innerhalb der ersten 42 Tage eine nachweisbare, überwiegend ausgeprägte Zunahme der Fusionsbreite. In deutlich abnehmendem Ausmaß fand sich diese Verbesserung noch bis zum 98. Tag, danach war eine weitere Wirkung nicht mehr nachweisbar.

Gegenüber den bekannten spontanen Verbesserungen bei diesem Krankheitsbild kann hierbei der Therapie-Anteil nur vermutet werden. Allerdings darf im Zusammenhang mit der subjektiven Zunahme der Merkfähigkeit und Reaktionsgeschwindigkeit eine wenigstens unterstützende Wirkung angenommen werden.

Venöse und arterielle Gefäßverschlüsse

Bei den 18 Patienten dieser Diagnosegruppe fanden sich 4 Astvenenthrombosen, 8 Zentralvenenthrombosen und 6 Zentralarterienembolien. Das durchschnittliche Lebensalter der Patienten betrug 62,6 Jahre, 8 Patienten waren weiblich, 10 männlich.

Visus. Das Sehvermögen der erkrankten Augen betrug vor Therapiebeginn

$$V_0 = 0{,}63$$

und erreichte nach 154 Tagen einen maximalen Wert von

$$V_4 = 0{,}86.$$

Dieser Wert blieb bis zum Ende des Beobachtungszeitraumes unverändert. Dabei zeigte sich allerdings, daß die Visuszunahme in den Fällen mit einer Zentralarterienembolie statistisch nicht signifikant war.

Bei allen betroffenen Augen verbesserte sich erwartungsgemäß auch der ophthalmoskopische Befund, bei den Thrombosen in Korrelation mit der Zunahme des Sehvermögens.

Die Ergebnisse erlauben die Überlegung, Nicergolin anstelle anderer hämovasculär wirksamer Pharmaka bei bestehender oder drohender oculärer Thrombose oder Embolie einzusetzen. Bei thrombotischen Erkrankungen darf dabei mit einer Funktionsverbesserung gerechnet werden, bei Embolien steht hingegen die Prävention vor einem Rezidiv und zum Schutz des zweiten Auges im Vordergrund.

Glaukom

Mit dieser Diagnose wurden 23 Patienten mit einem durchschnittlichen Lebensalter von 59,0 Jahren im Rahmen der Studie beobachtet. 16 hiervon waren weiblich, 7 männlich.

Perimetrie. Jeweils 19 der 23 rechten und linken Augen hatten vor Therapiebeginn bereits pathologische, glaukomatös bedingte Veränderungen des Gesichtsfeldes 1.–4. Grades.

15 rechte und 16 linke Augen verbesserten sich während des gesamten Beobachtungszeitraumes um jeweils 1 Gradstufe, je ein rechtes und linkes Auge zeigte eine entsprechende Verschlechterung. Die je vier rechten wie linken Augen ohne pathologischen Befund blieben unverändert. Die schon geltende Lehrmeinung, bei Glaukomerkrankungen die Widerstandsfähigkeit des Sehnerven auf dem Wege der Durchblutungsförderung zu steigern, wird hierdurch bekräftigt.

Visus. Das Sehvermögen der betroffenen Patienten änderte sich unter dem Einfluß von Nicergolin während des Beobachtungszeitraumes nicht.

Es betrug zu Beginn

$V_0 RA = 0{,}91$

$LA = 0{,}91$

und nach Abschluß

$V_8 RA = 0{,}90$

$LA = 0{,}91\,.$

Tension. Der Augeninnendruck aller Patienten dieser Diagnosegruppe war vor Beginn der Behandlung mit Nicergolin eingestellt. Ein Einfluß von Nicergolin auf die Tension konnte nicht nachgewiesen werden.

Die Druckwerte lagen vor Therapiebeginn bei

$T_0 RA = 18{,}82\,\mathrm{mmHg}$

$LA = 18{,}77\,\mathrm{mmHg}$

und zum Ende der Beobachtungszeit bei

$T_8 RA = 18{,}77\,\mathrm{mmHg}$

$LA = 19{,}14\,\mathrm{mmHg}\,.$

Dieses Ergebnis läßt die Schlußfolgerung zu, daß Nicergolin bei entsprechender Indikation auch an Patienten mit einer Glaukomerkrankung verabreicht werden kann.

Auswirkungen auf den Augeninnendruck

Auch in der Gesamtgruppe aller Patienten konnte ein Einfluß von Nicergolin nicht nachgewiesen werden. Die Durchschnittswerte lagen vor Therapiebeginn bei

$$T_0RA = 18{,}0\,\text{mmHg}$$

$$LA = 17{,}8\,\text{mmHg}$$

und nach 210 Tagen Beobachtungsdauer bei

$$T_8RA = 17{,}8\,\text{mmHg}$$

$$LA = 17{,}6\,\text{mmHg}\,,$$

Auch bei den dazwischen liegenden Messungen wie im weiteren Beobachtungszeitraum zeigten sich keine statistisch verwertbaren Veränderungen.

Auswirkungen auf den Blutdruck

Der durchschnittliche Blutdruckwert aller Patienten der Studie betrug vor Therapiebeginn 147,2/88,3 mm Hg. Nach 14 Tagen zeigte sich eine geringe, jedoch statistisch gesicherte Abnahme auf 140,5/83,0 mm Hg. Diese Veränderung blieb bis zum 378. Tag praktisch konstant. Bis zum Ende des Beobachtungszeitraumes stiegen die Werte zwar geringfügig wieder an, der Ausgangswert wurde jedoch nicht mehr erreicht. Im Einzelfall zeigte sich, daß die blutdrucksenkende Wirkung um so ausgeprägter war, je höher die Ausgangswerte lagen. Eine Kontraindikation für die Verabreichung von Nicergolin von seiten der Blutdrucklage kann daher ausgeschlossen werden.

Nebenwirkungen

Insgesamt 32 Patienten klagten über zeitweilige Nebenwirkungen, weitgehend beschränkt auf die ersten 14 Tage bei einer Dosierung von 3 × 5 mg Nicergolin. Überwiegend handelte es sich dabei um die bekannten Nebenwirkungen im Kreislaufsystem, vegetativen Nervensystem und im Verdauungstrakt. Diese Nebenerscheinungen verschwanden im Durchschnitt nach 14 Tagen und traten in der Folge nicht mehr auf. Ein Abbruch der Therapie war in keinem Fall erforderlich. Bei einer Patientin trat eine schmerzhafte Cyanose der Finger beider Hände auf, die nach dem Absetzen der Medikation wieder verschwand. Ein Zusammenhang mit der Einnahme von Nicergolin ist möglich, der ursächliche Zusammenhang ist allerdings unklar.

Insgesamt kann die subjektive wie objektive Verträglichkeit bei Gabe von Nicergolin per os als gut und problemlos bezeichnet werden.

Zusammenfassung

Nicergolin, ein vasculär und metabolisch aktives Pharmakon mit thrombozytenaggregationshemmender Wirkung wurde im Rahmen einer Langzeitstudie geprüft.

In die Studie wurden Erkrankungen einbezogen, denen eine vasculäre oder hämorheologische Ursache zugrunde lag und entzündliche Prozesse der Netzhaut und des Sehnerven. Die Auswertung der Ergebnisse zeigt, daß Nicergolin die Anforderungen erfüllt, die an ein wirksames Pharmakon bei diesen Erkrankungen gestellt werden.

Bei folgenden ophthalmologischen Erkrankungen erscheint eine Therapie mit Nicergolin als gerechtfertigt:

- degenerative Netzhauterkrankungen
- entzündliche Prozesse der Netzhaut und des Sehnerven aufgrund von DBS
- thrombo-embolische Erkrankungen
- durchblutungsbedingte Fusionsstörungen und Augenmuskelparesen
- Glaukom, soweit eine Durchblutungsförderung erforderlich ist.

Die Nebenwirkungen sind unbedeutend.

Literatur

Bernardi L (1979) Von den Mutterkornalkaloiden zum Nicergolin. Arzneim-Forsch 29:1204–1206

Borgioli M, Merendino E, Ricci B (1979) Therapeutische Wirksamkeit von Nicergolin in der Ophthalmologie. Arzneim-Forsch 29:1311–1316

Lievre M, Ollagnier M, Faucon G (1979) Einfluß auf die cerebrale Durchblutung und alpha-sympatholytische Eigenschaften von Nicergolin. Arzneim-Forsch 29:1227–1231

Moretti A (1981) Pharmakologische und neurobiochemische Wirkung von Nicergolin. Berichte der SERMION-Symposien Mailand 1980, und Lissabon 1981

Rieder HP (1980) Nicergolin: Biochemie, Pharmakologie und Klinik. Med Welt 31:1112–1113

Diskussion

Heidrich: Sie haben am Schluß Ihres Referates darauf hingewiesen, daß die Wirkung von Nicergolin im ophthalmologischen Bereich „deutlich besser" sei als mit allen anderen Pharmaka. Eine solche Aussage ist möglich, wenn man Vergleichsgruppen hat. Ich möchte Sie deshalb fragen, ob Sie diese Beurteilung aus Ihrer Erfahrung heraus oder durch eigene Untersuchungen mit anderen Substanzen getroffen haben.

Hasslinger: Die Aussage, daß Nicergolin mit anderen vasoaktiven Substanzen vergleichbar ist, basiert auf Untersuchungen mit anderen vasoaktiven Substanzen und persönlichen Erfahrungswerten. Für mich ist ein eindeutiger Vorteil des Nicergolins, daß die Toleranzbreite bei der oralen Applikation wesentlich größer ist als bei anderen Substanzen.

Heidrich: Herr Hasslinger, aus der ophthalmologischen Literatur ist mir bekannt, daß bei all den Krankheitsbildern, die Sie aufgeführt haben, Spontan-Besserungen möglich sind. Könnten Sie sich vorstellen, daß man durch einen Vergleich Ihrer Ergebnisse mit Berichten über Spontanverläufe aus der Literatur eine bessere Einordnung Ihrer Befunde erreichen könnte?

Hasslinger: Mir scheint das durchaus möglich, aber wenn man an das Frühstadium der Netzhautdegeneration denkt, wo man pathologische und morphologische Veränderungen findet, die ohne Therapie in eine Degeneration übergehen, mit Therapie sich aber eindeutig rückbilden bzw. gar nicht mehr nachweisbar sind, dann ist eine solche Entwicklung in sich bereits beweisend.

Berzewski: Mich interessieren Ihre entzündlichen Prozesse. Das heißt, was sind das für Entzündungen gewesen, wie stellen Sie sich die Wirkung von Nicergolin auf entzündliche Prozesse vor und wie trennen Sie die Wirksamkeit von Kortikosteroiden, Antibiotika und Nicergolin in Ihrer Studie?

Hasslinger: Entzündungen der Netzhautmitte, der Sehnerven selbst und des Sehnervenkopfes sind Erkrankungen des zentralen Nervensystems, die entweder als Folge einer Herdinfektion mit Streuung über die Blutbahn oder rein nutritiv auftreten. Die nutritive Genese ist aber bislang noch eine Spekulation und nicht bewiesen. Nun weiß man durch Fluoreszenzangiographie, daß bei diesen Prozessen die Permeabilität der Gefäße in der Netzhautmitte und am Sehnervenkopf eindeutig stark erhöht ist. Der Einfluß der vasoaktiven Substanzen soll diese Permeabilität und die damit im Zusammenhang stehenden Ödeme beeinflussen. Für andere Substanzen gilt diese Meinung schon längere Zeit, und sie ist hier auf das neu untersuchte Nicergolin zu übertragen. Für die Kortikosteroide und Antibiotika ist statistisch gesichert nachgewiesen, daß die Behandlung allein mit einem Antibiotikum oder mit einem Kortikosteroid deutlich schlechtere Ergebnisse zeigt, als wenn gleichzeitig vasoaktive Substanzen gegeben werden. Das berechtigt zu der Kombinationsbehandlung mit Nicergolin und läßt die Beurteilung der getrennten Wirksamkeit zu.

Sitzer: Ich möchte zu der Frage von Herrn Berzewski noch einmal Stellung nehmen. Wir haben bei entzündlichen und nicht-entzündlichen Opticusatrophien Vergleichsstudien mit visuell evozierten Potentialen gemacht, und ich muß bestätigen, daß unter Nicergolin die Latenzen um ein Vielfaches kürzer wurden. Das erscheint wichtig, weil die Methode in ihrer Aussagefähigkeit eindeutig ist.

Ehrly: Wir wissen, daß bei entzündlichen Erkrankungen spontan eine Vasodilatation vorliegt und die Diffusion von Eiweißen durch eine Vasodilatation erhöht wird. Eine Vasokonstriktion vermindert die Diffusion durch Verkleinerung der Endothellücken. Wie soll man sich den Wirkungsmechanismus alphalytischer Substanzen bei entzündlichen ophthalmologischen Erkrankungen vorstellen?

Hasslinger: Es ist fluoreszenzangiographisch für vasoaktive Substanzen nachgewiesen worden, daß der Austritt des Kontrastmittels nach Applikation vasoaktiver Substanzen erheblich und nachweisbar vermindert wird. Damit wird aber auch das Öden vermindert, was angestrebt werden muß, weil es für die Funktion des Sehens außerordentlich gefährlich ist. Wie jetzt aber alphalytische Substanzen wirken, kann ich nicht sagen.

G. Nicergolin bei Patienten mit TIA und bei Patienten mit postapoplektischen Zuständen

Die transitorisch-ischämische Attacke und ihre Behandlung durch Nicergolin *

G. SITZER **

Einleitung

Der apoplektische Insult ist in Deutschland sowie in den meisten Industrieländern nach Herz-Kreislauf- und tumorösen Erkrankungen die dritthäufigste Todesursache mit rund 100000 Sterbefällen pro Jahr.

Unter Berücksichtigung der sich ändernden Altersstruktur der Bevölkerung und Zugrundelegung entsprechender standardisierter Sterbeziffern ist in den letzten 20 Jahren eine kontinuierliche Abnahme der Mortalität zu verzeichnen [4].

Insbesondere hat eine verbesserte Diagnostik und Therapie sowie die Ausschaltung von Risikofaktoren für diesen Trend eine Bedeutung.

Im nachfolgenden soll die transitorisch-ischämische Attacke per definitionem beschrieben sowie die Diagnostik unter besonderer Berücksichtigung der Elektroencephalographie erläutert und zu der Therapie Stellung genommen werden, die sich aufgrund einer Langzeitstudie bei 30 Patienten mit transitorisch-ischämischen Attacken im Vergleich zwischen Nicergolin und Acetylsalicylsäure darstellte.

Diagnostik

Unter transitorisch-ischämischen Attacken werden definitionsgemäß vorübergehende, weniger als 24 h anhaltende Funktionsstörungen des Gehirns beschrieben, die auf einer umschriebenen Ischämie im Versorgungsbereich der Carotiden oder der Vertebralarterien beruhen und sich folgenlos zurückbilden.

Die transitorisch-ischämischen Attacken sind von wichtiger Bedeutung als Vorboten eines späteren apoplektischen Insultes. Sie sind im Krankengut einer Klinik sicher unterrepräsentiert und in der allgemeinen sowie in der neurologischen Praxis viel häufiger, als angenommen wird. Da transitorisch-ischämische Attacken z.B. von Stenosen extracranieller Gefäßabschnitte verursacht werden, die operativ revidiert werden können, ist die vollständige diagnostische Abklärung solcher Fälle unbedingt erforderlich. Die statistische Aussage deutet darauf hin, daß 5 Jahre nach einer transitorisch-ischämischen Attacke ca. 30% der Betroffenen einen ischämischen Insult mit persistierenden neurologischen Ausfällen bekommen. Die Früherkennung cerebraler Durchblutungsstörungen basiert

---

* Sermion/Sermion Forte, Farmitalia

** Neuenkircher Straße 62, D-4830 Gütersloh 1

i.allg. auf gewissen klinisch-neurologischen Zielsymptomen. Sie sind wichtig als Hinweis auf das Vorfeld des cerebralen Insultes. Nach ihrer Feststellung können Maßnahmen zur Verhinderung dieser schweren Komplikation getroffen werden.

TIA-Attacken sind keine harmlosen Episoden. Ihre frühzeitige Diagnose und konsequente Therapie machen es möglich, Dauerschäden durch Hirninfarkte zu vermeiden oder hinauszuschieben. Es ist entscheidend für das therapeutische Vorgehen, die pathogenetischen Faktoren zu erkennen, die eine transitorisch-ischämische Attacke auslösen (Tabelle 1).

In den Vorbemerkungen wurde darauf hingewiesen, daß bei diesen Patienten praktisch immer Gefäßveränderungen mit Stenosen oder Verschlüssen an den intra- und extrazerebralen Hirnarterien vorliegen, die in der Regel durch eine Gefäßsklerose verursacht werden. Die Gefäßveränderungen alleine erklären aber noch nicht die flüchtige Symptomatik der ischämischen Attacke. Es muß also für kurze Zeit ein zweiter Störfaktor auftreten, der die zerebrale Durchblutung beeinträchtigt. Unter den Faktoren, die zusätzlich eine Störung der zerebralen Zirkulation hervorrufen können, sind plötzliche Veränderungen der Hämodynamik und der Fließeigenschaften des Blutes an erster Stelle zu nennen [4].

Hinsichtlich des therapeutischen Vorgehens muß darauf hingewiesen werden, daß neben der Hämodynamik die Fließeigenschaften des Blutes einen entscheidenden Faktor der zerebralen Zirkulation darstellen. Hier sind besonders intravasale Gerinnungsprozesse mit Ausbildung von Thrombozyten- und Erythrozytenaggregation sowie Sludge-Phänomene zu erwähnen, die auch im Hinblick der therapeutischen Forderung nach einer optimalen Behandlung eine entsprechende Rolle spielen.

Hinsichtlich der Diagnostik stellt sich sowohl für die transitorisch-ischämische Attacke als auch für den apoplektischen Insult die Frage einer Methodik, die das pathologische Korrelat optimal darstellt, zum anderen die neuronale Aktivität einer therapeutischen Substanz erfaßt und entsprechend reproduziert. Insbesondere muß sich die Einwirkung auf die elektrische Aktivität in der Rückbildung pathologischer EEG-Veränderungen und in der klinischen Situation bemerkbar machen. Die Substanz muß die Steuerung des oxydativen Stoffwechsels signifikant beeinflussen, sie muß sich positiv auf die Wechselwirkung Thrombozyten-Gefäßendothel auswirken, um damit das Risiko der funktionellen Insuffizienz der Hirngefäße und der evtl. Thrombenbildung herabzusetzen.

Tabelle 1. TIA-Häufigkeit unter der Therapie Acetylsalicylsäure gegenüber Nicergolin im Verlauf von 360 Tagen

30 Patienten Zeitraum: 1 Jahr	Gruppe I [a]	Gruppe II [b]
TIA-Rückfälle [c]	1	2
Insulte	–	2
Mortalität	–	–

[a] Gruppe I: Nicergolin
[b] Gruppe II: Acetylsalicylsäure
[c] TIA: transitonisch-ischämische Attacke

In letzter Zeit haben sich zerebrale Antihypoxidotika mit antithrombotischen Effekten durchgesetzt. Bei der Substanz Nicergolin ist die antithrombotische Wirkung bekannt, die sich elektronenmikroskopisch dadurch darstellt, daß Nicergolin thrombozytenaggregationshemmend wirkt, eine sich entwickelnde Plättchenaggregation sofort stoppt und bereits gebildete Aggregate desaggregiert [5]. Darüber hinaus verbessert Nicergolin die Glukosepermeation, so daß die Forderung an ein optimal wirksames, zerebrales Antihypoxidotikum durch Nicergolin erfüllt ist: hämodynamische und metabolische Wirksamkeit sowie eine plättchenantiaggregierende Wirkung.

Als Vergleichssubstanz zur Durchführung einer Studie eignet sich als Thrombozytenaggregationshemmer Acetylsalicylsäure (ASS), da sie einfach zu dosieren ist und mit wenig zerebralen Blutungskomplikationen im Gegensatz zu Langzeitantikoagulantien, einhergeht und darüber hinaus nach dem Ergebnis einer großen multizentrischen Doppelblindstudie in Kanada Mortalität und Schlaganfallsrisiko männlicher TIA-Patienten um 48% senkt [3, 4, 6, 7]. ASS kann die Plättchenaggregation über der lumenseitigen Oberfläche eines ulcerierenden Plaques und damit die Bildung von Embolien herabsetzen. Andererseits hat ASS wahrscheinlich keinen Effekt auf die zusammenbrechende Membran über einer sich vorwölbenden Läsion und kann sogar den plättchenabhängigen Heilungsprozeß des Defektes negativ beeinflussen, bzw. den Übertritt atheromatösen Materials in den Blutstrom begünstigen. Kritiker wenden darüber hinaus ein, daß ASS beim Sistieren der TIA-Attacken eine Progredienz zur Stenosierung maskieren kann und damit ein operatives Eingreifen verhindert wird [1, 4, 7, 8, 12, 15].

Zur Durchführung einer Vergleichsstudie sind somit zwei Substanzen vorhanden, einmal Nicergolin, mit hämodynamischer, metabolischer und plättchenaggregierender Wirkung, zum anderen ASS mit der gesicherten Wirkung hinsichtlich Plättchenaggregation. Darüberhinaus besteht eine deutliche positive Beeinflussung hinsichtlich der Viskosität, der Verringerung der Mikroembolien und Hemmung des intravasalen Gerinnungsprozesses.

Als apparative Methode zur Begleitung der Studie dient die Elektroenzephalographie als wichtige, nichtinvasive Untersuchungsmethode, insbesondere, da sie ein aktuelles Funktionsdiagramm des ZNS darstellt.

Der Ablauf eines apoplektischen Insultes im Hirnstrombild zeigt sich durch einen unspezifischen Theta-Delta-Herd, der seine Maximalausprägung oft schon zu Beginn hat und damit vor den neuroradiologischen Methoden wie Computertomographie positiv sein kann. Parallel zur Ödementwicklung kommt es in den ersten 3 Tagen zu einer Zunahme der Allgemeinveränderung, bzw. Verlangsamung des Grundrhythmus. Danach bessert sich das Hirnstrombild oft und erlaubt somit eine Differenzierung gegenüber einem Hirntumor. Bei ausgeprägter Hemiparese und bereits initial weitgehend unauffälligem EEG ist eine subcorticale Läsion zu vermuten [9–13].

Bei TIA-Patienten ist der Wert des EEGs noch höher einzuschätzen. Der Prozentsatz positiver Befunde liegt beispielsweise deutlich über dem der Computertomographie: Bei 80% mit transitorisch-ischämischen Attacken hatten 27 Patienten pathologische CT-Befunde, 48 Patienten aber ein auffälliges EEG (Ladurna) [4]. Selten findet sich ein negativer EEG-Befund bei definitiver hypodenser Läsion im Computertomogramm. In aller Regel sollten beide Verfahren kombiniert angewendet werden, so daß sowohl Morphologie als auch Funktion des Gehirns untersucht werden können.

Bente wies darauf hin, daß Nicergolin eine deutliche vigilanzfördernde Wirkung ausübt. Es führt zu einer Stabilisierung des Vigilanztonus und wirkt einem Abgleiten der Ruheaktivität in subvigile Aktivitätsformen vom Typ des A- und B-Stadiums entgegen, was sich in einer spektralen Verschiebung entsprechend äußert [10–12, 14].

Die Elektroencephalographie eignet sich also nicht nur hinsichtlich ihrer Erfassung der neuronalen elektrischen Aktivität, sie wurde auch deshalb herangezogen, weil sie eine wichtige und ohne wesentliche Beeinträchtigung des Patienten anwendbare Methode darstellt, mit deren Hilfe Funktionsabläufe des Gehirns in ihrer zeitlichen Abhängigkeit erfaßt und fortlaufend registriert werden können. Die elektroencephalographische Untersuchung wurde dadurch noch verbessert, daß durch die Benutzung der toposelektiven Ableitung sich eine eindeutig bessere Signalzuordnung gegenüber den konventionellen Ableitungen ergab [5, 10, 13].

Methoden

Die Vorbemerkung weist auf eine höhere Selektivität focaler Betonungen unter der toposelektiven EEG-Ableitung beim akuten ischämischen Insult hin. Die Wirksamkeit einer antihypoxidotischen Substanz wie Nicergolin soll nun mittels der elektroencephalographischen Ableitung in Korrelation zum klinisch-neurologischen Befund und entsprechenden psychometrischen Testungen in zwei Kontrollgruppen untersucht werden, die nach klinisch-neurologischen und EEG-Kriterien homogene Patientengruppen waren.

Ziel dieser Studie war der Nachweis, daß sich unter der Wirkung von Nicergolin im Vergleich zu einer Kontrollgruppe, die einen Aggregationshemmer erhielt (ASS), sowohl die Häufigkeit von transitorisch-ischämischen Attacken reduziert, als auch einem apoplektischen Insult vorgebeugt werden kann.

Bewertet wurde über ein Jahr das subjektive Befinden, die TIA-Häufigkeit sowie die durchgeführten EEG-Aufzeichnungen mit z.T. entsprechender Quantifizierung des Hirnstrombildes.

30 Patienten im Alter von 51–72 Jahren (Durchschnittsalter 61,6) erhielten täglich 4 mg Nicergolin in Form von Sermion per infusionem mit physiologischer Kochsalzlösung als Trägersubstanz über einen Zeitraum von 10 Tagen. Anschließend wurden die Patienten mit 3 × 1 Tbl. Sermion über einen Beobachtungszeitraum bis zu 1 Jahr weitertherapiert. 15 Patienten der Kontrollgruppe erhielten physiologische Kochsalzlösung über einen Zeitraum von 10 Tagen und anschließend über einen Beobachtungszeitraum von 1 Jahr einen Aggregationshemmer von 3 × 1 Tbl. ASS (500 mg).

Zur besseren Erfassung von Ausfalldaten, evtl. neu auftretender transitorisch-ischämischer Attacken, wurde den Patienten ein Behandlungskalender zur Verfügung gestellt und mit in der Gesamtauswertung erfaßt. Bei Beurteilung der Aufnahmekriterien wurden Patienten mit Gerinnungsstörungen, einer Ulcusanamnese sowie mit Hinweisen für eine Überempfindlichkeit gegen ASS ausgeschlossen.

Die Studie wurde als kontrollierte Studie mit 2 Patientengruppen von je 15 Patienten durchgeführt.

EEG-Untersuchungen und ihre Quantifizierungen wurden vor Einleitung von Medikation, nach 6 und nach 12 Monaten durchgeführt. Monatlich erfolgten psychometrische Testungen durch eine Befindlichkeitsskala, Funktionspsychose-Skala B sowie zur Grobeinschätzung der prämorbiden Intelligenz ein Mehrfachwahl-Wortschatz-Intelligenz-Test (MWT-B).

Die EEG-Untersuchungen beinhalteten 10-minütige Ruhe-EEGs mittels 10-Kanal-Siemens-Mingograph mit 3 Programmen der toposelektiven Ableitung.

Die klinische Beurteilung umfaßte die monatliche neurologische Untersuchung mit Aufzeichnung der Nebenerscheinungen wie Herzfrequenz, Blutdruck. Ausgeschlossen wurden Patienten mit Erkrankungen im Bereich der Niere, Leber sowie Zeichen einer vermehrten zerebralen Erregbarkeit innerhalb der hirnelektrischen Ableitung. Als weitere Ausschlußkriterien galten eine Arteriitis, Anämie, Polycythämie, endogene Psychosen, Suchtpatienten sowie manifeste dekompensierte Herzinsuffizienz als auch eine absolute Arrhythmie.

Die Patientengruppen wurden so gebildet, daß sie hinsichtlich Altersverteilung und auch der Beurteilung der klinisch-neurologischen Symptomatik sowohl Carotis-TIA als auch Vertebralis-TIA im Verteilungsspektrum gleich waren.

Ergebnisse

Im Vergleich beider Gruppen weist die Tabelle 1 darauf hin, daß die Rezidive einer transitorisch-ischämischen Attacke in der Beobachtungszeit von 360 Tagen ungefähr gleich waren. Auffällig war jedoch die Zunahme der Insulte unter der Acetylsalicylsäure. Hier müssen jedoch Einschränkungen hinsichtlich der Fallzahl gemacht werden, die eine statistische Aussagefähigkeit zur Beurteilung einer vermehrten Insultgefahr unter ASS einschränken.

Tabelle 2 stellt den Verlauf der EEG-Veränderungen beider Patientengruppen nach der ersten transitorisch-ischämischen Attacke unter der Behandlung mit den beiden Stoffgruppen dar. Bei der Beurteilung der Normalisierung der Hirnstrombilder fiel gegenüber der fast gleichen Ausgangsposition eine deutliche Präferenz

Tabelle 2. Rückbildungsfähigkeit der EEG-Veränderungen nach der ersten transitorisch-ischämischen Attacke im Vergleich zweier Kontrollgruppen hinsichtlich Normalisierungstendenz, Allgemeinveränderungen und focalen Betonungen

EEG-Veränderungen bei 30 Patienten mit TIA	1. Tag Gruppe		60. Tag Gruppe		180. Tag Gruppe		360. Tag Gruppe	
	1[a]	2[b]	1[a]	2[b]	1[a]	2[b]	1[a]	2[b]
Normalisierung	5	3	21	16	25	18		
Allgemeinveränderung	26	23	8	9	7	8		
Theta/Delta-Focus	19	17	6	8	2	4		
Fokale Dysrhythmie	7	6	2	3	1	4		

[a] Gruppe I: Nicergolin [b] Gruppe II: Acetylsalicylsäure

der ersten Gruppe gegenüber der zweiten Gruppe auf. Dies zeigte sich deutlich nach 60 Tagen, ausgeprägter nach 180 Tagen.

Die Allgemeinveränderungen zeigten in dem Überprüfungszeitraum über 180 Tage eine weitgehende Übereinstimmung zwischen der 1. und 2. Gruppe. Nach 60 Tagen und nach 180 Tagen war die Normalisierung der EEG-Veränderungen identisch mit guter Rückbildungsfähigkeit gegenüber dem Ausgangs-EEG. Eine Betonung irgendeiner Gruppe war nicht vorhanden. Die normale physiologische Normalisierung war unter beiden Medikamentengruppen elektroencephalographisch zu erkennen.

Signifikante Unterschiede ergaben sich hinsichtlich der Normalisierung bei dem Theta-Delta-Focus, wo nach übereinstimmendem Ausgangs-EEG nach 180 Tagen eine erhöhte Rückbildungstendenz der Gruppe I unter der Behandlung mit Nicergolin gegenüber ASS zu erkennen war. Dieses zeigte sich auch in der Beurteilung der focalen Dysrhythmie, die sich nach 180 Tagen unter der Gruppe I mit Nicergolin deutlich normalisierte im Verhältnis 1:4 unter den oben angeführten Kriterien und im Vergleich beider Patientengruppen.

In Tabelle 3 stellt sich die Veränderung der Vigilanz gegenüber dem Ausgangs-EEG unter der Therapie mit Nicergolin gegen ASS über den Zeitraum von 180 Tagen dar. Bewertet wurden die Vigilanzspektren der elektroencephalographischen Untersuchung, die von Bente formuliert worden sind: Verminderung langsamer Frequenzanteile, Zunahme und Beschleunigung der Alpha-Frequenzen sowie Anstieg von Beta-Frequenzen als Ausdruck einer Vigilanzsteigerung.

In der Verminderung langsamer Frequenzen stellte sich die prozentuale Aussagefähigkeit deutlich zugunsten der Gruppe I dar, die mit Nicergolin behandelt worden ist. Insbesondere nach dem 90. Tag imponierte die Verschiebung zu Gunsten der Gruppe I.

Ausgeprägt war die Zunahme, bzw. die Aktivierung der Alpha-Aktivität schon nach dem 30. Tag. Nach 180 Tagen imponierte eine prozentuale Zunahme der Alpha-Aktivierung in der Gruppe I mit 86% gegenüber der Gruppe II mit 62%.

In der Zunahme der Beta-Frequenzen war eine geringgradige prozentuale Häufigkeit gegenüber ASS nach 180 Tagen der Tabelle zu entnehmen.

Tabelle 3. Änderung der Vigilanz gegenüber dem Ausgangs-EEG unter der Therapie mit Nicergolin (Gruppe I) im Vergleich zur Acetylsalicylsäure über den Zeitraum von 180 Tagen in prozentualen Angaben

30 Patienten	1. Tag Gruppe		30. Tag Gruppe		60. Tag Gruppe		90. Tag Gruppe		120. Tag Gruppe		180. Tag Gruppe	
	1	2	1	2	1	2	1	2	1	2	1	2
Verminderung langsamer Frequenzen	/	/	68	46	78	63	90	78	91	76	93	81
Zunahme, bzw. Aktivierung der Alpha-Aktivität	/	/	54	46	68	49	72	54	74	56	86	62
Zunahme von Beta-Frequenzen	/	/	18	12	23	16	26	21	26	23	29	24

Tabelle 4. Psychometrische Testungen und ihre Ausfallserscheinungen im Zeitraum von 180 Tagen bei Patienten mit transitorisch-ischämischen Attacken im Vergleich zweier Stoffgruppen; Nicergolin (Gruppe I) und Acetylsalicylsäure (Gruppe II). Diese Spalte deutet auf die prozentuale Gesamtverteilung im Kontrollzeitraum von je 30 Tagen hin im Vergleich der beiden Stoffgruppen (Nicergolin versus Acetylsalicylsäure). MWT-B: Mehrfachwahl-Wortschatz-Intelligenz-Test

Ausfallserscheinungen in % bei 30 Patienten mit TIA	1. Tag Gruppe		30. Tag Gruppe		60. Tag Gruppe		90. Tag Gruppe		180. Tag Gruppe		360. Tag Gruppe	
	1	2	1	2	1	2	1	2	1	2	1	2
Vigilanz	36	29	20	28	12	14	11	17	10	14		
Zahlenreihen	57	53	19	21	16	18	13	18	12	18		
Symbolbildung	41	38	38	38	30	26	23	28	22	28		
Hamilton-Score	51	53	36	46	34	42	30	42	25	41		
MWT-B	27	30	26	30	22	27	20	27	16	28		
Total	42	41	28	31	23	25	19	26	17	26		

Die psychometrischen Testungen, die in Tabelle 4 zu sehen sind, umfaßten die Bildung von Zahlenreihen, eine Symbolbildung in einer bestimmten Zeit als Aufmerksamkeitstest, der dem Mosaiktest aus dem reduzierten Wechsler-Intelligenz-Test von Dahl entspricht, als Hinweis für ein Leistungstempo bei visuell-motorischen Kombinationen. Als Selbstbeurteilungsskala wurde der Hamilton-Score angewendet sowie als Einfachtest zur Beurteilung des hirnorganischen Psychosyndroms der MWT-B-Wortschatztest.

Ausgehend von einem Optimum mit 100% stellten sich die gestörten psychometrischen Testungen prozentual dar. Verbesserungen der psychometrischen Testungen ergaben somit eine Verminderung der negativen prozentualen Häufigkeit.

Fassen wir das arithmetische Mittel der prozentualen Häufigkeit sämtlicher Testungen zusammen, so imponiert nach 180 Tagen eine Priorität zugunsten der I. Gruppe, die mit Nicergolin behandelt worden ist: Nur noch 17% Ausfallserscheinungen bei sämtlichen Scores gegenüber 26% im Vergleich zu den Patienten, die mit ASS behandelt worden waren, stellten sich dar.

Diskussion

In einer vergleichenden Studie wurde unter Optimalisierung zur Erfassung focaler hirnelektrischer Veränderungen sowie unter dem Einsatz von psychometrischen Testungen und des klinisch-neurologischen Befundes der Vergleich von Nicergolin gegenüber ASS bei Patienten mit transitorisch-ischämischen Attacken in einem Zeitraum von 360 Tagen untersucht.

Ausgehend von den Studien in Kanada und den USA, die an einem gehäuften Patientengut eine signifikante Reduktion zerebraler Funktionsausfälle unter Behandlung mit ASS beobachteten, zwang sich der Vergleich mit Nicergolin auf, welches sich durch eine trivalente Wirkung mit hämodynamisch-, metabolischaktivierender und plättchenantiaggregierender Wirkung auszeichnet. Vorausgegangen war die Beurteilung einer Studie der Heidelberg-Klinik, die unter ähnlichen Kriterien 58 Patienten mit ASS gegenüber einer Placebo-Gruppe untersuchte [6, 7, 12].

Da der generelle Behandlungseffekt von ASS sich in einer Doppelblind-Studie signifikant gegenüber Placebo abhob, war es wichtig, den Vergleich in der Behandlung der TIA-Attacke gegenüber der Therapie mit Nicergolin zu untersuchen. Hinsichtlich der wichtigsten Basisdaten und Risikofaktoren unterschieden sich beide Behandlungsgruppen der Studie nicht voneinander.

Während beide Gruppen weitgehend im Vergleich der TIA-Rezidive, Insulthäufigkeit und Mortalität korrelierten, fiel eine Bevorzugung in der Rückbildungstendenz der EEG-Veränderungen in der Gruppe I auf, die mit Nicergolin behandelt worden ist.

Herauszuheben ist besonders die Normalisierung der pathologischen EEG-Graphoelemente in der Gruppe I nach 180 Tagen, die Ausdruck der trivalenten Wirkung der Stoffgruppe sein könnte.

Die psychometrischen Testungen zeigten ebenfalls eine Übereinstimmung beider Gruppen. Die erhobene Vigilanzverbesserung deutet auf eine Optimierung der Steuerung der Hirnaktivität hin, z.B. im Hinblick einer Ökonomisierung des Energiehaushaltes des Neurons.

Diese Ergebnisse standen in Übereinstimmung mit den Arbeiten von Bente, der darauf hinwies, daß Nicergolin eine deutlich vigilanzfördernde Wirkung mit Stabilisierung des Vigilanztonus bewirkt [12, 13].

Gegenüber ASS zeigte sich eine statistisch signifikante encephalotrope Wirkung von Nicergolin in der Beurteilung der psychometrischen Testungen.

Nach den Untersuchungen ist bereits am 30. Tage sowohl eine Vigilanzverbesserung sowie nach 60 Tagen eine Zunahme der psychometrischen Leistungen gegenüber der Kontrollsubstanz ASS zu verzeichnen.

Bei Beurteilung der Befindlichkeitsskalen und der übrigen psychometrischen Testungen fiel auf, daß Nicergolin erst nach länger dauernder Verabreichung (60 Tage) eine Verbesserung der psychometrischen Testungen bewirkt. Dieses könnte in Übereinstimmung mit den Arbeiten von Kugler, aber auch Saletu stehen, die darauf hinwiesen, daß die Substanz Nicergolin die volle therapeutische Wirksamkeit erst nach einer längeren Behandlungsperiode entfalten würde.

Zusammenfassend läßt sich der therapeutische Wert von Nicergolin im Rahmen der medikamentösen Prophylaxe zerebraler transitorisch-ischämischer Attacken deutlich erkennen: Eine Übereinstimmung hinsichtlich der Rezidivverhütung gegenüber ASS liegt vor. In der Langzeitbehandlung, insbesondere in der Behandlung von Achsensymptome der zerebrovasculären Insuffizienz, muß von einem vermehrten therapeutischen Effekt des Nicergolins gesprochen werden, wohl aufgrund der multifaktoriellen, bzw. trivalenten Wirkung dieser Substanz.

Literatur

1. Dorndorf W (1975) Schlaganfälle. Thieme, Stuttgart
2. Dorndorf W, Gänshirt H (1972) In: Gänshirt H (Hrsg) Der Hirnkreislauf. Thieme, Stuttgart
3. Gänshirt H, Kreuler H (1980) Nervenarzt 51:201–206
4. Krämer G (1984) Diagnostisches und therapeutisches Vorgehen bei ischämischen cerebrovasculären Erkrankungen. Akt Neurol 10:212–221
5. Regli F, Berger, JP (1977) Akt Neurol 4:77–83
6. Reuther R (1979) Akt Neurol 6:135–143
7. Reuther R, Dorndorf W (1977) In: Acetylsalicyclic acid in cerebral ischemia and coronary heart disease. Berichte vom IV. Colfarit-Symposium 1977, Berlin
8. Schirmer M (1982) Der Schlaganfall. Perimed Fachbuch-Verlagsgesellschaft, Erlangen
9. Sitzer G (1981) Cerebrale Praesklerose. Therapiewoche
10. Sitzer G (1982) Die Wertigkeit hirnelektrischer Untersuchungen in der Rehabilitation des ischämischen zerebralen Insults, insbesondere unter Berücksichtigung neuer elektrophysiologischer Methoden. In: Platt D (Hrsg) Der zerebrale apoplektische Insult im höheren Lebensalter. Schattauer, Stuttgart New York, S 98–104
11. Sitzer G (1982) Elektrophysiologische Untersuchungsmethoden zur Erfassung von cerebralen Durchblutungsstörungen. In: Platt D (Hrsg) Der zerebrale apoplektische Insult im höheren Lebensalter. Schattauer, Stuttgart New York, S 52–59
12. Sitzer G (1982) Treatment of T.I.A. due to vertebro-basilar insufficiency. Symposium International Piracetam (France) 13.10.1982
13. Sitzer G (1984) Vasculäre cerebrale Insuffizienz – Definition, Klinik, Diagnostik. Perimed Verlag, Sermion-Symposium Berlin 1984
14. Soyka D (1980) Nervenarzt 51:443–448
15. Voigt U (1973) Zur Bedeutung obturierender Prozesse in zuführenden Hirngefäßen. Thieme, Stuttgart

Diskussion

Schneider: Herr Sitzer, Sie haben sich schon um eine sehr vorsichtige Ausdrucksweise bemüht, aber ich habe trotzdem noch ein paar Anmerkungen und Fragen. Mir ist völlig unklar, welche Patienten Sie nun tatsächlich in Ihre Studie aufgenommen haben. Lagen hier embolisierende oder hämodynamisch wirksame Carotisstenosen vor? Ich habe in Ihren Dias über die Ursachen der TIAs leider die cerebralen Mikroangiopathien völlig vermißt. Nach pathologisch-anatomischen Befunden machen aber gerade Mikroangiopathien 75% der ischämischen Hirnerkrankungen aus. In unserer Aachener Klinik hatten wir bei den ambulanten Patienten etwa 35% mit einer solchen cerebralen Mikroangiopathie. Haben Sie die nicht gesehen oder sind sie einfach in der Patientengruppe mit enthalten? Und wenn Sie solche cerebralen Mikroangiopathien haben, wie ist dann der Stellenwert des EEG zu beurteilen? Denn cerebrale Mikroangiopathien spielen sich überwiegend in tiefen Hirnschichten ab und sind im EEG meistens nicht zu erfassen.

Sitzer: Ich weiß nicht, woher Ihre Aussagen über die Häufigkeit der zerebralen Mikroangiopathien kommen. Die transitorisch ischämischen Attacken stammen aus den Rindengebieten und nicht aus den tiefen intrazerebralen Bereichen, die eine neurologisch völlig andere Klinik haben. Und entstehen transitorische ischämische Attacken auf der Ebene möglicher Mikroangiopathien, dann sind sie klinisch nicht anders zu behandeln als Attacken, die aus anderer Ursache entstehen.

Aschoff: Es ist vielleicht ketzerisch, aber ich möchte Sie, Herr Sitzer, doch noch einmal fragen, ob Sie sicher sind, daß die EEG-Befunde, die Sie erheben, wirklich eine Aussage darüber zulassen, ob der einzelne Patient eine neue transitorisch-ischämische Attacke oder einen Schlaganfall bekommt. Oder muß man das als eine EEG-Kosmetik bezeichnen?

Sitzer: Das Wort „Kurvenkosmetik" ist natürlich ein Ausdruck, den viele sich gern zu eigen machen, aber man muß die klinische Situation mit berücksichtigen. Ohne den exakten klinischen Befund kann man EEG-Untersuchungen nicht richtig interpretieren. Bei uns haben beide Methoden ihren Stellenwert, sie ergänzen sich; aber gerade dadurch erhält die Elektroencephalographie ihre Bedeutung.

Heidrich: Herr Sitzer, ich fand es aufregend und erstaunlich, daß Sie zeigen konnten, daß sich unter Acetylsalicylsäure EEG-Muster in einer Form verbessern, wie wir das nur von Nootropika und sog. Antihypoxydotika kennen. Das ist ein völlig neuer Befund. Wie erklären Sie das? Ist Acetylsalicylsäure ein Nootropikum oder ein Antihypoxydotikum?

Sitzer: In der focalen Rückbildungsfähigkeit ja, in der Normalisierungstendenz nein.

Kanowski: Ich möchte zwei Dinge kommentieren und eine Frage stellen. Der Begriff Antihypoxidotika ist außerordentlich schlecht, um eine ganze Stoffgruppe zu bezeichnen, über deren Aktionsmuster wir uns ganz im unklaren sind. Denn dieser Begriff, der vorwiegend von der Erlanger Schule propagiert wird, prätendiert eine ideologische Hypothese, die bestenfalls für einen Teil der Substanzen nachgewiesen worden ist. Insofern mag der umstrittene Begriff Nootropika besser sein. Zu der Frage von Herrn Aschoff muß man sicher sagen, daß es richtig ist, EEG-Parametern in Evaluationsstudien den Vorwurf der EEG-Kosmetik zu machen, wenn sie zu keinen anderen Parametern in Beziehung gesetzt werden oder gesetzt werden können. Wenn man aber EEG-Parameter mit beispielsweise psychometrischen Veränderungen korreliert, dann handelt es sich nicht um eine Kosmetik. Ich halte grundsätzlich das Vorgehen von Herrn Sitzer bei TIA-Patienten schon für sehr gerechtfertigt. Aber, Herr Sitzer, mir ist bei den meisten Tabellen und Kurven, die Sie gezeigt haben, nicht klar gewesen, inwieweit EEG-Veränderungen und psychometrische Maßzahlen statistisch signifikante Unterschiede zwischen den beiden Vergleichssubstanzen erkennen lassen. Es ist aus dem Gebiet der Psychopharmaka-Forschung bekannt, daß bei Prüfungen gegen Referenzsubstanzen Wirkungsunterschiede zwischen Vergleichspräparaten nur schwierig und selten signifikant nachzuweisen sind. Welche Veränderungen waren denn nun statistisch signifikant unterschiedlich?

Sitzer: Ich glaube, die Summe der Gesamt-Scores gab ein deutliches Bild und einen gewissen Trend, wenn man die Kriterien nach Bente in Beziehung zur Vigilanzverbesserung sieht. Die waren meines Erachtens eindeutig positiv zugunsten der mit Nicergolin behandelten Gruppe. Bei den anderen Dias gebe ich Ihnen Recht, daß die Veränderungen nicht ausgeprägt waren. Ich hatte bereits darauf hingewiesen. Eine definitive Aussage mit statistischer Berechnung kann ich im Moment aber noch nicht machen, da die Studie nicht abgeschlossen ist.

Methodologischer Ansatz zur klinischen Evaluation nootropischer Pharmaka

G. Dolce*, V. Cecconi, A. Zamponi, R. Zylberman, L. Maggi und A. Battaglia

Zahlreiche Pharmaka wurden zur Behandlung zerebraler Insuffizienz vorgeschlagen und eingesetzt. Sie wurden in verschiedener Weise ohne jede Angabe ihrer besonderen Merkmale klassifiziert. Inzwischen muß die Liste von zerebralen Aktivatoren, Protektoren, Neurodynamika, Psychoanaleptika, Vasoaktivatoren und Metabolisatoren um die Nootropika erweitert werden.

Theoretisch gesehen verbessert eine nootropische Substanz mit einiger Wahrscheinlichkeit die intellektuellen Funktionen, selbst wenn kein Abbau geistiger Fähigkeiten zu verzeichnen ist. Vom klinischen Standpunkt her ziehen wir allerdings vor, die nootropische Wirkung eines Arzneimittels zu definieren als „therapeutische Fähigkeit, eingeschränkte Hirnfunktionen im Gefolge verschiedener neuropathologischer oder Alterungsprozesse zu verbessern".

Pharmaka verschiedener Klassen können über unterschiedliche pharmakodynamische Wirkungen eine nootropische Aktivität entfalten.

Dadurch ließen sich auch die Schwierigkeiten erklären, die beim Nachweis ihrer therapeutischen Wirksamkeit in der Behandlung zerebraler Insuffizienz liegen.

Sehr oft wird die erwartete therapeutische Aktivität zugunsten der pharmakodynamischen Eigenschaften teilweise vernachlässigt. Darüber hinaus ist die statistische Signifikanz, die in bezug auf Parameteränderungen unter medikamentöser Therapie als wichtigstes Beurteilungskriterium gefordert wird, nicht immer von großer Bedeutung für die klinische Evaluation der Ergebnisse bei dieser Pathologie. Mit den üblicherweise benutzten Verfahren ist es i.allg. sehr schwierig, sowohl statistisch signifikante wie therapeutisch evaluierbare Wirkungen zu erreichen.

Eine wichtige Rolle in diesem Problem spielt einmal das Fehlen eines universell anerkannten Standardarzneimittels wie auch der inkorrekte Ansatz, mit dem dieses Thema in der klinischen Pharmakologie abgehandelt wurde.

Aus den vorangegangenen Überlegungen haben wir unsere Hypothese abgeleitet, daß Nootropika bei Mensch und Tier, unter normalen wie pathologischen Bedingungen, nur nach einem Training, definiert als Lernen durch wiederholte Übung, wirksam sein können (Abb. 1). In unserem Modell (N.A.G.E: nootropic action global evaluation; Gesamtevaluation nootropischer Wirkung), das wir seit 1977 überprüfen [1–3], wählten wir als „heilbares Substrat" den funktionellen Wiederherstellungsprozeß nach Halbseitenlähmungen im Gefolge eines zerebrovaskulären Insultes. Tatsächlich kann man den Prozeß der Neurorehabilitation, der durch bewegungstherapeutische Maßnahmen unterstützt wird, als typisches Mo-

* Istituto S. Giovanni Battista, I-00100 Rom

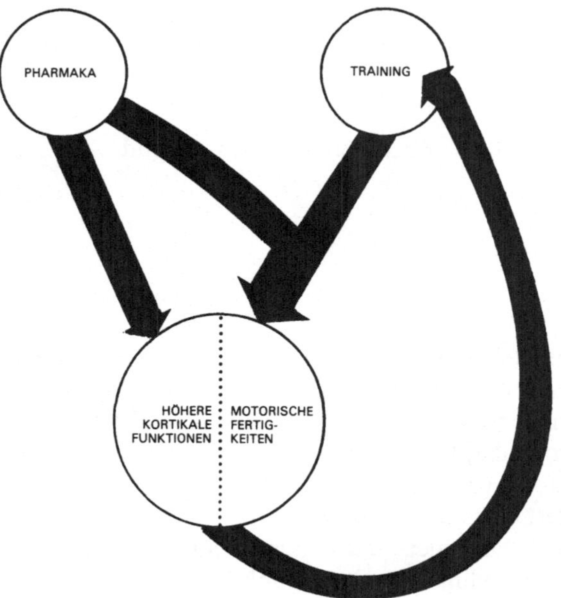

Abb. 1. Mögliche Beziehungen zwischen höheren kortikalen Funktionen, motorischen Fertigkeiten, Training und pharmakologischer Behandlung

dell eines Trainings ansehen, wie wir es oben definiert haben. Üblicherweise greifen wir in den funktionellen Wiederherstellungsprozeß im Zeitraum von 2 oder 3 bis 6 Monate nach Eintritt der Schädigung ein.

In einer früheren Arbeit [4] wurde berichtet, daß in diesem Zeitabschnitt die neurodynamischen Prozesse einsetzen, die zur Bildung einer neuen funktionellen posttraumatischen Struktur führen.

Die therapeutische Aktivität von Pharmaka, die in dieser Periode verabreicht werden, um den neurodynamischen Prozeß zu unterstützen, kann durch instrumentelle und klinische Variablen bestimmt werden; sie dienen zur Erfassung von verschiedenen Bereichen, nämlich dem Grad der Behinderung, dem Kurzzeitgedächtnis, den psychomotorischen Residualfunktionen und der allgemeinen Organisation der zerebralen bioelektrischen Aktivität (Tabelle 1). Die statistische Auswertung mittels multivariater Analyse hat unterstrichen, daß die Ausgangswerte dieser Faktoren untereinander nicht korrelieren [3].

Um die Wirksamkeit spezifischer nootropischer Pharmaka zu bestimmen, wurde kürzlich der neurorehabilitativen Therapie ein neuropsychologisches Training hinzugefügt. Durch dieses Verfahren werden die einzelnen höheren kortikalen Funktionen direkter beansprucht. Tatsächlich beschleunigen die angewandten Übungen, die die motorische Wiederherstellung anregen sollen, hauptsächlich motorische und nicht kortikale Funktionen. Deshalb werden alle Patienten neben der Bewegungstherapie einem besonderen Training unterzogen, das ein Programm zur Übung kortikaler Funktionen mittels wiederholter didaktischer Aufgaben mit ansteigendem Schwierigkeitsgrad einschloß.

Unsere Hypothese wurde in 8 Doppelblindstudien (Tabellen 2, 3) bestätigt, da es sich als möglich erwies, unter bestimmten Bedingungen die Wirksamkeit eini-

Tabelle 1. Gesamtevaluation nootropischer Wirkung – N.A.G.E. (nootropic action global evaluation)

Datenerhebungsinstrumente	Gegenstandsbereiche
1 Computer-EEG-Analyse	Pharmakodynamische Wirkungen, Zentrale Bioverfügbarkeit
2 Albertskala zur neuromotorischen Evaluation	Funktionelle motorische Wiederherstellung
3 HAWIE-Untertest: Zahlennachsprechen (Wechsler's digit span test) (vorwärts und rückwärts)	Kurzzeitgedächtnis
4 Psychomotorischer Index = Durchschnittswerte aus 6 neuropsychologischen Tests: Labyrinthe, Quadratserie, Kreisserie, Zahlen-Symbol-Test (Wechsler's digit symbol substitution test), Steckbrett-Test von Schoppe (peg board test), Video-Pelotespiel	Gedächtnis, Aufmerksamkeit, Organisation, visuelle Konstruktionsfähigkeit, Reaktionszeit, motorische Koordinationsfähigkeit

Tabelle 2. Klinische Doppelblindstudien: 1977–1982 Therapieschemata

Studien		Therapie		Fälle Nr.
Nr.	Pharmaka	Dosierung mg/die	Dauer Wochen	
1	Papaverin (Pa)	300 p.o.	4	20
	Naftidrofuril (Na)	300 p.o.		20
2	Tamitinol (Ta)	600 p.o.	6	15
	Piracetam (Pi)	2 400 p.o.		15
3	Tamitinol (Ta)	600 p.o.	6	16
	Piracetam (Pi)	2 400 p.o.		16
	Plazebo (Pl)			16
4	Citicolin (Cc)	500 i.m.	4	15
	Citicolin (Cc)	1 000 i.m.		15
	Plazebo (Pl)			15
5	Hydergin (Hy)	6 p.o.	4	24
	Tinofedrin (Ti)	9 p.o.		24
6	Dupracetam (Du)	2 400 p.o.	4	24
	Plazebo (Pl)			24
7	Etiracetam (Et)	5 000 p.o.	6	20
	Plazebo (Pl)			20
8	Nicergolin (Nic)	60 p.o.	12	24
	Plazebo (Pl)			24

Tabelle 3. Klinische Doppelblindstudien: 1977–1982. Untersuchte Variablen

Studien		N.A.G.E.				Höhere kortikale Funktionen	Neuropsychologisches Training
Nr.	Pharmaka	1	2	3	4		
1	Pa Na		●	●	●		
2	Ta Pi	●	●	●	●		
3	Ta Pi Pl	●	●	●	●		
4	Cc 500 Cc 1000 Pl	●	●	●	●		
5	Hy Ti	●	●	●	●		
6	Du Pl	●	●	●	●	●	●
7	Et Pl	●	●	●	●	●	●
8	Nic Pl	●	●	●	●	●	

1 = c-EEG, 2 = motorische Wiederherstellung, 3 = Kurzzeitgedächtnis, 4 = Psychomotorik

ger Pharmaka objektiv zu beurteilen, die hauptsächlich in der Therapie seniler Demenz eingesetzt werden [3].

Die wesentlichen in diesen Studien beobachteten Ergebnisse lauten wie folgt:

1. Das Kurzzeitgedächtnis änderte sich nicht signifikant.
2. Die quantitativ-statistische Auswertung der in den Studien I–VII beobachteten Veränderungen zeigte keinen signifikanten Unterschied zwischen Medikamenten und Plazebos, obwohl die neuromotorischen Funktionen und der psychomotorische Index sich verbesserten, wenn die aktive Medikation mit Neurorehabilitation verbunden wird.
3. Das neuropsychologische Training in den Studien VI und VII führte zu einer stärkeren Verbesserung in den relevanten Variablen (Abb. 2).
4. Die statistische Analyse der EEG-Veränderungen in Spektralwerten, die mit dem FFT-Algorithmus (c-EEG) gewonnen wurde, zeigte kein gemeinsames Muster für die einzelnen Pharmaka, die in den verschiedenen Studien verabreicht wurden.

Das Ausbleiben der Signifikanz in der quantitativ-statistischen Analyse kann zurückzuführen sein auf:

1. eine schwache therapeutische Wirkung der in Studie I–VII gegebenen Medikamente;

2. die unzureichende Dosierung;
3. die begrenzte Patientenzahl in jeder Studie;
4. die Stärke der untersuchten Variablen;
5. die Therapiedauer.

Um diese Hypothese zu verifizieren, gaben wir Nicergolin [1] (Studie VIII) in hoher Dosierung (60 mg/Tag p.o.) über einen Zeitraum von 12 Wochen in einer Doppelblindstudie gegen Plazebo bei 48 hemiplegischen Patienten [6]. Neben dem c-EEG, dem Kurzzeitgedächtnis und dem psychomotorischen Index wurden andere Variablen wie der Kurztest von Herzigkeit [7], die SCAG-Skala [8], das semantische Polaritätsprofil [9] und die Hamilton-Ratingskala für Depression [10] eingesetzt, um geistige Beeinträchtigung, Stimmung und Verhalten zu beurteilen.

Wie Abb. 3,4 und 5 zeigen, verursachte Nicergolin eine signifikante und klinisch bemerkenswerte Besserung kognitiver und affektiver Störungen, insbesondere eine raschere und größere motorische Wiederherstellung als Plazebo. Des-

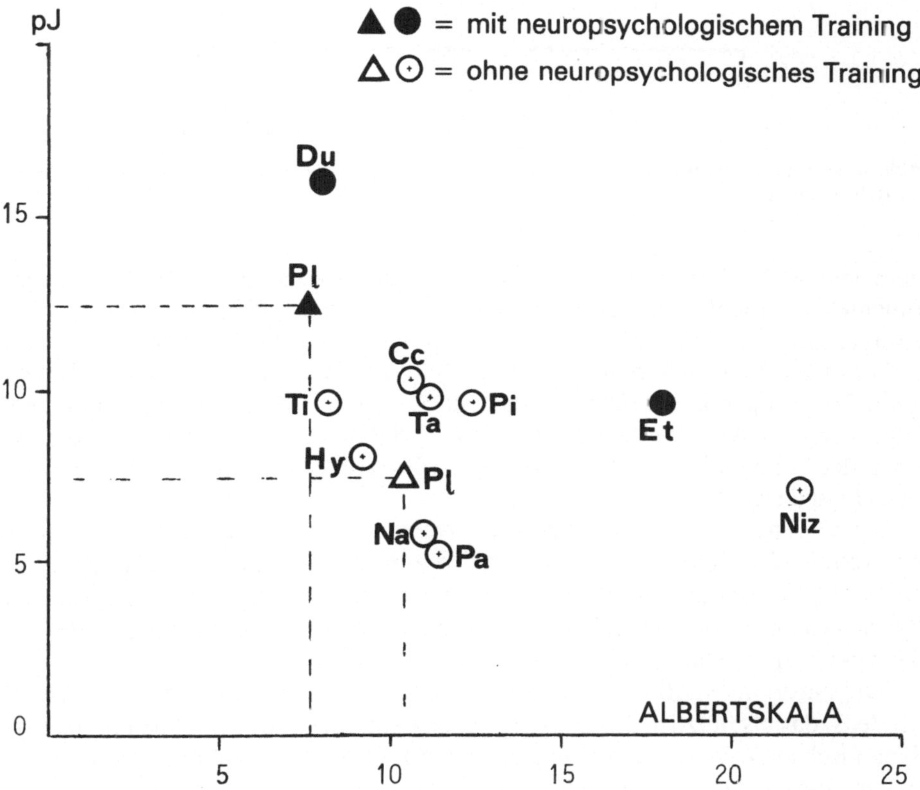

Abb. 2. Verbesserungen im psychomotorischen Index (pI) und der Albertskala (mittlere Unterschiede vor und nach Behandlung) bei nootropischen Pharmaka und Plazebo

1 Sermion/Sermion Forte, Farmitalia

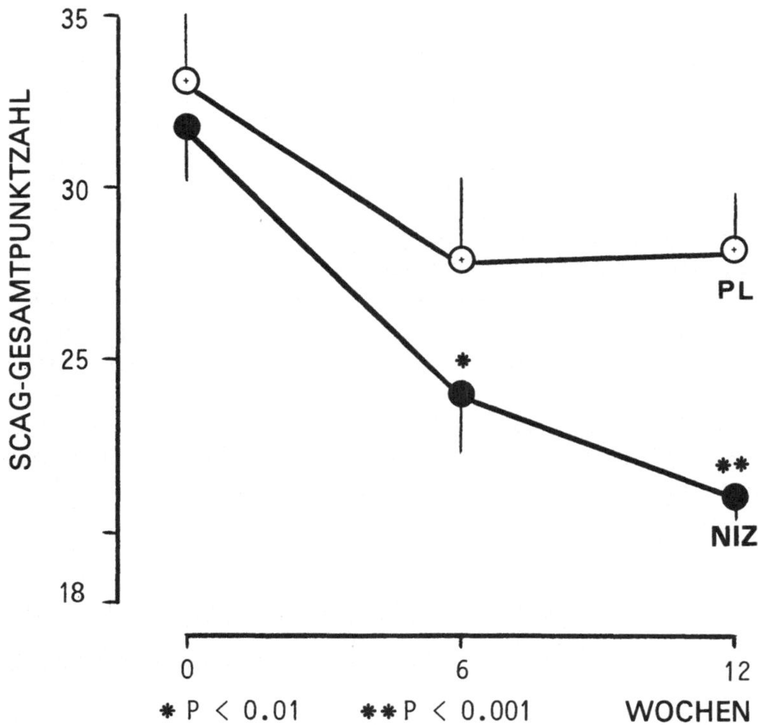

Abb. 3. Nicergolin versus Plazebo: SCAG-Gesamtpunktzahl (Items 1→18); Mittelwert und Standardabweichung

halb liegt die Wirkung von Nicergolin, die möglicherweise wegen der neuen experimentellen Modalitäten deutlicher als bei den anderen Pharmaka zutage tritt, hauptsächlich in der Begünstigung posttraumatischer motorischer Funktionen während der Neurorehabilitation (Abb. 2–5). Darüber hinaus verbessert Nicergolin die geistigen Beeinträchtigungen, die Stimmung und das Verhalten und erlaubt so eine wirkungsvollere Strategie auch bei Patienten mit mäßiger Einschränkung der höheren kortikalen Funktionen (den Klassen III, IV und V des Tests von Herzigkeit).

Im Gegensatz hierzu lieferten die psychomotorischen Testergebnisse nach Nicergolinbehandlung keinen Unterschied zum Plazebo außer im Zahlen-Symbol-Test (digit symbol substitution test) von Wechsler [11]; dies zeigt, daß das Pharmakon mit einer besonderen „neurodynamischen" Aktivität ausgerüstet ist, die den nootropischen Effekt in ihrer Bedeutung übersteigt.

Die Nicergolinstudie bestätigt die Validität unseres klinisch-experimentellen Modells, das als nützliches Werkzeug gelten kann, die nootropischen und neurodynamischen Arzneimittelwirkungen in der Behandlung zerebraler Insuffizienz zu bestimmen, insbesondere wenn man folgende Modalitäten verwendet:

1. eine streng ins Einzelne gehende Beurteilung der Heilbarkeit der Patienten; hierbei wird dem Grad der geistigen Beeinträchtigung besondere Aufmerksamkeit geschenkt, da er nicht besonders gravierend sein darf;

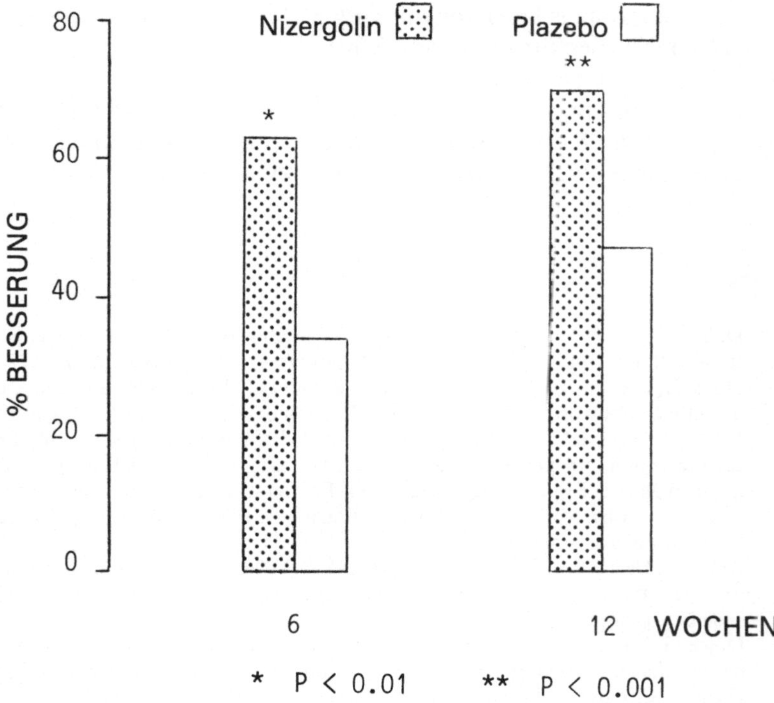

Abb. 4. Nicergolin versus Plazebo: Hamilton-Ratingskala für Depression; mittlere Besserung in Prozent über den Ausgangsdaten

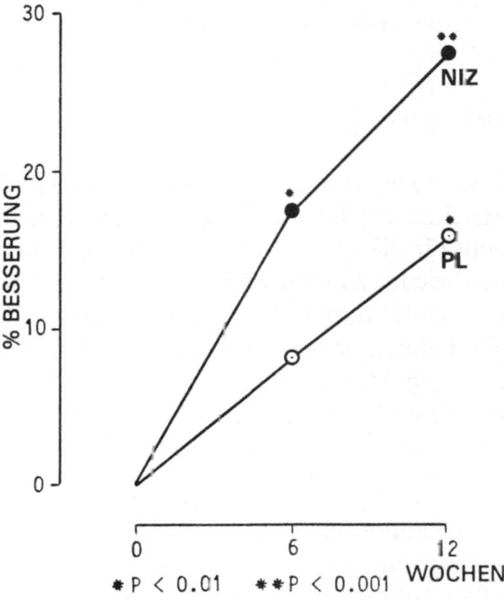

Abb. 5. Nicergolin versus Plazebo: Albertskala; mittlere Besserung in Prozent über den Ausgangsdaten

2. eine Behandlungsdauer von mindestens 3 Monaten, um die Bildung einer neuen funktionellen Struktur zu beschleunigen;
3. eine adäquate Dosierung (die maximal tolerierte);
4. die Verknüpfung eines Trainings mit der medikamentösen Therapie – in unserem Modell Neurorehabilitation mit neuropsychologischem Training –, um die pharmakologische Wirkung leichter zutage treten zu lassen.

Literatur

1. Dolce G, Bruno F, Cecconi V, Pisarri F, Zamponi A (1978) Problems concerning clinical trials with nootropic drugs. 8th C.I.N.P. Congress, Vienna, (Abstract) p 337
2. Dolce G, Cecconi V, Cruccu G, Iovine G, Sannita W (1981) Sulla valutazione clinica ed EEG dell'effetto nootropo in terapia. Rivista Italiana di EEG e Neurofisiologia clinica 4:41
3. Dolce G, Cecconi V, Cruccu G, Sannita W (1982) Quantitative assessment of EEG and clinical effects of nootropic and geriatric drugs. Methodological model and applications. In: Hermann WM (ed) EEG in drug research. G. Fischer, Stuttgart New York, p 555
4. Dolce G, Longhi L (1982) Neuroriabilitazione dell'emiplegico. Aspetti teorici e pratici. Ermes Medica, Roma, p21
5. Dolce G, Cecconi V, Cruccu G, Vigevano F (1979) Effects of a neuropsychological training on psychomotor performance in patients during motor rehabilitation after stroke. Neuroscience Lett [Suppl] 3:207
6. Dolce G, Zamponi A, Cecconi V, Pola P (1984) Clinical and EEG assessment of neurodynamic effect of nicergoline in cerebral functions recovery after brain hemisphere lesions. 14th C.I.N.P. Congress, Florence (Abstract) p 471
7. Herzigkeit H (1977) Manual zum Syndrom Kurztest formen A-E. Vless, Vaterstetten
8. Shader RI, Harmatz JS, Salzman C (1974) A new scale for clinical assessment in geriatric populations: Sandoz clinical assessment-geriatric (SCAG). J Am Geriat Soc 22:107
9. Spiegel R, Aebi H-J (1981) Psychopharmakologie. Kohlhammer, Stuttgart, p 58
10. Hamilton MA (1969) A rating scale for depression. J Neurol Neurosurg Psychiat 23:56
11. Hamburg-Wechsler-Intelligenztest für Erwachsene. Hans Huber, Bern Stuttgart 1957

Diskussion

Kugler: Die Möglichkeit, daß funktionelle Systeme beim Erwerb besonderer Fähigkeiten durch motorische Trainingsvorgänge unterstützt werden, halte ich noch nicht für die letzte Erklärung der von Ihnen beobachteten Ergebnisse. Wir kommen wieder zu dem Problem, ob die Substanz nun Transmitterproduktion, Eiweißproduktion im Neuron oder Stoffwechselvorgänge in der Glia so begünstigt, daß dadurch das raschere Erwerben von Funktionen mit den dazugehörigen notwendigen Membran- und Strukturänderungen einsetzen können. Dann wären wir wieder bei nootropen Effekten, die sich hier eben nur in motorischen Funktionen messen lassen. Wäre das richtig, Herr Dolce?

Dolce: Ja. Wir wissen alle, daß bei einer Läsion des zentralen Nervensystems eine Rückbildung gestörter Funktionen möglich ist, ohne daß gleichzeitig anatomisch eine Heilung erfolgt. Wie stellt man sich das vor? Das ist nur über eine funktionelle Struktur denkbar. Die Mechanismen der Bildung dieser neuen Struktur sind nicht bekannt. Wir können nur rein hypothetisch annehmen, daß ein Pharmakon die Bildung dieser Struktur bahnt oder die Struktur leistungsfähiger macht oder die bessere Leistung in einer kürzeren Zeit erreichen läßt. Das ist unsere Arbeitshypothese.

Kanowski: Ich finde das, was Sie gemacht haben, ist eine längst überfällige Strategie, nachdem sich die gerontopsychologischen Befunde für eine enorme Plastizität unter älteren Menschen ja gehäuft haben. Das zeigen besonders die Untersuchungen von Scheie und Baltes bei älteren Probanden in kognitiven Testleistungen. Diese Befunde hatten schon lange nahegelegt, die Interferenz zwischen nootropen Effekten und Trainingsleistung zu untersuchen. Man hat das unter zwei Prämissen getan: Entweder medikamentös bei hirnorganischen Patienten eine höhere Leistung zu erreichen oder aber den Zeitabschnitt zu verkürzen, in dem effektive Trainingsleistungen erzielt werden. Durch Ihre Untersuchungen ist nun ein wesentlicher Schritt in diese Richtung gemacht worden. Er wird auch durch andere Untersuchungen, die mir bekannt sind, gestützt. Savage hat jetzt in den USA drei Behandlungsprinzipien miteinander verglichen: Hydergin, kognitive Trainingsgruppe und Social-Support-Gruppentherapie. In dieser Studie hat sich gezeigt, daß die Kombination von Hydergin plus kognitivem Training die weitaus günstigsten Ergebnisse bei Patienten mit hirnorganischem Psychosyndrom erzielt. Ich muß noch einmal sagen, daß ich das, was Sie getan haben, außerordentlich verdienstvoll finde. Aber ich habe noch eine Frage. Meinen Sie nicht auch, daß die Zusammenfassung der psychometrischen Variablen zu einer einzigen Variable den Wirkungsnachweis sehr erschwert?

Dolce: Ja. Aber sehen Sie: Wenn man 20 Variable nimmt und sie getrennt untersucht, dann findet man signifikante Effekte gegenüber Placebo in Teilbereichen, ohne daß man sagen kann, ob sie für die Therapie relevant sind. Das war der Grund, warum wir alle Variablen normiert und transformiert und in einen anderen soliden Parameter zusammengefaßt haben.

H. Nicergolin bei peripherer arterieller Durchblutungsstörung

Hämodynamische und metabolische Wirkungen von Nicergolin * bei Gesunden und Patienten mit arteriellen Erkrankungen in Ruhe und unter Belastung

F. Boismare** und N. Moore

Nicergolin ist ein halbsynthetisches Derivat eines Mutterkornalkaloids, bei dem sich eine vorwiegend alpha-1-blockierende Aktivität mit einer geringen Aktivität an alpha-2-Rezeptoren zeigen ließ [8, 15]. Dieser alphablockierende und darum vasodilatierende Effekt rechtfertigt die Untersuchung der Gefäßwirkungen dieses Arzneimittels bei gesunden Personen und bei Patienten mit peripheren arteriellen Erkrankungen.

Gesunde Versuchspersonen

Die einmalige intravenöse Gabe von Nicergolin (5 mg) verursachte einen plötzlichen Abfall sowohl des systolischen wie des diastolischen Blutdrucks (Abb. 1). Eine Stunde nach der Injektion war der diastolische Blutdruck wieder auf die Aus-

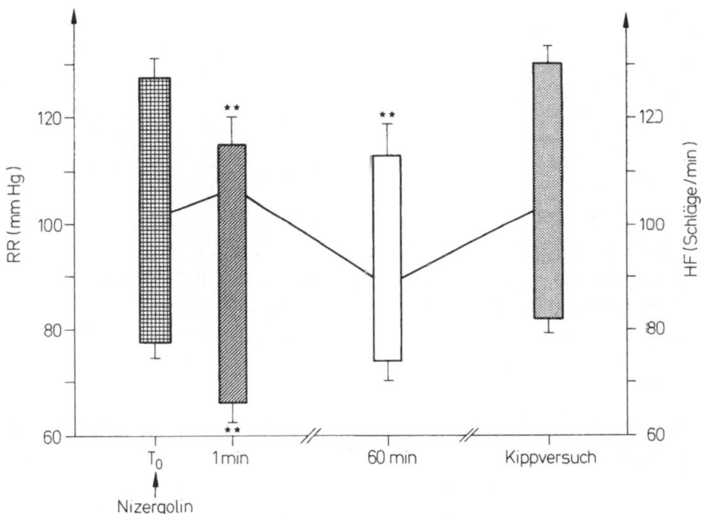

Abb. 1. Wirkung von Nicergolin (5 mg i.v. als Bolus) auf Herzfrequenz (HF, Linie) und Blutdruck (RR, Balken) bei gesunden Vpn. **:$p<0{,}01$ zu den Anfangswerten (t-Test von Student für abhängige Stichproben)

---

* Sermion/Sermion Forte, Farmitalia

** Centre Hospitalier Régional et Universitaire de Rouen U.E.R., Le Madrillet, F-76800 Saint-Etienne-du-Rouvray

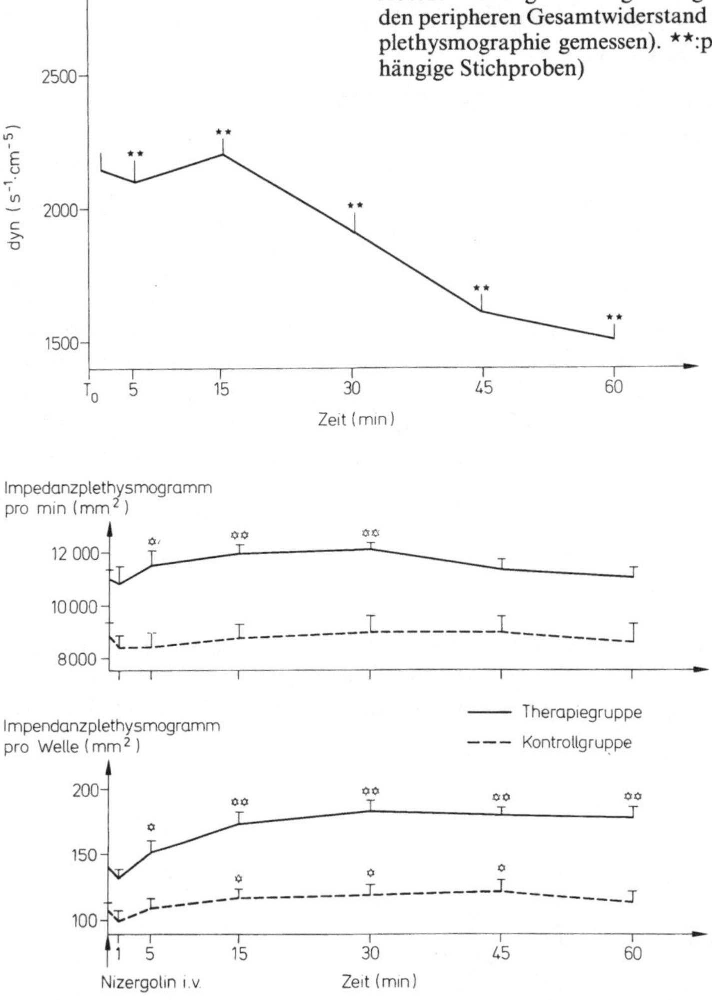

Abb. 2. Wirkung von 5 mg Nicergolin (i.v. als Bolus) auf den peripheren Gesamtwiderstand (HMV mit Impedanzplethysmographie gemessen). **:$p < 0{,}01$ (t-Test für abhängige Stichproben)

Abb. 3. Wirkung von Nicergolin (5 mg i.v. als Bolus) auf die Durchblutung der unteren Extremitäten (gemessen mit Impedanzplethysmographie), pro Schlag (untere Hälfte) und pro Minute (obere Hälfte). *:$p < 0{,}05$; **:$p < 0{,}01$ zu den Anfangswerten

gangswerte zurückgekehrt, während der systolische Blutdruck signifikant gesenkt blieb ($p < 0{,}01$). In der ersten Minute kam es zu einem initialen Anstieg der Herzfrequenz ($p < 0{,}01$), der eine Stunde später von einer zunehmenden Bradykardie gefolgt wurde ($p < 0{,}01$). Zu diesem Zeitpunkt zeigte ein Kipptest, daß die normale hämodynamische Adaptation bei Lageänderung (Orthostase) erhalten blieb, da sowohl Herzfrequenz wie Blutdruck anstiegen [2].

Das Herzminutenvolumen wurde mit einer nichtinvasiven plethysmographischen Methode gemessen [7, 9, 10]. Hieraus und aus dem Blutdruck wurden die peripheren Widerstände errechnet (Abb. 2). Sie fielen von 2 175 auf 1 505 dyn s^{-1}

cm^{-5} ($p < 0{,}01$). Da der Anstieg des Herzminutenvolumens nicht signifikant war, kann die Abnahme des peripheren Widerstandes einer peripheren Vasodilatation in Verbindung mit den alphablockierenden Eigenschaften von Nicergolin zugeschrieben werden.

Wir versuchten deshalb, die periphere Vasodilatation durch Messung der Durchblutung der unteren Extremitäten bei gesunden Vpn zu messen. Es wurde dieselbe plethysmographische Methode angewandt: Mit Hilfe eines 30 KHz-Rheographen wurde die Durchblutung als Integral unter dem arteriellen Plethysmogramm bestimmt. Dieses Integral unter jeder systolischen Welle (Abb. 3 unten) entsprach so der arteriellen Durchblutung während eines jeden Herzschlags. Nicergolin (5 mg i.v. als Bolus) verursachte eine signifikante und dauerhafte Steigerung der systolischen Beindurchblutung ($p < 0{,}01$), die nicht – oder zumindest nicht in diesem Ausmaß – nach Kochsalzinjektion gefunden wurde. Wenn man dieses Integral mit der Herzfrequenz multipliziert, erhält man die Durchblutung des Beines pro Minute (Abb. 3 oben). Sie wurde 15 und 30 min nach Nicergolingabe erhöht ($p < 0{,}01$), jedoch nicht nach Kochsalz. Die oben erwähnte Bradykardie erklärt die Unterschiede zwischen der Durchblutung pro Minute und pro Systole [1].

Die Verbindung von Bradykardie und erhöhter peripherer Durchblutung schien ideal, um die Belastungstoleranz zu verbessern: Sie wurde an 10 gesunden Vpn getestet, die einen Belastungstest vor und nach 30 mg Nicergolin p.o. durchführten. Der Test wurde auf einem Fahrradergometer mit einer konstanten Belastung von 100 Watt bei 60–80 U/min ausgeführt. Der Belastungstest wurde mit einem randomisierten Doppelblinddesign nach Nicergolin- oder Plazebogabe mit einer einwöchigen Pause zwischen den Tests durchgeführt. Die Medikamente wurden eine Stunde vor dem Test verabreicht. Blutdruck, Herzfrequenz und arterielle Laktatkonzentration wurden gemessen. Herzfrequenz und Blutdruck stiegen weniger an, wenn die Vpn mit Nicergolin behandelt wurden [3]; derselbe Effekt ließ sich interessanterweise bei der Laktatkonzentration beobachten (Abb. 4).

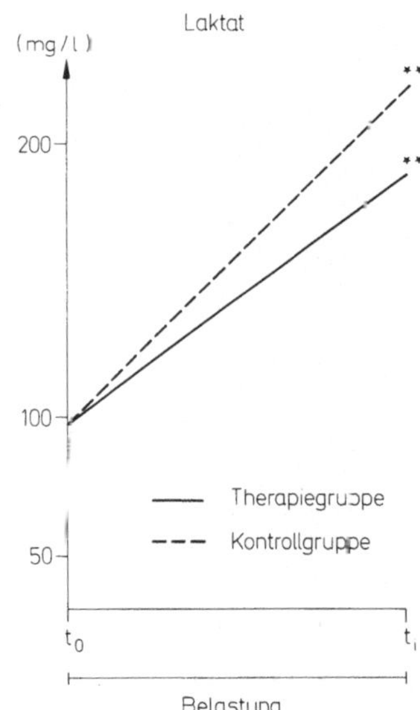

Abb. 4. Laktazidämie vor und nach einem Belastungstest bei gesunden Vpn, mit oder ohne Nicergolingabe (30 mg peroral 1 Stunde vor dem Test). **: $p < 0{,}01$ zu den Anfangswerten

Diese an gesunden Vpn gewonnenen Ergebnisse rechtfertigten eine Überprüfung von Nicergolin an Patienten mit peripheren arteriellen Erkrankungen (arterielle Verschlußkrankheit der unteren Extremitäten).

Patienten mit arterieller Erkrankung

Wir infundierten Nicergolin (5 mg i.v./h) bei 10 gesunden Vpn und 23 Patienten mit arterieller Verschlußkrankheit Stadium II (Claudicatio intermittens) oder III (Ruheschmerz) nach Fontaine. Die Herzfrequenz nahm in beiden Gruppen ab (Abb. 5) wie früher beschrieben [1]. Das Integral unter dem Plethysmogramm wuchs in beiden Gruppen um 30% (verglichen mit einer maximalen Bradykardie von ca. 10%). Dies zeigt, daß bei Patienten mit arterieller Verschlußkrankheit ein vasokonstriktorischer alphavermittelter Tonus bestehen bleibt, der durch die alphablockierende Wirkung von Nicergolin unterdrückt werden kann, wie die Durchblutungssteigerung in den unteren Extremitäten zeigt.

Phentolamin (5 mg/h) wurde an denselben Patienten getestet: Es hatte weder Einfluß auf die Herzfrequenz noch auf die Durchblutung der Beine bei den Patienten mit obliterierender Arteriosklerose (Abb. 6).

Während der gleichen Studie wurde die Wirkung von Nicergolin auf Patienten mit asymmetrischer arterieller Verschlußkrankheit untersucht, um die Wirkungen auf das „kränkere" und „gesündere" Bein zu vergleichen. Unsere Resultate zeigen, daß Nicergolin überraschenderweise größere Wirkungen auf das „kränkere" als auf das „gesündere" Bein ausübt (Abb. 6). Die Erklärung hierfür bleibt unklar:

Am „kränkeren" Bein könnten sich mehr Alpharezeptoren befinden, wodurch ein höherer Vasokonstriktortonus in Ruhe zustande käme. Diese Hypothese muß

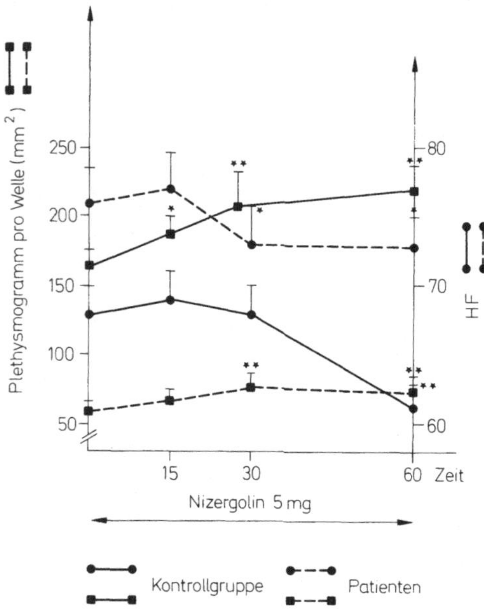

Abb. 5. Plethysmogramm der unteren Extremitäten und Herzfrequenz während der i.v.-Infusion von 5 mg Nicergolin über 1 Stunde bei Patienten mit arterieller Verschlußkrankheit. *: $p < 0{,}05$; **: $p < 0{,}01$

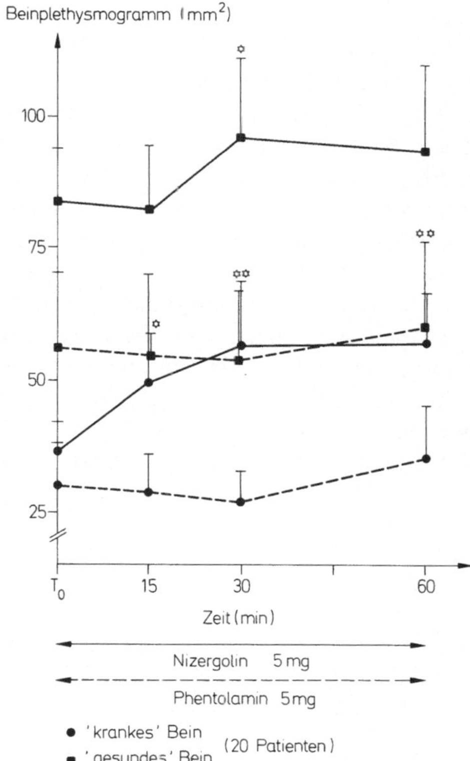

Abb. 6. Wirkungen von Nicergolin bzw. Phentolamin auf das Plethysmogramm der unteren Extremitäten bei Patienten mit asymmetrischer arterieller Erkrankung. *: $p<0,05$; **: $p<0,01$

jedoch durch die fehlende Wirksamkeit von Phentolamin verworfen werden, wenn auch in diesem Fall der Mangel an alpha-1-/alpha-2-Selektivität zu einer selbstbegrenzenden Steigerung der präsynaptischen Noradrenalinausschüttung führen würde [12].

Die zweite Hypothese zur Erklärung der asymmetrischen Wirkung ist die einer Hemmung der Thrombozytenaggregation: Die Thrombozytenaggregation an arteriellen Läsionen verursacht die Freisetzung vasokonstriktorischer Mediatoren(hauptsächlich Thromboxan). Am „kränkeren" Bein mit schwereren Schädigungen wäre diese Aggregation größer. Nicergolin ist ein starker Inhibitor der Thrombozytenaggregation sowohl in vitro [13, 16, 17] wie in vivo [5, 6]. Es hemmt auch Bildung und Freisetzung der vasoaktiven Mediatoren, die sich von der Arachidonsäure ableiten [11]. Diese Wirkungen wären am „kränkeren" Bein, wo sich die schwerwiegenderen Läsionen befinden, größer, wodurch die Asymmetrie erklärt wäre.

Im Hinblick auf diesen vasodilatierenden Effekt von Nicergolin bei arteriellen Erkrankungen haben wir seine Wirkung auf die Belastungstoleranz bei Patienten mit diabetischer Arteriopathie getestet (10 Patienten im Stadium II). Die Patienten erhielten entweder Nicergolin (2,5 mg i.v. als Bolus) oder ein Plazebo vor dem Belastungstest (Fahrradergometer) in einer randomisierten Doppelblind-Cross-over-Studie. Die Testintensität wurde durch die Maximalbelastung während des ersten Tests festgelegt (Nicergolin oder Plazebo); die gleiche Belastung forderten wir während des zweiten Tests eine Woche später [4]. Es wurde keine weitere vasodilatierende Therapie durchgeführt. Nach Plazebogabe führte der Belastungstest zu einer Tachykardie mit Anstieg des Blutdrucks und des Doppelprodukts aus Herzfrequenz × systolischer Blutdruck. Die Laktazidämie betrug 255 mg/l. Nach Nicergolin stieg der Blutdruck zwar immer noch an, aber von einem viel niedrigeren Anfangswert ausgehend, wodurch es zu einem entsprechend tieferen Endwert kam (160 mm Hg versus 190 mm Hg). Hieraus resultieren auch ein nicht signifikanter Anstieg des Doppelprodukts und eine signifikant niedrigere Laktazidämie (144 mg/l) als nach dem Kontrolltest (Abb. 7).

Dieser Bericht bestätigt die Persistenz der alphablockierenden und vasodilatatorischen Wirkungen von Nicergolin (die man schon bei Tieren und gesunden Vpn gefunden hatte) bei Patienten mit arterieller Verschlußkrankheit. Die Hemmung der Thrombozytenaggregation mag bei diesen Patienten von weiterem Nutzen sein. Die in Ruhe gefundenen Wirkungen bleiben bei Belastung sowohl bei Gesunden wie bei Patienten mit arterieller Erkrankung bestehen.

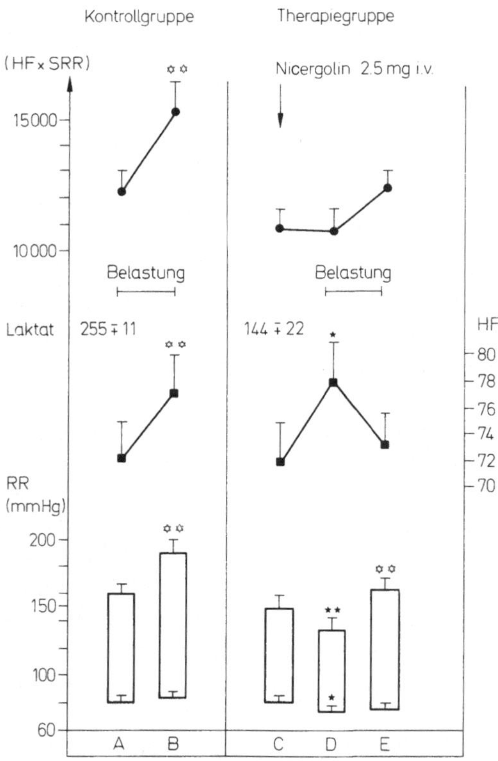

Abb. 7. Wirkung von Nicergolin (2,5 mg i.v. als Bolus) auf den Belastungstest bei Patienten mit arterieller Verschlußkrankheit

Literatur

1. Boismare F, Philippe JC, Leduc X (1974) Etude rhéographique de l'effet de la nicergoline sur la circulation des membres inférieurs chez le sujet sain et chez l'artéritique. Thérapie 29:925–932
2. Boismare F, Lefrancois J, Leclerc JL, Moore N, Paux G (1979) Influence du décubitus sur l'hémodynamique du sujet sain, traité ou non par la nicergoline. J Pharmacol (Paris) 10:455–460
3. Boismare F, Lefrancois J (1980) Haemodynamic effects of nicergoline in man at rest and during exercise. Clin Exp Pharmacol Physiol 7:105–112
4. Boismare F, Leclerc JL, Lefrancois J, Moore N, Paux G, Schrub JC, Vuillermet P (1981) Effets hémodynamiques et métaboliques de l'épreuve d'effort chez l'artéritique diabétique traité ou non par la nicergoline. Sem Hôp Paris 57:1455–1457
5. Branchereau A, Sicardi F (1977) Recherche d'un effet antiaggrégant plaquettaire en pathologie artérielle; essai d'un alpha-bloquant, la nicergoline. Médit Médical 135:43–46
6. DerAgopian P, Rosa A, Gautier JC, Lhermitte F (1973) Thromboses expérimentales: effets d'un alpha-bloquant, la nicergoline. Nouv Press Med 2:2521–2524
7. Denniston JC (1976) Measurement of cardiac output by electrical impedance at rest and during exercise. J Appl Physiol 40:91–95
8. Huchet AM, Mouille P, Chelly J, Lucet B, Doursout MF, Lechat P, Schmitt H (1981) Effects of nicergoline on the cardiovascular system of dogs and rats. J Cardiovasc Pharmacol 3:677–691
9. Judy WV (1969) Comparative evaluation of the thoracic impedance and isotop dilution methods for measuring cardiac output. Aerospace Med 40:532
10. Kubicek WG (1966) Development and evaluation of an impedance cardiac output system. Aerospace Med 37:1208
11. Lagarde M, Guichardant M, Ghazi I, Dechavanne M (1980) Nicergoline, an anti-aggregating agent which inhibits release arachidonic acid from human platelet phospholipides. Prostaglandins 19:551–557
12. Langer SZ (1977) Presynaptic receptors and their role in the regulation of transmitter release. Br J Pharmacol 60:481–497
13. Lemenn R, Migne J, Prost-Dvojakovic RJ (1977) Etude ultrastructurale de l'action d'un anti-aggrégant sur les plaquettes sanguines: application à la nicergoline. Thérapie 32:205–214
14. Nigne J, Saint-Maurice JP, Santonja R, Kunz S (1974) Activité anti-aggrégate plaquettaire: effets d'un alpha-bloqueur, la nicergoline. Sem Hôp Paris 50:649–655
15. Moore ND, Cazor JL, Leclerc JL, Saligaut C, Boismare F (1981) Some haemodynamic effects of nicergoline, a new alpha-blocking agent, in the closed-chest anaesthetized dog as compared with nitroprusside and nitroglycerin. Arzneim-Forsch 31:10, 1693–1698
16. Praga C, Pogliani E (1971) Effect of nicergoline (F 6714) on human platelet aggregation in vitro. Acta Medica Scand [Suppl] 519:263–266
17. Praga C, Tantalo V, Marangoni R (1979) Nicergoline and platelet aggregation: a review of experimental and clinical studies. Arzneim-Forsch 29:1270–1277

Diskussion

Heidrich: Danke, Herr Boismare. Zwei Dinge sind an Ihrem Referat außerordentlich interessant. Erstens, daß eine relative Kongruenz des Verhaltens hämodynamischer Parameter unter Nicergolin mit den Befunden besteht, die wir in den letzten zwei Tagen demonstriert bekommen haben. Denn wenn auch die Rheographie nur eine qualitative und keine quantitative Meßmethode ist, so finden sich doch Korrelationen zwischen Ihren Kurven und den Ergebnissen, die die Arbeitsgruppe um Professor Di Perri mit einer Erhöhung des peripheren Ruheflusses gezeigt hat. Das zweite ist, daß auch eine relativ gute Korrelation zu den hämodynamischen Meßwerten von Dr. Bolli existiert. Ihre Studie macht weiter deutlich, daß eine längst fällige klinische Prüfung der Frage ansteht, ob Nicergolin bei peripher-arteriellen Durchblutungsstörungen nicht doch sinnvoll sein kann.

Ehrly: Haben Sie mit der Thermodilutions-Methode eine Bestimmung des Herzminutenvolumens vorgenommen?

Boismare: Ich habe einen Cross-over-Versuch zwischen Impedanzplethysmographie und Messung des Herzminutenvolumens durch Thermodilution gemacht. Dabei hat sich gezeigt, daß die Messungen so nicht brauchbar waren. Beide Methoden lassen keine Vergleiche zu.

Heidrich: Könnten Sie sich vorstellen, daß die relativ höhere Zunahme der rheographischen Kurven in der durchblutungsgestörten Extremität unter Nicergolin die Folge einer absolut stärkeren Durchblutungszunahme als im gesunden Bein oder nur eine Relativänderung ist? Denn wenn man Ihre Tabellen ansieht, dann fällt auf, daß der Amplitudenausgangswert im Bereich der gesunden Extremitäten deutlich höher liegt als der Ausgangswert im Bereich der kranken.

Boismare: Ich glaube nicht, daß das der Fall ist.

Ehrly: Herr Kollege, Sie haben aus Ihren Untersuchungen die Konsequenz gezogen, daß Nicergolin zu einer Verbesserung der metabolischen Situation nach Belastung führt. Eines der Argumente, die Sie verwenden, ist das Verhalten des Laktats. Es ist aber bekannt, daß das Laktat nach einer reaktiven Hyperämie durch eine höhere Durchblutung und einen höheren Wash-out quantitativ verändert wird. Nach meiner Erfahrung kann man nur dann etwas über die Laktatkonzentration definitiv aussagen, wenn man gleichzeitig quantitativ die Durchblutungsgröße mißt. Meine Frage: Haben Sie den Fluß quantitativ gemessen? Wenn nicht, würde ich den Wert Ihrer metabolischen Befunde einschränken müssen.

Boismare: Ich verstehe den Sinn Ihrer Bemerkung sehr gut. Aber da ich nur plethysmographisch die Durchblutung gemessen habe und nicht gleichzeitig das Herzminutenvolumen bestimmte, kann ich auch keine exakten Aussagen über die Erhöhung des Laktatgehaltes in absoluten Werten machen.

I. Nicergolin in der Langzeitbehandlung

Nicergolin * und Hirnleistungsinsuffizienz – Beobachtungen bei einjährigen Behandlungskontrollen

J. KUGLER **

Das Problem

Sermion (Nicergolin) war bisher in einigen klinischen Studien geprüft worden. Es handelte sich dabei um akute und chronische Doppelblindstudien mit psychometrischen Testverfahren und quantitativen EEG-Kontrollen nach Gaben per os und intramuskulär mit Vergleichen gegenüber Plazebo. Dabei konnten vigilanzfördernde Wirkungen [4], Leistungsänderungen [31] sowie Befindensänderungen [8, 18] beobachtet werden.

Pharmakologische Untersuchungen hatten zuvor alpha-sympatholytische, antihypoxydotische und thrombozytenaggregationshemmende Effekte ergeben [10, 19, 25, 28]. Tierexperimente hatten eine Zunahme der zerebralen Durchblutung gezeigt.

Die Toxizitätsprüfungen waren ohne besondere Störungen verlaufen [6,13,20].

Es sollte nunmehr in einer multizentrischen Feldstudie geprüft werden, ob Sermion von praktischen Ärzten und niedergelassenen Internisten zur langfristigen Behandlung von Patienten im vorgerückten Lebensalter mit Hirnleistungsinsuffizienz benützt wird, ob sich dabei Änderungen von Symptomen und Beschwerden nachweisen lassen und in welchem Ausmaß sich einzelne ausgewählte psychische und physische Befunde ändern.

Methoden

Es wurden praktische Ärzte und niedergelassene Internisten gebeten, ihre Untersuchungen und Beobachtungen bei der Behandlung von Patienten im vorgerückten Lebensalter mit Hirnleistungsinsuffizienz systematisch zu protokollieren und Kontrolluntersuchungen in regelmäßigen Abständen durchzuführen.

Die Ärzte wurden bei regionalen Tagungen über das Studienprojekt informiert. Dabei wurde mit ihnen die Auswahl der zu beobachtenden psychischen und physischen Elementarbefunde und deren Beurteilung (gemäß dem Merkblatt der Bundesärztekammer) besprochen. Da die Behandlung mit einer bereits zugelassenen Substanz erfolgte und ärztlich indiziert war, handelte es sich um kein Experiment, sondern um die systematische Dokumentation einer Therapie, und es konnte von schriftlichen Einverständniserklärungen abgesehen werden.

---

* Sermion/Sermion Forte, Farmitalia

** Psychiatrische Universitätsklinik, Nußbaumstraße 7, D-8000 München 2

Auswahl der Patienten

Die Indikation zur Behandlung mit Sermion blieb den einzelnen Ärzten überlassen. Sie sollte sich auf erwachsene Patienten beziehen, bei denen keine neurologischen, psychischen oder internistischen Grundleiden bestanden, die einer intensiven Zusatztherapie oder stationären Behandlung bedurften. Eine unverändert beibehaltene Basistherapie mußte nicht ausgeschlossen werden, wohl aber waren Patienten mit Psychopharmakabehandlung auszuscheiden.

Elementarbefunde

Es wurden folgende Symptome und Befunde zur Beurteilung ausgewählt:

Psychische Befunde

1. Konzentrationsschwäche (irritability)
2. Merk- und Gedächtnisschwäche (recent memory)
3. Verstimmung (mood, depression)
4. Leistungsminderung (performance insufficiency)
5. Zeitliche und örtliche Desorientierung (disorientation)
6. Mangelnde persönliche Sorgfalt (self care)

Physische Befunde

7. Kopfschmerz (headache)
8. Schwindel (dizziness, vertigo)
9. Ohrgeräusche (tinnitus)
10. Sehstörungen (blurred vision)
11. Vorzeitige Ermüdbarkeit (fatigue)
12. Schlaf- und Wachrhythmusstörungen (waking-sleeping-cycle)

Der Schweregrad der Elementarbefunde war bei allen Untersuchungen nach einer 5-Punkte-Skala zu schätzen und zu protokollieren:

1 = nicht vorhanden
2 = leicht ausgeprägt
3 = ausgeprägt
4 = stark ausgeprägt
5 = sehr stark ausgeprägt

Um subjektive Einflüsse der Bewertung auf die nachfolgenden Urteile möglichst zu reduzieren, hatte der Arzt nach jeder einzelnen Untersuchung die Protokolle an eine Sammelstelle zu schicken, die eine statistische Auswertung vornahm (GOMED-Institut, München).

Visuomotorische Koordination

Nach der Beurteilung der Befunde durch den Arzt sollte bei jeder Untersuchung ein Test mit einem „Spurennachfahrgerät" durchgeführt werden. Dazu wurde den Ärzten ein neuartiges Testgerät zur Verfügung gestellt. Es handelt sich um eine Platte im DIN A 4-Format mit einer gewundenen Spur, die mit einem Stift nachzufahren war. Ein elektronisches Zählwerk maß vom Startpunkt bis zum Endpunkt die benötigte Gesamtzeit, die Anzahl der Abweichungen von der Spur (Fehlerzahl) und die Zeit, in der sich der Stift außerhalb der Spur befand (Fehlerzeit). Dieser Test war bei jeder Untersuchung 2 × unmittelbar hintereinander auszuführen.

Nebenwirkungen

Bei jeder Untersuchung waren unerwartete Nebenwirkungen, wie Blutdruckschwankungen, Schwindel, Hitzegefühl, Hautrötung, Schlafstörungen, Magenbeschwerden zu protokollieren.

Versuchsablauf

Nach einer Erstuntersuchung, die der behandelnde Arzt unmittelbar vor der Sermion-Verordnung durchzuführen hatte, wurden in vierwöchigen Abständen die Untersuchungen bis zum Ende des 12. Behandlungsmonates (13 Untersuchungstermine) wiederholt.

Auswertung

Die Protokollbogen wurden von der Zentralstelle (GOMED) ausgewertet und dabei die Gesamtzahlen der Nennungen, die Schweregrade der Symptome, Mittelwerte der Symptomausprägung und Differenzen zwischen den einzelnen Untersuchungen berechnet.

Auch von den Leistungswerten des visuomotorischen Testes erfolgten statistische Berechnungen der Mittelwerte von Gesamtzeit und Fehlerzeit.

Patienten

Die Zahl der teilnehmenden Ärzte sank von 474 zu Beginn der Studie auf 242 am Ende der Studie.

Die Zahl der Patienten betrug zu Beginn der Studie 3483. Im Laufe des Beobachtungsjahres schieden 2117 Patienten aus. 10 Patienten verstarben, 4 unterbrachen die Behandlung wegen störend empfundener Nebenwirkungen. Von den übrigen 2103 Patienten fehlen Angaben über die Ursache für den Abbruch der Behandlung. Nach der 12 Monate dauernden Kontrolle lagen von 1366 Patienten auswertbare Abschlußprotokolle vor. Bei der Dokumentation einzelner Symptome oder ihres Schweregrades gab es bei den verschiedenen Untersuchungsterminen unterschiedliche Häufigkeiten von Fehlern durch die protokollierenden Ärzte.

Es verbleiben für die einzelnen Untersuchungstermine unterschiedliche Zahlen von auswertbaren Protokollen mit einem Minimum von 1242 vom Untersu-

Tabelle 1. Alter und Geschlecht der Patienten

Geschlecht	Mittleres Alter	Zahl der Patienten
Männlich	63,6	443
Weiblich	63,8	519
Gesamt	63,7	962

chungstag 1 zu 1366 vom Untersuchungstag 13. Visuomotorische Koordinationstests waren von 1351 Patienten von allen Untersuchungsterminen vorhanden und verwertbar.

Die Alters- und Geschlechtsverteilung konnte wegen mangelhafter Eintragungen bei der Erstuntersuchung nur von 962 Patienten ermittelt werden (Tabelle 1).

Bei den meisten Patienten bestanden mehrere der erfaßten Symptome zugleich. Es erfolgte aber keine Trennung der Hirnleistungsinsuffizienz von einer beginnenden Demenz, noch konnte eine differentialdiagnostische Unterscheidung zwischen Alzheimer-Typ und Multiinfarkt-Typ erwartet werden.

Die regionale Verteilung der Patienten und der Ärzte streute gleichmäßig über die Länder der Bundesrepublik Deutschland.

Die Untersuchungen wurden im Herbst 1981 begonnen und im Frühjahr 1983 abgeschlossen.

Beobachtungen

Untersuchungsbeginn

Die Protokolle vor Therapiebeginn zeigten bei 1242 Patienten unterschiedliche Anteile der erfaßten Symptome (Tabelle 2).

Tabelle 2. Häufigkeitsverteilung der beobachteten Symptome vor Therapiebeginn

Symptom	Patienten	Anteil von 1351 Patienten %
1. Konzentrationsschwäche	1141	84
2. Merk- und Gedächtnisschwäche	1116	83
3. Verstimmung	1056	78
4. Leistungsminderung	789	58
5. Zeitliche und örtliche Desorientierung	839	62
6. Mangelnde persönliche Sorgfalt	1006	74
7. Kopfschmerzen	188	14
8. Schwindel	1082	80
9. Ohrengeräusche	769	57
10. Sehstörungen	558	41
11. Vorzeitige Ermüdbarkeit	187	14
12. Schlaf-Wach-Rhythmus-Störungen	873	65

Die Symptome Konzentrationsschwäche, Merk- und Gedächtnisschwäche, Schwindel, Verstimmung und mangelnde persönliche Sorgfalt wurden bei über 1 000 Patienten (mehr als 74%) erfaßt. Die Symptome Schlaf-Wach-Störungen, zeitliche und örtliche Desorientierung, Leistungsminderung und Ohrengeräusche wurden von mehr als der Hälfte der beobachteten Patienten angegeben. Sehstörungen bestanden dagegen nur bei 41%; vorzeitige Ermüdbarkeit und Kopfschmerzen wurden nur von 14% der Patienten angegeben.

Verlauf

Erfaßte Patienten und Symptome. Die Gesamtzahl der bei der ersten Untersuchung vor Therapiebeginn erfaßten Patienten sank, wie auch die der meldenden Ärzte während der nachfolgenden Monate erheblich ab und führte bis zum Jahresende zu einem Ausfall von etwa der Hälfte der beteiligten Ärzte und Patienten. Aber auch die Zahl der mangelhaften Protokolle von den 1 366 Patienten, die sich für Jahresfrist der Kontrolle unterzogen, nahm ab. Das Maximum der Protokolle mit Mängeln oder Fehlern bestand vor Therapiebeginn bei 109 (8%) des ausgewerteten Kollektivs. Es muß mit einer ähnlichen Streubreite der Fehler auch bei allen anderen ärztlichen Beobachtungen gerechnet werden.

Symptomänderungen. Die Vergleiche der durchschnittlichen Meßwerte brachten eine unterschiedliche Besserung bei den einzelnen Symptomen zum Ausdruck (Tabelle 3).

Von den häufigen, bei mehr als 75% der Patienten bestehenden Symptomen wurden mangelnde persönliche Sorgfalt, Verstimmung und Schwindel so weit gebessert, daß nach einjähriger Behandlung mehr als die Hälfte der betroffenen Patienten von diesem Symptom befreit war; dagegen konnten die Symptome Merk- und Gedächtnisschwäche und Konzentrationsschwäche nur bei einem Drittel der betroffenen Patienten bis zur Beschwerdefreiheit gebessert werden.

Tabelle 3. Symptomfrei nach 12 Monaten Therapie

Symptom	Davon nach Therapie frei von Beschwerden %
1. Konzentrationsschwäche	34
2. Merk- und Gedächtnisschwäche	27
3. Verstimmung	53
4. Leistungsminderung	62
5. Zeitliche und örtliche Desorientierung	56
6. Mangelnde persönliche Sorgfalt	54
7. Kopfschmerz	74
8. Schwindel	51
9. Ohrengeräusche	64
10. Sehstörungen	82
11. Vorzeitige Ermüdbarkeit	67
12. Schlaf-Wach-Rhythmus-Störungen	57

Bei den selteneren Symptomen ergab sich allenthalben Besserung bis zur Beschwerdefreiheit bei mehr als der Hälfte der betroffenen Patienten, zumeist bei Sehstörungen, Kopfschmerzen und vorzeitiger Ermüdbarkeit (Tabelle 3).

Wenn man dagegen nicht von der nach Jahresfrist erzielten Symptomfreiheit, sondern von den Anteilen der Schweregrade einzelner Symptome ausgeht, kann man bemerkenswerte Besserung bei Konzentrationsschwäche (Abb. 1), Schwindel und Verstimmung, dagegen kaum bei Kopfschmerzen (Abb. 2) feststellen.

Vergleiche durch eine Umrechnung der beurteilten Schweregrade einzelner Symptome in die Werte der SCAG-Skala zeigen die progressive Abnahme des Schweregrades bei Konzentrationsschwäche (Abb. 3) und Kopfschmerzen (Abb. 4).

Die Änderung der Symptome wird bei der Berechnung des Abweichens vom Ausgangsverhalten in den Punktewerten der SCAG-Skala mit dem unterschied-

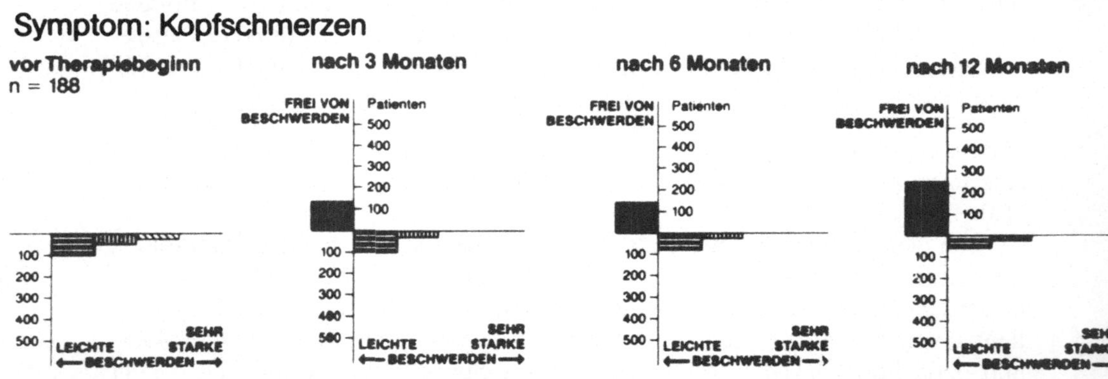

Abb. 1

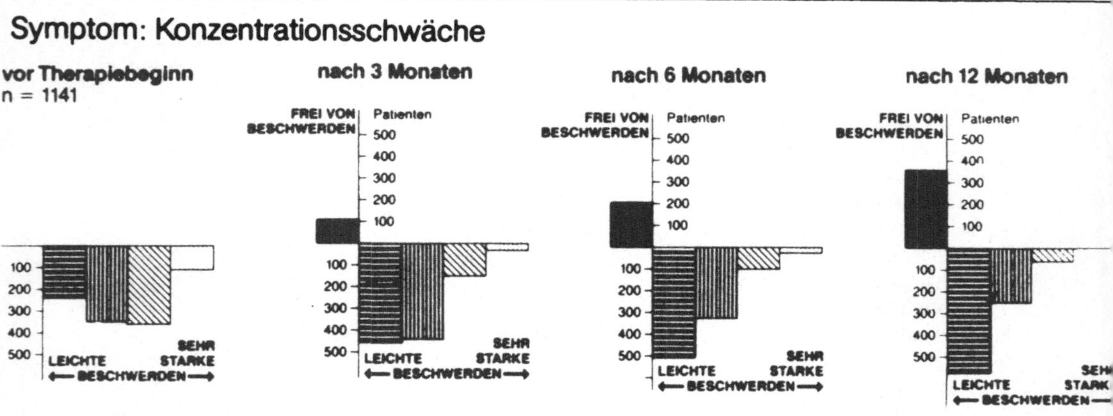

Abb. 2.

SCAG

1. Confusion (Verwirrtheit)
2. Mental Alertness (herabgesetzte geistige Klarheit; Leistungsminderung)
3. Recent Memory (Gedächtnis)
4. Desorientation (Orientierungsstörung)
5. Anxiety (Ängstlichkeit)
6. Mood Depression (depressive Verstimmung)
7. Emotional Lability (Stimmungslabilität)
8. Motivation, Initiative (fehlende Motivation, Initiative)
9. Irritability (Reizbarkeit, Mißmut, geringe Belastbarkeit; Konzentrationsstörungen, Irritabilität)
10. Hostility (Feindseligkeit; Aggression)
11. Bothersome (Aufdringlichkeit)
12. Indifference to surroundings (Gleichgültigkeit gegenüber der Umgebung)
13. Unsociability (Ungeselligkeit)
14. Uncooperativeness (unkooperatives Verhalten)
15. Self Care (mangelnde persönliche Sorgfalt, fehlende Selbständigkeit, Körperpflege; Sorgfalt)
16. Fatigue (Müdigkeit; Ermüdbarkeit)
17. Appetite (Appetitlosigkeit)
18. Dizziness (Schwindel)
19. Overall Impression (Gesamteindruck des Arztes).

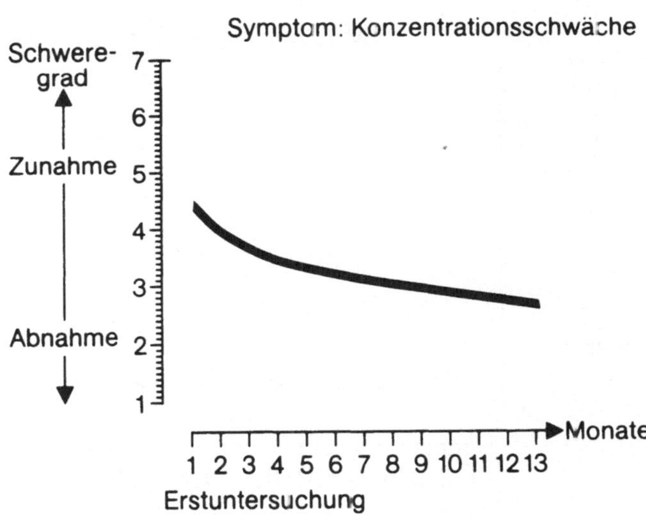

Abb. 3. Beobachtung des Symptomes anhand des SCAG-ähnlichen 7-Punkte-Skala

ANALOGSKALA

SERMION	SCAG
1. Konzentrationsschwäche (Irritabilität)	9. Irritability
2. Gedächtnisstörung (Memory)	3. Recent Memory
3. Verstimmung (Depression)	6. Depression
4. Leistungsminderung (Insuffizienz)	2. Mental Alertness
5. Desorientiertheit	4. Desorientation
6. Persönliche Sorgfalt (Self Care)	15. Self Care
7. Kopfschmerz (Headache)	
8. Schwindel (Dizziness)	18. Dizziness
9. Ohrgeräusche (Tinnitus)	
10. Sehstörung (Blurred Vision)	
11. Ermüdbarkeit (Fatigue)	16. Fatigue
12. Schlaf	
13. Gesamt	19. Overall Impression
	1. Confusion (Verwirrtheit)
	5. Anxiety (Angst)
	7. Emotional Lability (Labilität)
	8. Initiative (Motivation)
	10. Hostility (Aggression)
	11. Bothersome (Aufdringlichkeit)
	12. Indifferenz (Gleichgültigkeit)
	13. Unsociability (Ungeselligkeit)
	14. Ucooperativeness
	17. Appetite (Appetit)

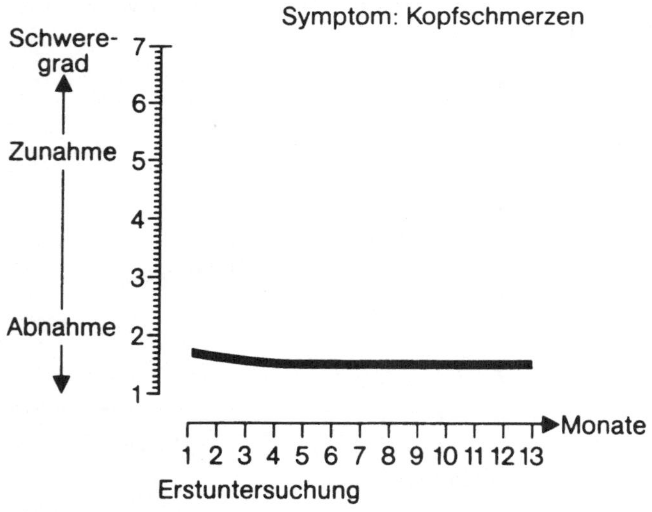

Abb. 4. Beobachtung des Symptomes anhand des SCAG-ähnlichen 7-Punkte-Scala

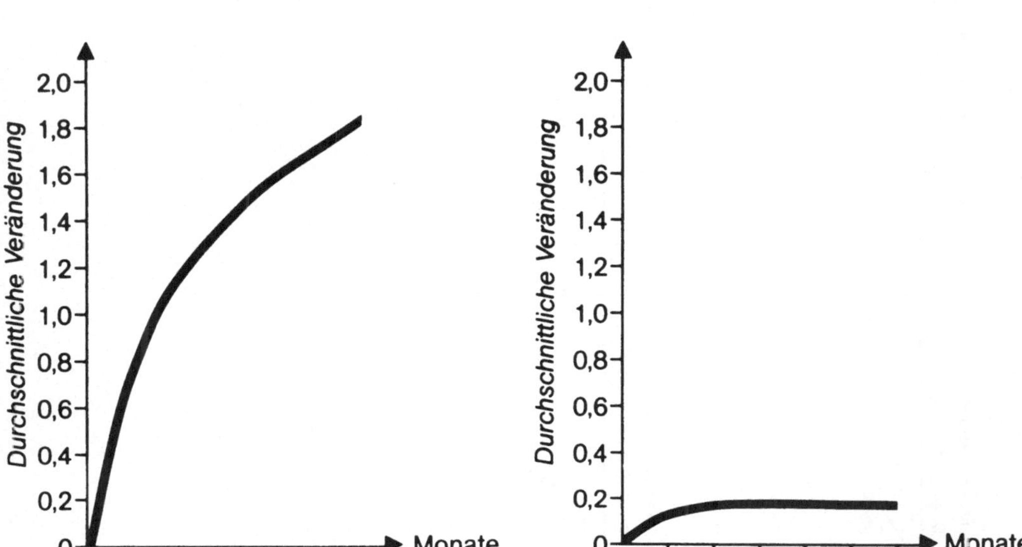

Abb. 5

Abb. 6

Abb. 5. Verbesserung des Symptoms nach Gabe von Sermion (Nicergolin) gemessen in Änderungswerten der SCAG-ähnlichen 7-Punkte-Skala

Abb. 6. Verbesserung des Symptoms nach Gabe von Sermion (Nicergolin) gemessen in Änderungswerten der SCAG-ähnlichen 7-Punkte-Skala

lichen Verhalten von Konzentrationsschwäche (Abb. 5) und Kopfschmerzen (Abb. 6) besonders deutlich.

Der Kurvenverlauf zeigt bei den meisten Symptomen die größten Anteile der Besserung (Besserung um etwa zwei Drittel) in den ersten zwei bis vier Monaten (Abb. 7).

Bei vorzeitiger Ermüdbarkeit und Kopfschmerzen trat die Besserung nur zögernd ein.

Visuomotorische Koordination. Die Leistungswerte beim visuomotorischen Koordinationstest, mit dem automatischen Spurennachfahrgerät gemessen, ergaben bei vergleichbaren Dokumenten von 1 351 Patienten charakteristische Änderungen. Zu jedem Untersuchungstermin wurden zwei Testdurchgänge gemessen. Die benötigte Gesamtzeit war beim zweiten Testdurchgang immer etwas kürzer als beim ersten (0,2–2,2 Sekunden), die Fehlerzeit beim zweiten Testdurchgang ebenfalls kürzer als beim ersten (0,1–0,5 Sekunden) und im zeitlichen Verlauf kam es zu einer progressiven Leistungsverbesserung mit Verkürzung der Gesamtzeit (Tabelle 4) um 20% sowie der Fehlerzeit um ca. 40%.

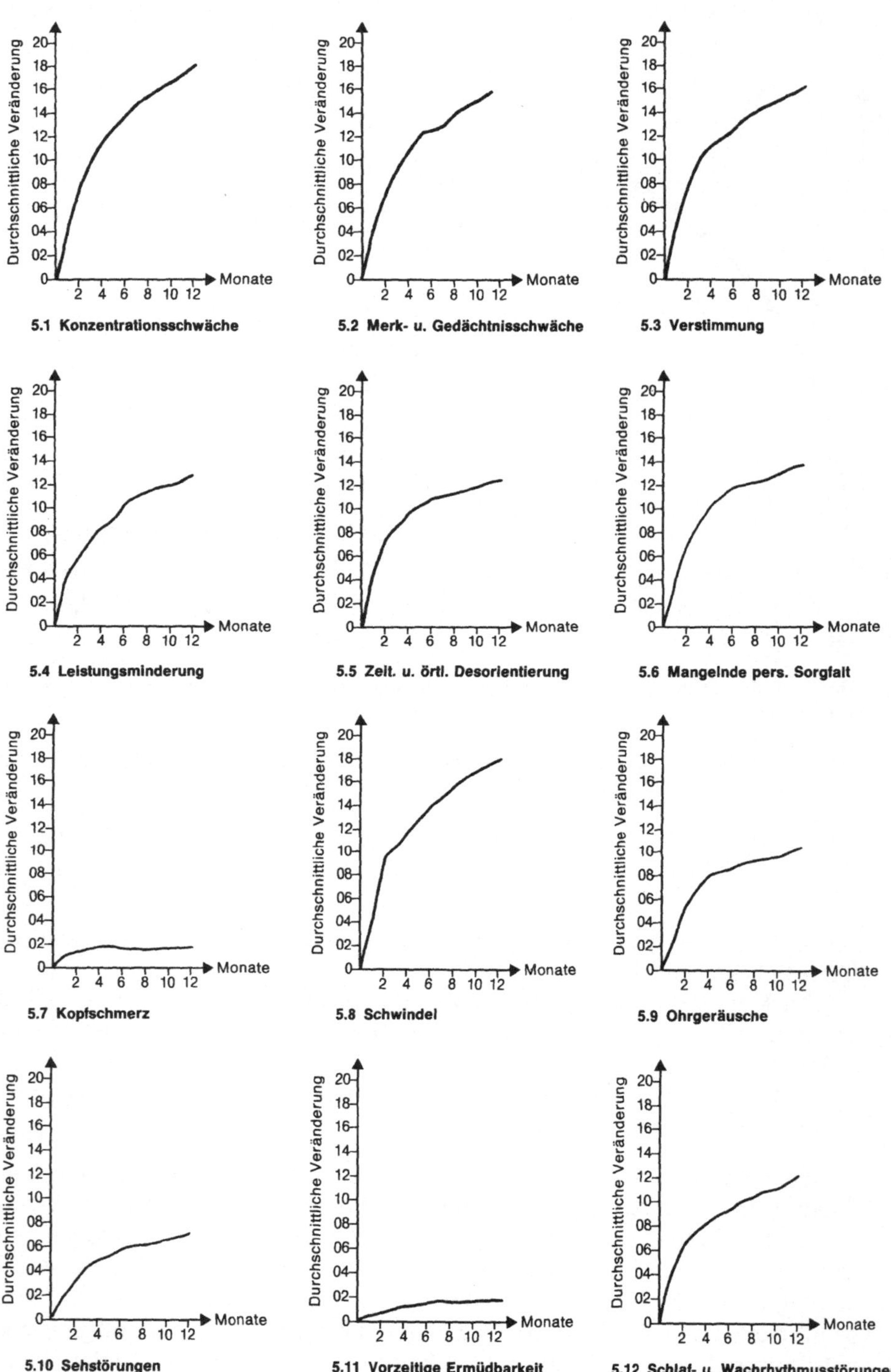

Abb. 7. Verbesserung des Symptoms nach Gabe von Sermion (Nicergolin) gemessen in Änderungswerten der SCAG-ähnlichen 7-Punkte-Skala

Tabelle 4. Ergebnisse der visuomotorischen Koordinationstests (Sekunden)

		Vor Therapie	Nach 6 Monaten	Nach 12 Monaten
1. Durchgang	Gesamtzeit	51,6	43,9	39,9
	Fehlerzeit	3,3	2,0	1,9
2. Durchgang	Gesamtzeit	50,3	43,7	37,7
	Fehlerzeit	2,7	1,9	1,6

Blutdruck und Pulsfrequenz. Die Mittelwerte des systolischen Blutdrucks sanken nur in den ersten Behandlungsmonaten um etwa 2% ab, blieben aber weiterhin mit geringen Schwankungen verhältnismäßig konstant. Die Mittelwerte des diastolischen Drucks sanken in den Anfangsmonaten um etwa 6% ab und schwankten im weiteren Verlauf in einem Bereich von etwa 2%.

Auch die mittleren Pulsfrequenzen sanken anfänglich um etwa 3%, im späteren Verlauf aber nur unbedeutend (Tabelle 5).

Tabelle 5. Blutdruck und Pulsfrequenz (Durchschnittswerte von 1351 Patienten)

	Vor Therapie	Nach 6 Monaten	Nach 12 Monaten
Blutdruckwerte			
RR sys	149,0	145,1	145,4
RR dias	88,1	82,9	84,1
Pulsfrequenz/min.	79,0	76,8	76,1

Nebenwirkungen. Bei 4 Patienten war eine Zustandsverschlechterung nach Therapiebeginn als Grund für den Abbruch der Behandlung angegeben worden. Bei den übrigen ausgeschiedenen Patienten waren störende Nebenwirkungen von den behandelnden Ärzten nicht dokumentiert worden. Bei den 10 als verstorben gemeldeten Patienten bestand nach schriftlicher Auskunft der behandelnden Ärzte kein Zusammenhang mit der Nicergolinverordnung.

Diskussion

Feldstudien (offene Studien) zum Nachweis der stofflichen Wirkungen von Arzneimitteln auf den Organismus sind eines der am heftigsten kritisierten Instrumente wissenschaftlicher Untersuchungen [14, 15], zumal wenn sie nicht auf befriedigenden Zahlen von Beobachtungen beruhen. Die Organisation von großen Beobachtungsreihen ist mit Arzneimitteln nicht genau definierter Wirkungen und Nebenwirkungen schwierig und Vergleiche mit Plazebo scheiden dabei aus ethischen Gründen aus. Aber auch das Erfassen von Dokumenten multizentrischer Studien mit Präparaten, die bereits in der ärztlichen Praxis zur Therapie verwendet werden, verlangt einen erheblichen Aufwand zur Koordination bereitwilliger Ärzte und zur Prüfung der Dokumente. Doch kann trotz aller methodenkritischen Einwände auch eine Feldstudie geboten erscheinen [9, 12]. Die empirische Urteilsbildung mit dem Zusammenfassen großer Zahlen führt zu einem ersten Schritt statistischer Auswertung, die der weiteren Entwicklung von Arbeitshypothesen dient und kann damit zwar nicht die Via Regia [35] aber doch einen Weg zur Urteilsbildung darstellen, selbst wenn es sich nur um quantifizierende Vergleiche handelt [1].

Die Zuverlässigkeit der kooperierenden Ärzte hatte man durch standardisierte Protokollbogen und das monatliche Einsendeverfahren zu optimieren versucht. Dennoch ergaben sich in den Angaben des Geschlechtes bei 404 von 1366 Patienten (30%) Fehler oder Mängel in einem oder mehreren der 13 Protokollbogen jedes Patienten, was auch Fehler bei anderen Angaben veranschlagen läßt. Mangelhafte Angaben zu den Symptomen waren dagegen nur bei 8% der langfristig beobachteten Patienten erfaßbar. Die notierten Meßergebnisse vom automatisch anzeigenden Spurennachfahrgerät für den visuomotorischen Koordinationstest waren nur von 15 der 1366 Patienten nicht verwertbar. Dieser Zahlenvergleich läßt annehmen, daß dem behandelnden Arzt gewisse, sich nicht ändernde Standardwerte banal erscheinen und nur mit geringer Sorgfalt protokolliert werden. Den sich ändernden Symptomen scheint er mehr Interesse zu widmen. Technisches Messen, mit dem auch eine ärztliche Hilfskraft betraut werden kann, zumal wenn es mit einem rasch arbeitenden Kleingerät erfolgen kann, ergibt dagegen die geringsten Meßfehler. Außerdem nahm die Zahl der mangelhaft ausgefüllten Protokollbogen für die einzelnen Symptome vom ersten bis zum zwölften Monat stetig ab. Das läßt auf eine zunehmende Übung der protokollierenden Ärzte schließen.

Die Ausfälle bei den Patienten, deren Gesamtzahl bei der ersten Untersuchung 3483 betrug, von denen aber nach einem Jahr nur die 1366 mit vergleichbaren Protokollen aller Untersuchungstermine übrigblieben, ergibt eine Reduktion um weit mehr als die Hälfte (60%). Sie ist zum größten Teil durch die rapide Abnahme der zur Dokumentation mit Protokollen nicht willigen Ärzte bedingt. Viele Ärzte sind in der Berufshektik des Alltages durch die Forderung nach technischen Messungen und Dokumentation für Jahresfrist überfordert. Nur bei 4 Patienten war eine Zustandsverschlechterung auf die Nicergolinverordnung bezogen und deshalb die Therapie abgebrochen worden; 10 Patienten verstarben, doch bestand nach Auskunft der behandelnden Ärzte kein Zusammenhang mit der Therapie. Bei allen übrigen ausgeschiedenen Patienten bleibt lediglich zu vermuten, daß sie oder die behandelnden Ärzte wegen unbefriedigender Besserungen die Geduld verloren, oder daß die Patienten das Medikament oder auch den Arzt wechselten. Doch können auch Besserungen mit Symptomfreiheit, wie andererseits auch Nebenwirkungen, die der behandelnde Arzt nicht auf seine Verordnung bezog, zum Abbruch der Therapie geführt haben.

Die Auswahl der Patienten erfaßte bei der einjährigen Beobachtung bevorzugt solche, deren Beschwerden sich mitunter bis zur Freiheit von einzelnen Symptomen besserten, die aber ihren behandelnden Arzt getreu weiter aufsuchten, weil sie nicht von allen Symptomen gleichermaßen frei wurden (ein beschwerdefreier Patient hat unter den gewählten Bedingungen kaum mehr einen Grund, den Arzt zu regelmäßigen Kontrollen in Monatsabständen aufzusuchen). Daher kann aus dem Verhältnis von Therapieabbrüchen zu konsequenten Kontrollen kein Schluß auf die Wirksamkeit des Arzneimittels gezogen werden. Das Überwiegen von Frauen im mittleren Alter von etwa 64 Jahren ist zum Teil durch biologische Unterschiede, zum Teil durch soziale Bedingungen verursacht.

Für die Wirkung der Substanz ist die unterschiedliche Beeinflussung der einzelnen Symptome bedeutsam. Die bemerkenswerte Besserung der häufig berichteten mangelnden persönlichen Sorgfalt und der Verstimmung kann schwerlich bloß auf den pharmakodynamischen Effekt eines Ergotalkaloids bezogen werden; dagegen ist das bei der Besserung von Schwindel möglich. Eine Besserung körperlicher Symptome kann bei Patienten mit erhaltener Selbstkritik auch depressive Verstimmung, allgemeine Leistungsfähigkeit, Gedächtnis und Konzentration günstig beeinflussen.

In der Beurteilung der Besserung dieser Symptome ergeben sich beträchtliche Unterschiede, je nachdem ob man von der tatsächlich erzielten Symptomfreiheit oder von einem mittleren rangfreien Notenwert des Schweregrades nach den ärztlichen Schätzungen oder den subjektiven Selbstbeurteilungen ausgeht.

Ein Vergleich mit der SCAG ist nur im beschränkten Ausmaß möglich [29]. Bei Beginn der Feldstudie war die SCAG noch kein allgemein anerkanntes Instrument geriatrischer Forschung. Von den zur Beurteilung herangezogenen psychischen Elementarbefunden können einige mit einzelnen Symptomen der SCAG direkt verglichen werden.

Bei den im Rahmen der offenen Sermion-Einjahresstudie erhobenen Symptomen, die gleichzeitig auch Bestandteil des SCAG-Bewertungsschemas sind, ist ein Vergleich mit Therapieergebnissen, die in placebokontrollierten Doppelblindstudien erhoben wurden, möglich. Auffällig ist dabei die Übereinstimmung des Therapieverlaufes in der offenen Feldstudie und in der jüngst von Arrigo und Moglia durchgeführten gekreuzten Doppelblindstudie [2].

In der Doppelblindstudie zeigte sich der stärkste Behandlungserfolg bei dem Symptom Schwindel (Abb. 7, 8). Gute Besserung trat bei Konzentrationsschwäche, Merk- und Gedächtnisschwäche, depressiver Verstimmung, zeitlicher und örtlicher Desorientierung ein.

Die weniger gut ansprechenden Symptome, wie Kopfschmerz und vorzeitige Ermüdung, unterscheiden sich in der offenen Feldstudie von den übrigen Symptomen ebenso, wie in der placebokontrollierten Doppelblindstudie.

Die Feldstudie mit großer Fallzahl läßt Trendaussagen über gut und weniger gut ansprechende Symptome zu, die sich auch unter den Anforderungen einer placebokontrollierten, gekreuzten Doppelblindstudie bestätigen.

Psychische Befunde
1. Konzentrationsschwäche (irritability) 2. Merk- und Gedächtnisschwäche (recent memory) 3. Verstimmung (mood, depression) 4. Leistungsminderung (performance insufficiency) 5. Zeitliche und örtliche Desorientierung (disorientation) 6. Mangelnde persönliche Sorgfalt (self care)

Physische Befunde
7. Kopfschmerz (headache) 8. Schwindel (dizziness, vertigo) 9. Ohrgeräusche (tinnitus) 10. Sehstörungen (blurred vision) 11. Vorzeitige Ermüdbarkeit (fatigue) 12. Schlaf- und Wachrhythmusstörungen (waking-sleeping-cycle)

Abb. 8.

Zusammenfassung

1. Es wurde ein Jahr lang der Beschwerdeverlauf von 1 366 mit Nicergolin (Sermion) behandelten Patienten dokumentiert. Bei den erfaßten Patienten ergaben sich unterschiedliche Ausmaße der Besserung für einzelne Symptome.

2. Viele Einflüsse waren an der dokumentierten Zustandsbesserung der Patienten beteiligt. Dazu gehören neben der Selektion sowohl Plazeboeffekte, suggestive Einflüsse der behandelnden Ärzte, durch die Kontrollen begünstigte Zuwendung und pharmakodynamische Effekte des Wirkstoffes.

3. Die Analogie der Besserungsrate mehrerer Symptome, wie z.B. Konzentrationsschwäche, Merk- und Gedächtnisschwäche, Leistungsminderung, Schwindel und Ohrgeräusche mit der in placebo-kontrollierten Doppelblindstudien anderer Autoren läßt annehmen, daß nicht nur Plazeboeffekte und suggestive Wirkungen der behandelnden Ärzte, sondern vor allem die Pharmakodynamik des Wirkstoffes eine Rolle spielte.

4. Die über ein Jahr ausgedehnte Behandlung führte auch im Verlauf der zweiten Jahreshälfte zur Besserung mehrerer Symptome, bei anderen dagegen nicht. Daraus ergeben sich Hinweise für die Indikation zu einer konsequenten länger dauernden Behandlung.

5. Die Analyse einzelner Meßwerte ergibt Hinweise auf die Zuverlässigkeit der Angaben der untersuchenden Ärzte, der Compliance der Patienten und die

psychologischen Wirkungen der ärztlichen Tätigkeit. Parametrisierte Meßgrößen werden von interessiertem ärztlichem Hilfspersonal bisweilen zuverlässiger erfaßt, als von Ärzten, die durch technische Aufgaben ihrer eigentlichen Aufgabe entfremdet werden.

Literatur

1. Anlauf M (1980) Methoden der Urteilsbildung: Nicht-statistische Verfahren. In: Bock KD, Hofmann L (Hrsg) Arzneimittelprüfung am Menschen. Vieweg & Sohn, Verlagsgesellschaft Braunschweig, S 47–51
2. Arrigo A, Moglia A, Borsotti L, Massarina M, Alfonsi E, Bataglia A, Sacchetti G (1982) A double-blind, placebo-controlled crossover trial with Nicergoline in patients with senile dementia. Int J Clin Pharm Res [Suppl 1], II/4:33–41
3. Ban ThA, Guy W, Wilson WH (1983) Organizing and conducting clinical trials. Neuropsychobiology 137–140
4. Bente D, Glatthaar G, Ulrich G, Lewinsky M (1979) Quantitative EEG-Untersuchungen zur vigilanzfördernden Wirkung von Nicergolin. Arzneim-Forsch 29 (II):11,1804–1808
5. Benzi G (1980) Drug action on the aging brain. In: Proc Int Cerebrovascular Diseases, S i R 163–174
6. Bertazzoli C, Chieli T, Grandi M (1969) Adrenolitico F.I. 6714-studio teratologico nel Farmitalia Res. Center Report No. 209
7. Blaha L (1983) Therapiekontrolle in der Behandlung der zerebrovaskulären Insuffizienz. Fortschr Med 101/25:1187–1190
8. Blaha L, Burkard G, Lehrl S, Kapinas K (1979) Psychopathometrische Doppelblind-Verlaufsstudie mit Nicergolin versus Plazebo bei geriatrischen Patienten mit leichteren Durchgangssyndromen. Arzneim-Forsch 29 (II):8a, 1295–1301
9. Böckle F (1980) Ethische Aspekte der Arzneimittelprüfung. In: Bock KD, Hofmann L (Hrsg) Arzneimittelprüfung am Menschen. Vieweg & Sohn, Verlagsgesellschaft, Braunschweig, S 29–35
10. Boismare F, Lefrancois J (1979) Hämodynamische Wirkungen und Nicergolin beim Menschen in Ruhe und in Bewegung. Arzneim-Forsch 29 (II):8a, 1261–1266
11. Bundesärztekammer, Merkblatt (1978) Prüfung neuer Arzneimittel in der Praxis des niedergelassenen Arztes. Dtsch Ärzteblatt 46:2773–2778
12. Fassl H (1984) Können Feldstudien aussagekräftig sein? Med Klinik 79/1:1
13. Farmitalia: Sermion-Basisbroschüre. 1984 im Druck
14. Gross R (1979) Notwendigkeit und Zulässigkeit der kontrollierten klinischen Prüfung. Dtsch Ärzteblatt 16:1091–1100
15. Hasskarl H (1979) Wirksamkeit und klinische Prüfung – Ergebnisse einer Auseinandersetzung. Dtsch Ärzteblatt 3:161–168
16. Kaemmerer E (1980) Zur Frage der Effektivität hirndurchblutungsfördernder Medikamente am Beispiel des Nicergolin (Sermion). Nervenarzt 51:368–372
17. Kubicki St, Eichner W (1984) Fehlinterpretation bei statistischen Erhebungen von Abhängigen. Psycho 10/5:353–365
18. Lehrl S, Blaha L (1981) Untersuchung von Verlaufstypen bei zerebralen Hypoxidosen am Beispiel einer Doppelblindstudie mit Nicergolin (Sermion). Therapiewoche 31/18:3143–3155
19. Le Menn R, Migne J, Probst-Dvojakovic RJ (1979) Ultrastrukturelle Untersuchung der Wirkung eines Aggregationshemmers auf die Blutplättchen. Arzneim-Forsch 29 (II):8a, S 1278–1282
20. Leone VG (1969) Ricerche sperimentale per la valutazione di eventuali effetti teratogenitici del preparato F.I. 6714 sullo sviloppo embryonale del ratto e sulla evoluzione della gravidanza. Confidential Report to Farmitalia
21. Loew DM, Weil C (1982) Hydergine in senile mental impairment. Gerontology 28:54–74
22. Matejcek M (1980) Cortical correlates of the quantitative EEG: The value of quantitative EEG in evaluating the effects of treatment. In: Proc Int Cerebrovascular Diseases, S I R, 55–66

23. McDonald RJ (1982) Drug treatment of senile dementia. In: Wheatley and David (eds) Psychopharmacology of old age. Oxford University Press, New York, pp 113–138
24. Moretti A, Carfagna N, Caccia C (1984) Effect of oral nicergoline on neurotransmitters in the rat brain. Gerontology, in Press
25. Moretti A (1979) Metabolische und neurochemische Wirkung von Nicergolin auf das Zentralnervensystem. Übersicht über die experimentellen Untersuchungen. Arzneimittelforschung 29 (II):8a, S 1213–1223
26. Moretti A, Carfagna N, Caccia C (1983) Effect of nicergoline on neurotransmitters in the rat brain. Eur Neurol 22:2
27. Oswald WD, Matejcek M, Lukaschek K, Dennler HJ, Oswald B (1982) Über die Relevanz psychometrisch operationalisierter Therapie. Effekte bei der Behandlung altersbedingter Insuffizienzerscheinungen des Gehirns am Beispiel des Nürnberger-Alters-Inventars. Arzneim-Forsch 32/5:584–590
28. Praga C, Tantalo V, Marangoni R (1979) Nicergolin und Thrombozytenaggregation. Ein Überblick über experimentelle und klinische Studien. Arzneim-Forsch 29 (II):8a, 1270–1276
29. Rao DB, Norris JR (1972) A double-blind investigation of hydergine in the treatment of cerebrovascular insuficiency in the elderly. Johns Hopkins Medical Journal 130:317–324
30. Saletu B (1980) Application of quantitative EEG in measuring encephalotropic and pharmacodynamic properties of antihypoxidotic/nootropic drugs. In: Proc Int Cerebrovascular Diseases, S I R, 79–115
31. Saletu B, Grünberger J, Linzmayer L, Anderer P (1979) Proof of CNS efficacy and pharmacodynamics of nicergoline in the elderly by acute and chronic quantitative pharmaco-EEG and psychometric studies. In: Tognoni G, Garattini S (eds) Drug treatment and prevention in cerebrovascular disorders. Elsevier/North-Holland Biomedical Press, pp 245–272
32. Saletu B, Grünberger J (1980) Antihypoxidotic and nootropic drugs: Proof of their encephalotropic and pharmacodynamic properties by quantitative EEG investigations. Progr Neuro-Psychopharmacol. 4:469–489
33. Salzman C (1980) Rating scales to study vasoactive drugs in the elderly. In: Proc Int Cerebrovascular Diseases, SIR, 287–294
34. Singer J, Hamot H (1980) Problems and opportunities in geriatric clinical trial methodology after a decade of research. In: Proc Int Cerebrovascular Diseases, S I R, 337–343
35. Überla K (1980) Methoden der Urteilsbildung: Statistische Verfahren. In: Bock KD, Hofmann L (Hrsg) Arzneimittelprüfung am Menschen. Vieweg & Sohn, Verlagsgesellschaft, Braunschweig, 41–47

Diskussion

Heidrich: Herr Kugler, ich freue mich sehr, daß Sie uns wieder ein wenig auf den Boden der Realität geholfen haben. Ich habe mich besonders über die Methodenkritik, die den Feldstudien ja besonders häufig anhaftet, gefreut, weil ich denke, daß das die einzige Möglichkeit ist, neue Studien sinnvoller zu planen.

Hudchinson: Ich möchte Herrn Professor Kugler für seinen ausgezeichneten Vortrag danken. Unsere Erfahrungen in England decken sich weitgehend mit Ihren Langzeitversuchen. Wir haben eine Studie mit 500 Patienten im Doppelblind-Design durchgeführt, weil es in England sehr viel leichter als in Deutschland ist, ein Placebo anzuwenden. Wir haben dabei auch festgestellt, daß sich Ärzte nicht gut eignen, um die Studienprotokolle auszufüllen und deshalb 30 Krankenschwestern eingestellt, die die klinischen Beurteilungen vorzunehmen hatten. Diese Krankenschwestern besuchen die Patienten und füllen die Beurteilungsformulare aus. Was die Schwere der Krankheit angeht, so hatten wir eine sehr gemischte Auswahl von

Patienten, aber wir untersuchen ganz spezifisch die nur gering ausgebildete Demenz. Das sind unserer Ansicht nach die Patienten, die am ehesten eine Besserung erwarten lassen. Und wir geben das Medikament praktisch prophylaktisch, denn die Patienten, die wir behandeln, haben nur sehr geringe Symptome, und die selbst vielleicht noch nicht einmal wahrgenommen. Für die Beurteilung der Therapieergebnisse haben wir feststellen müssen, daß der SCAG sehr unempfindlich ist, ganz besonders in Händen von unerfahrenen Prüfern. Es gab deshalb keine Möglichkeit, den SCAG-Fragebogen an die Allgemeinpraktiker weiterzugeben, um so die Studie beurteilen zu lassen. Wir mußten deshalb eine Testbatterie ausarbeiten, um die einzelnen zerebralen Funktionen zu überprüfen. Wir verwendeten zuerst einmal einen Worttest, wo das unmittelbare Erinnerungsvermögen und das spätere Erinnerungsvermögen getestet werden. Man meint im allgemeinen, daß das Langzeit-Erinnerungsvermögen bei der Demenz zuerst verschwindet. Dann haben wir auch die D-Checks verwendet, von denen heute schon zu hören war, daß damit gute Ergebnisse erzielbar sind. Damit läßt sich das Zahlengedächtnis anstatt des Wortgedächtnisses prüfen. Und wir verwenden auch die Postbox-Taktik, d.h. die Überprüfung praktischer Leistungen. Dann untersuchen wir die Konzentration und Aufmerksamkeit mit einem Streichungstest. Wir haben eine Seite mit Buchstaben, und der Patient muß einige davon herausstreichen. Wenn man etwas verwirrt ist oder nicht aufmerksam, dann unterstreicht man die falschen und läßt viele Streichungen weg. Bei diesem Testverfahren wird die praktische Leitung in der heimischen Umgebung untersucht. Wird nun bei einem solchen Test oder beim SCAG ein Unterschied von nur einem Punkt festgestellt, dann mag das vielleicht für einen Patienten nicht sehr relevant sein. Wenn wir aber eine gewisse Verbesserung feststellen können, ist das sicher ein guter Anhalt für den Nutzen des geprüften Medikaments. Danach glauben wir, daß Sermion ein Medikament ist, das sich für die Behandlung der Demenz eignet.

Blaha: Wir sollten uns darüber klar sein, daß bei Patienten mit nur leichten Störungen unter derartigen Substanzen die beste Aussicht auf Erfolg besteht, weil hier der Lerneffekt nach unserer Erfahrung immens hoch ist. Auch die Trainingsmöglichkeit, die heute wiederholt angesprochen wurde, ist bei diesem Personenkreis ebenfalls enorm hoch. Ich bin zwar nicht der Meinung, daß keine Sättigungskurve im Lernverhalten erreicht wird, aber sie ist doch kaum kalkulierbar. So stehen wir letztlich vor der schwierigen Situation, Patienten in die Studie nehmen zu müssen, die ein mittelschweres organisches Psychosyndrom haben. Hier haben wir – und auch andere Untersucher – nachgewiesen, daß der Lerneffekt nahezu Null ist, zumindest bei Untersuchungen mit relativ einfachem Instrumentarium.

Kugler: Dieses Problem bewegt uns alle, weil wir ja bei derartigen Studien eine Monotherapie betreiben sollen, um pharmakodynamische Effekte zu beurteilen. Ein Patient mit schweren Störungen, der z.B. gleichzeitig mit einer schweren Depression auf seine Störungen reagiert und einer klinischen Behandlung bedarf, ist aber nicht mehr mit einer Monotherapie zu behandeln, sondern erhält zusätzlich seine Antidepressiva. Oder es muß eine Suizidprophylaxe betrieben werden. Wir werden also bei derartigen Untersuchungen nicht den pharmakodynamischen Effekt einer Prüfsubstanz allein feststellen können.

Kanowski: Solche Feldstudien, wie Herr Kugler sie durchgeführt hat, brauchen wir. Allerdings würde ich meinen, daß sie erst dann gerechtfertigt sind, wenn eine medikamentöse Wirksamkeit unter den üblichen klinisch strikten Kriterien nachgewiesen ist. Solche Feldstudien sind aus zwei Gründen eine Ergänzung klinischer Studien: Die bei guten Studien hoch selektierten klinischen Populationen sind natürlich nicht repräsentativ für das Indikationsgebiet in der ambulanten Versorgung. Außerdem ist die Homogenität, die wir in den strikt selektierten Studien einführen, wieder über die Heterogenität, die in der Praxis zu finden ist, zu kompensieren und damit der Indikationsbereich auch zu erweitern. Aus diesen beiden Gründen haben wir Feldstudien nötig. Aber es gibt dabei eine Reihe von Problemen, und ich möchte dazu drei Fragen stellen:

1. Die Kollegen in England haben ja schon gezeigt, daß es zumindest unter britischen Verhältnissen möglich ist, eine Plazebo-kontrollierte Studie zu machen. Ich gebe zu, über 12 Monate eine Plazebo-kontrollierte Feldstudie dieses Ausmaßes durchzuführen, erscheint mir schwierig bis unmöglich. Aber wie wäre es, wenn man in einer so langfristigen Studie über die Einführung der Cross-over-Technik mit Plazebo-Episoden nachdächte?

2. Herr Kugler, Sie haben ausführlich über die Selektivität der 1 066 Patienten gesprochen. Ist das deduktiv oder induktiv? Das heißt, mit anderen Worten haben Sie zumindest die in der Studie verbliebenen Patienten über ihre Gründe befragt, warum sie in der Studie geblieben sind?

3. Und die dritte Frage, die möchte ich eigentlich nicht nur an Herrn Kugler stellen, sondern an alle. Mir erscheint die immer wieder gestellte Forderung, möglichst leicht gestörte Patienten in solche Nootropika-Studien einzubeziehen, opportunistisch. Opportunistisch, weil man viele Probleme, wie z.B. den Form-Consent, nicht hat. Und weil man Testverfahren, die für normale Gesunde konstruiert sind und nicht für schwer und organisch Kranke, dann anwenden kann. Und auch deshalb opportunistisch, weil es sich um Substanzen handelt, bei denen wir a priori annehmen, daß sie bei schweren Störungen gar nicht helfen können.

Kugler: Ich war von Anfang an bei der Stimulation einer derartigen Feldstudie, an der nach den Ursprungsplänen 7 000 Patienten von 700 Ärzten teilnehmen sollten, so skeptisch, daß ich bezweifelt habe, ob eine derartige Studie überhaupt organisiert und durchgeführt werden kann. Der Grund, in Ihrer Frage, Herr Kanowski, eine Herausforderung zu einer Antwort zu sehen, lautet nun: Ich war überrascht festzustellen, daß überhaupt 240 Ärzte mit 1 300 Patienten auswertbar geblieben sind. In eine reale Dimension zurückgeführt, zeigt das, daß die Organisation einer Feldstudie mit einem gewissen materiellen Aufwand möglich ist. Wenn wir diese Anregung aufgreifen, muß daraus folgen: Das Studienprojekt für eine Feldstudie müßte eine hohe definierte Gruppe von Patienten umfassen, bei denen, wie in dem Londoner Beispiel, eine zwölfwöchige Behandlung im Crossover oder im Placebo-Vergleich bei definierten Syndromen durchgeführt werden könnte.

Grossmann: Herr Kugler, eine Frage, zu der ich aufgrund meiner recht negativen Erfahrungen komme: Wir haben vor einiger Zeit einmal eine solche Untersuchung bei hirnorganischem Psychosyndrom durchgeführt, wie Sie sie gemacht haben. Die Studie wurde stationär begonnen und ambulant weitergeführt.

Zur Überprüfung der Compliance wurde eine Study-Nurse angeheuert, die wöchentlich die Patienten besuchen sollte, um durch Befragung der Patienten, Überprüfung der Tabletteneinnahme, Überprüfung der Schachteln der Medikamente, Interview der Angehörigen, durch Blutentnahme und Blutspiegel-Kontrolle eine Information über die Compliance zu bekommen. Das Ergebnis dieser Studie war bezüglich der Compliance vernichtend. Obwohl wir mit allen Mitteln versucht haben, die Patienten zu motivieren. Wie aber ist das erst, wenn diese Motivation nicht stattfinden kann oder stattfindet? Ich glaube, daß wir uns da von ärztlicher Seite her ungemein viel vormachen. Darf ich Sie deshalb noch einmal fragen, wie Ihre Erfahrung mit der Compliance ist?

Kugler: Die Compliance veranschlage ich, wie das Frau Weber in der Pharmakologie tat, mit bis zu 60% bei genügender Motivation und 30% bei fehlender Motivation. Ich gehe bei meiner Studie davon aus, daß wahrscheinlich nur ein Drittel der Patienten die Tabletten regulär so genommen hat, wie sie verordnet worden sind; und daß wahrscheinlich zwei Drittel der Patienten Fehler in der Einnahme gemacht haben oder Tabletten überhaupt nicht eingenommen haben. Ich halte die Compliance bei meiner Studie für außerordentlich schlecht.

Blaha: Ich darf noch einmal auf die Frage von Herrn Kanowski zurückkommen, die ja an uns alle gerichtet war, und damit noch einmal das Problem der leichten organischen Psychosyndrome und die Frage der Objektivierung ansprechen. Wir haben, wie Sie ja wissen, den Syndrom-Kurztest entwickelt, validiert und nach den Schweregraden des organischen Psychosyndroms normiert. Dies sollte gemessen werden. Hier hat sich gezeigt, daß ein sehr großer Graubereich oder Übergangsbereich geschaffen werden mußte, der als fraglich deklariert ist, um nicht zu viele falsch-positive Ergebnisse zu erhalten. Es ist wirklich das Problem schlechthin, wie man gesunde von bereits leicht gestörten Personen trennen soll. Das zeigte sich, als wir kürzlich in einem Altenwohnheim eine Untersuchung an leichten organischen Psychosyndromen durchführen wollten. Wir haben den betreuenden Arzt gebeten, er möchte uns aufgrund seines klinischen Blickes die Patienten nennen, die ein solches leichtes organisches Psychosyndrom haben. Von 60 Patienten, die nach seiner Auffassung daran litten, erfüllten nur 8 Patienten im Testverfahren die notwendigen Kriterien. Alle anderen Personen wirkten zwar im Antrieb gestört, klagten über Konzentrationsschwäche, leichte depressive Veränderungen und dergleichen mehr, hatten vermutlich für den Arzt ein beginnendes leichtes organisches Psychosyndrom, konnten aber auch mit diesem speziell entwickelten Testverfahren nicht objektiviert werden.

Heidrich: Erlauben Sie ein Resümee: Zweifellos stehen wir noch vor erheblichen Problemen in der Grundlagenforschung über den Einfluß von Nootropika auf die Neurotransmitter, und vor der Frage, was wir klinisch mit solchen in vitro bzw. tierexperimentellen Ergebnissen machen können. Wir stehen aber auch vor der Frage, was wir mit kontrollierten Therapie-Studien anstellen sollen, die zunächst formal die Bedingungen einer Plazebo-kontrollierten und randomisierten Studie erfüllen, von denen wir aber doch sehen mußten, daß sie nur zum Teil für relevante Aussagen geeignet sind, nicht in allen Details unseren Vorstellungen entsprechen. Aus den Untersuchungen, die auf der Grundlage klinisch-empirischer Erfahrungen vorgetragen worden sind, resultieren zweifellos Induktionen für die Initiierung neuer kontrollierter Therapiestudien. Als besonders problematisch hat sich gezeigt, daß man zu einer besseren und genaueren Deskription der Untersuchungskollektive gelangen muß, und daß wir dort, wo aus ethischen Gründen solche Studien nicht durchgeführt werden können, Konstrukte schaffen müssen, mit denen wir wenigstens eine Vergleichbarkeit in der Aussage zu kontrollierten Studien herstellen können. Ich glaube, daß für Nicergolin erste Ansätze in Doppelblind-Studien gebracht worden sind, die uns ermutigen sollten, die Zahl solcher Studien zu vermehren, um positive Ergebnisse zu erhärten. Denn Therapiestudien belegen nur dann Effekte, wenn sie an mehreren Untersuchungszentren bestätigt werden können. Ich glaube, daß trotz aller Kritik, die wir zu üben hatten, der klinische Ansatz nootroper Substanzen grundsätzlich berechtigt ist.

Sachverzeichnis